一冊でわかる
婦人科腫瘍・疾患

周産期疾患，生殖・内分泌疾患，乳癌を含む

編集

片渕秀隆　森谷卓也
熊本大学 教授　川崎医科大学 教授

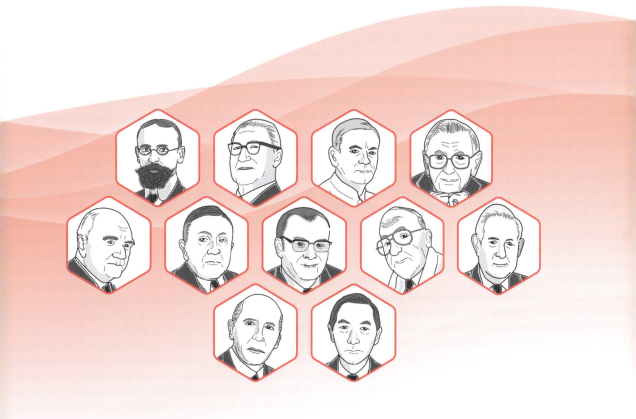

文光堂

執筆者一覧

■編集
片渕秀隆	熊本大学大学院生命科学研究部産科婦人科学分野　教授
森谷卓也	川崎医科大学病理学2　教授

■執筆（執筆順）
片渕秀隆	熊本大学大学院生命科学研究部産科婦人科学分野　教授
田代浩徳	熊本大学大学院保健学教育部母子・助産看護学　教授
本田律生	熊本大学医学部附属病院産科婦人科　講師
森谷卓也	川崎医科大学病理学2　教授
三上幹男	東海大学医学部専門診療学系産婦人科学　教授
森谷鈴子	滋賀医科大学附属病院病理診断科（病理部）　准教授
永瀬　智	山形大学医学部産科婦人科学講座　教授
柳井広之	岡山大学病院病理診断科　教授
関根正幸	新潟大学医学部産科婦人科学教室　准教授
本原剛志	熊本大学大学院生命科学研究部産科婦人科学分野
三上芳喜	熊本大学医学部附属病院病理診断科　教授
加藤哲子	弘前大学医学部附属病院病理部　准教授
南口早智子	京都大学医学部附属病院病理診断科　准教授
齋藤文誉	熊本大学医学部附属病院産科婦人科
坂口　勲	熊本大学医学部附属病院産科婦人科　講師
宮原　陽	熊本大学医学部附属病院産科婦人科
大竹秀幸	独立行政法人地域医療機能推進機構 人吉医療センター産婦人科
伊藤史子	熊本大学医学部附属病院産科婦人科
大場　隆	熊本大学大学院生命科学研究部産科婦人科学分野　准教授
佐藤勇一郎	宮崎大学医学部附属病院病理診断科　准教授
髙石清美	熊本大学医学部附属病院産科婦人科　診療講師
馬場　長	京都大学大学院医学研究科器官外科学婦人科学・産科学　講師
名方保夫	社会法人愛仁会 千船病院病理診断科　部長
齋藤俊章	独立行政法人国立病院機構 九州がんセンター婦人科　部長
寺本典弘	独立行政法人国立病院機構 四国がんセンター病理科
若狭朋子	近畿大学医学部奈良病院病理診断科　准教授
山口宗影	熊本大学大学院生命科学研究部産科婦人科学分野
岡村佳則	独立行政法人地域医療機能推進機構 熊本総合病院婦人科　部長

序

　人体に発生する疾病の実体や原因を究明する医学の始まりは，紀元前3世紀のプトレマイオス王朝時代のアレキサンドリアで行われていた人体解剖にさかのぼるといわれている（難波紘二．病理解剖の現状と意義．病理と臨床．1998；16臨時増刊号：2-6．）．宗教の勃興とその勢力の拡大の中で医学は発展あるいは変遷したが，15世紀に北イタリアで病理解剖学，すなわちマクロ病理学が誕生し，19世紀には，オーストリア・ウィーン学派のRokitansky KF（1804-1878）とドイツ・ベルリンのVirchow RLK（1821-1902）によって病理解剖学が系統化された．その一方で，16世紀末にオランダで顕微鏡が発明され，ドイツのZeiss CF（1816-1888）による技術革新によって，19世紀末には今日の光学顕微鏡につながる飛躍的な発展を遂げた．ときを同じくして，ヘマトキシリンによる核染色，続いてエオジンとの重染色の考案，パラフィン包埋法の創出，ミクロトームの開発と薄切標本の作製，標本のホルマリン液固定と続き，顕微鏡で細胞を観察するミクロ病理学が確立するに至った．その中で，他の悪性腫瘍に先んじて，ドイツの病理学者であったRuge CA（1846-1926）と婦人科医のVeit J（1852-1917）の2人によって，子宮頸癌，子宮体癌それぞれの生検による組織診断が世に紹介された．まさに外科病理学の夜明けである．

　20世紀後半には，臨床診断は革命の時を迎えた．イギリスEMI社によって考案されたCT scanは1975年に日本に上陸し，さらに核磁気共鳴現象を利用したMRIが1990年代には臨床の場でも汎用されるようになった．加えて，産科婦人科学の領域では，超音波断層法検査はBモードに始まった経腹式から経腟式へと改良され，子宮体部や卵巣などの不可視臓器が生理的環境を反映してリアルタイムに描出されるようになった．

　婦人科腫瘍学のかつての巨星たち，例えば，Pfannenstiel HJ（1862-1909），Cullen TS（1868-1953），Sampson JA（1873-1946），Hertig AT（1904-1980），Okagaki T（1933-2010）はいずれも産科婦人科学の臨床と病理を一体として研鑽し，この姿勢はつい最近まで臨床医学，特に婦人科学の基本となるものであった．現在，産婦人科の臨床医は，理学的所見を踏まえたうえで，画像診断と腫瘍マーカーを駆使し，可視領域では生検を併行する．そして，臨床と病理によって作成されている「取扱い規約」を認識し，病理診断報告書を自らの進めている臨床診断と治療を確証する存在としている．

　臨床と病理が共に欠かせないカウンターパートであるというスタンスで，『一冊でわかる婦人科腫瘍・疾患〜周産期疾患，生殖・内分泌疾患，乳癌を含む〜』を上梓した．本書の総論では，8つの婦人科腫瘍の臨床進行期と組織学的診断の最新の分類，疾患の理解の導きとなる病因と疫学（疾患の成り立ち），そして病理ミクロ診断に欠かせない概念（用語）を解説し，各論では，代表的な婦人科腫瘍・疾患に加え，病理診断が一助となる周産期疾患と生殖・内分泌疾患，産婦人科医が知っておきたい乳癌も収載した．1つの疾患が一目で理解できるように見開き2頁を基本とし，それぞれ，「疾患のポイント」で概要し，画像診断をはじめとする「臨床診断」，マクロとミクロの「病理診断」，「鑑別診断」，そして組織学的診断の正診には欠かせない「免疫組織化学」の記述や図に添付した解説など，敷衍に努めた．また，一部の疾患ではより理解を促すために「Memorandum」を設け，関連する7疾患については特に「Column」として1頁を割いた．さらに，今日の婦人科病理診断の確立を先導した11人の「婦人科病理学の偉人たち」を紹介した．

　この一冊が，婦人科腫瘍学を学ぶ臨床医，病理医，そして医学生を知識の習得と確認へと導く一助となることを祈念してやまない．最善を尽くして完成させた本書ではあるが，日々の臨床の進歩・発展は目覚ましく，本書を手にされた方々にご叱正をいただければ幸いである．

　最後に，本書の発刊にあたり執筆をご快諾頂いた26名の方々に満腔の敬意と謝意を表する．また，編集の過程で昼夜を問わずご苦労頂いた株式会社文光堂の日野水邦之氏に心から感謝申し上げる．

2017年7月

片渕　秀隆

森谷　卓也

目次

I章 総論

1. 分類 ... 2
2. 病因と疫学（疾患の成り立ち）... 20
   1) 子宮頸癌 ... 20
   2) 子宮内膜癌 ... 22
   3) 卵巣癌 ... 24
   4) 卵管癌 ... 26
   5) 腹膜癌 ... 27
   6) 子宮内膜症 ... 28
   7) 絨毛性疾患 ... 30
   8) 子宮筋腫・子宮肉腫 ... 32
   9) 子宮腺筋症 ... 34
   10) 外陰癌 ... 36
   11) 腟癌 ... 37
3. 概念（用語）解説 ... 38
   1) 化生 ... 38
   2) 上皮内腫瘍 ... 40
   3) 浸潤 ... 42
   4) 脈管侵襲（LVI）... 43
   5) 組織学的異型度 ... 44
   6) 切り出し法 ... 46
   7) 免疫染色 ... 48
4. 免疫染色一覧表 ... 50

II章 各論

1. 子宮頸部腫瘍・疾患 ... 52

1) 子宮頸管ポリープ ... 52
2) 尖圭コンジローマ ... 53
3) 子宮頸部上皮内腫瘍（CIN） ... 54
4) 子宮頸癌：扁平上皮癌 ... 56
5) 子宮頸癌：腺癌 ... 58

婦人科病理学の偉人たち (1) Herman Johannes Pfannenstiel ... 60
婦人科病理学の偉人たち (2) Claud Whittaker Taylor ... 61

2. 子宮体部腫瘍・疾患 ... 62

1) 子宮内膜炎 ... 62
2) 子宮内膜ポリープ ... 63
3) 子宮内膜増殖症・子宮内膜異型増殖症／類内膜上皮内腫瘍（EIN） ... 64
4) 子宮内膜癌：類内膜癌 ... 66
5) 子宮内膜癌：漿液性癌 ... 68

Column Lynch症候群 ... 70
Column Cowden症候群 ... 71

3. 卵巣腫瘍 ... 72

1) 上皮性腫瘍：漿液性腫瘍 ... 72
2) 上皮性腫瘍：粘液性腫瘍 ... 74
3) 上皮性腫瘍：類内膜腫瘍 ... 76
4) 上皮性腫瘍：明細胞腫瘍 ... 78
5) 上皮性腫瘍：漿液粘液性腫瘍 ... 80
6) 性索間質性腫瘍：線維腫，莢膜細胞腫 ... 82
7) 性索間質性腫瘍：顆粒膜細胞腫 ... 84
8) 性索間質性腫瘍：セルトリ・ライディッヒ細胞腫，セルトリ細胞腫 ... 86
9) 胚細胞腫瘍：未分化胚細胞腫／ディスジャーミノーマ ... 88
10) 胚細胞腫瘍：卵黄嚢腫瘍 ... 90
11) 胚細胞腫瘍：胎芽性癌 ... 92
12) 胚細胞腫瘍：非妊娠性絨毛癌 ... 93
13) 胚細胞腫瘍：奇形腫 ... 94
14) 転移性卵巣腫瘍 ... 96

婦人科病理学の偉人たち (3) Gunnar Teilum ... 98
婦人科病理学の偉人たち (4) Robert E. Scully ... 99

4. 卵管腫瘍・疾患 100
1) 卵管癌 100
2) 骨盤内感染症（PID） 102

5. 腹膜腫瘍・疾患 104
1) 腹膜癌 104
2) 子宮内膜症 106

婦人科病理学の偉人たち (5) Thomas Stephen Cullen 108
婦人科病理学の偉人たち (6) John Albertson Sampson 109

6. 絨毛性疾患 110
1) 胞状奇胎，侵入胞状奇胎 110
2) 絨毛癌 112
3) 胎盤部トロホブラスト腫瘍（PSTT），類上皮性トロホブラスト腫瘍（ETT） 114

Column 妊娠早期胞状奇胎 116
Column 存続絨毛症 117

7. 子宮筋腫・肉腫 118
1) 子宮筋腫 118
2) 子宮腺筋症 120
3) 子宮平滑筋肉腫 122
4) 子宮内膜間質肉腫 124
5) 子宮癌肉腫 126

8. 外陰・腟腫瘍 128
1) 外陰扁平上皮内病変 128
2) 外陰癌 130
3) 外陰パジェット病 132
4) 悪性黒色腫 133
5) 外陰・腟の囊胞性腫瘍と充実性腫瘍 134
6) 腟 癌 136

9. 周産期疾患 138
1) 自然流産 138
2) 異所性妊娠 140
3) 多胎妊娠 142
4) 絨毛膜羊膜炎（CAM） 144
5) 妊娠高血圧症候群（HDP） 146

婦人科病理学の偉人たち (7) Javier Arias-Stella 148

| 婦人科病理学の偉人たち (8) | Ancel Blaustein ········· 149

10. 生殖・内分泌疾患 ········· 150
1） 機能性子宮出血 ········· 150
2） 不妊症 ········· 152
3） 多嚢胞性卵巣症候群 (PCOS) ········· 154
Column 男性不妊症 ········· 156
婦人科病理学の偉人たち (9) Arthur T. Hertig ········· 157

11. その他 ········· 158
1） 乳　癌 ········· 158
Column 遺伝性乳癌卵巣癌 ········· 160
Column 腹膜偽粘液腫 ········· 161
婦人科病理学の偉人たち (10) Robert Meyer ········· 162
婦人科病理学の偉人たち (11) 岡垣　敬　Takashi Okagaki ········· 163

索引 ········· 164

I章 総論

I章 総論

1 分類

ポイント

- 子宮頸癌の分類は『子宮頸癌取扱い規約　第3版（2012年）』と『子宮頸癌取扱い規約　病理編　第4版（2017年）』に基づく．
- 子宮体癌・子宮体部肉腫の分類は『子宮体癌取扱い規約　第3版（2012年）』と『子宮体癌取扱い規約　病理編　第4版（2017年）』に基づく．
- 卵巣腫瘍・卵管癌・腹膜癌の分類は『卵巣腫瘍・卵管癌・腹膜癌取扱い規約　臨床編　第1版（2015年）』と『卵巣腫瘍・卵管癌・腹膜癌取扱い規約　病理編　第1版（2016年）』に基づく．
- 絨毛性疾患の分類は『絨毛性疾患取扱い規約　第3版（2011年）』に基づく．
- 外陰癌の分類は手術進行期分類（日産婦2014，FIGO 2008）と『WHO Classification of Tumours of Female Genital Organs（2014年）』に基づく．
- 腟癌の分類は臨床進行期分類（日産婦2014，FIGO 1971）と『WHO Classification of Tumours of Female Genital Organs（2014年）』に基づく．

- すべての臓器に発生する，いわゆる「がん」の診断と治療にあたっては，個々のがんの臨床的分類と組織学的分類が例外なく共通の基盤となっている．歴史的に，わが国では，その両者の取り扱いを包含し，さらに治療を担当した施設が治療の方法と成績を記録・集積する登録の要項を示した『癌取扱い規約』が，それぞれの関連学会によって編集され刊行されている．

■子宮頸部腫瘍

- この書籍で主に扱われる疾病は，婦人科腫瘍である．1952年に，当時の婦人科悪性腫瘍の多くを占めていた子宮頸癌の全国的な登録と治療成績の集計を目的に，日本産科婦人科学会が「子宮癌委員会」を設置した．この登録のためには多項目に及ぶ規則が作成され，それは，FIGO（The International Federation of Gynecology and Obstetrics：世界産婦人科連合），UICC（Union for International Cancer Control：国際対がん連合），WHO（World Health Organization：世界保健機構）などの国際的機関によって提案された規則を拠り所としてきた．この間，日本産科婦人科学会は，FIGOによる国際臨床進行期分類を1961年に初めて採用し，1970年のFIGOの臨床進行期改訂を経て，1987年に日本病理学会と日本医学放射線学会の協力を得て『子宮頸癌取扱い規約　第1版』を発刊するに至っている．一方，組織分類は，WHOが1967年からシリーズで出版し通称"Blue book"と呼ばれる『International Histological Classification of Tumours』の中のNo.13として，第1版の『Histological Typing of Female Genital Tract Tumours』が1975年に発刊され，卵巣腫瘍を除く子宮体部，絨毛性疾患，子宮頸部，腟，外陰の国際的な組織分類が初めて明確に規定された．そして，この改訂第2版が1994年に出版されたことを受けて，日本病理学会によってこの組織分類が採用され，ときを同じくして1994年に再び改訂されたFIGOの臨床進行期分類と共に，1997年に出版された『子宮頸癌取扱い規約　第2版』に収載された．

- この婦人科悪性腫瘍の取扱い規約の嚆矢となった『子宮頸癌取扱い規約』は，FIGOによる最新の臨床進行期分類が2008年に提示されたことから，第3版として2012年に出版されている．その子宮頸癌の臨床進行期分類を表1に示す．この版には，2003年にWHOが第3版にあたる元として刊行した『Pathology & Genetics Tumours of the Breast and Female Genital Organs』の組織分類が採用されていた．しかし，FIGOとWHOのそれぞれの改訂は必ずしも呼応するものではなく，両者に時間的な差異がみられる．今回も，FIGO分類改訂の6年後の2014年に『WHO Classification of Tumours of Female Genital Organs』が出版されたことから，『子宮頸癌取扱い規約　病理編　第4版』として最新の組織分類を臨床的取扱いから切り離して2017年7月に刊行された．その

表1 子宮頸癌の臨床進行期分類（日産婦2011, FIGO 2008）

Ⅰ期	癌が子宮頸部に限局するもの（体部浸潤の有無は考慮しない）	
	ⅠA期	組織学的にのみ診断できる浸潤癌 肉眼的に明らかな病巣は，たとえ表層浸潤であってもⅠB期とする．浸潤は，計測による間質浸潤の深さが5mm以内で，縦軸方向の広がりが7mmを超えないものとする．浸潤の深さは，浸潤がみられる表層上皮の基底膜より計測して5mmを超えないものとする．脈管（静脈またはリンパ管）侵襲があっても進行期は変更しない．
	ⅠA1期	間質浸潤の深さが3mm以内で，広がりが7mmを超えないもの
	ⅠA2期	間質浸潤の深さが3mmを超えるが5mm以内で，広がりが7mmを超えないもの
	ⅠB期	臨床的に明らかな病巣が子宮頸部に限局するもの，または臨床的に明らかではないがⅠA期を超えるもの
	ⅠB1期	病巣が4cm以下のもの
	ⅠB2期	病巣が4cmを超えるもの
Ⅱ期	癌が子宮頸部を超えて広がっているが，骨盤壁または腟壁下1/3には達していないもの	
	ⅡA期	腟壁浸潤が認められるが，子宮傍組織浸潤は認められないもの
	ⅡA1期	病巣が4cm以下のもの
	ⅡA2期	病巣が4cmを超えるもの
	ⅡB期	子宮傍組織浸潤の認められるもの
Ⅲ期	癌浸潤が骨盤壁にまで達するもので，腫瘍塊と骨盤壁との間にcancer free spaceを残さない，または腟壁浸潤が下1/3に達するもの	
	ⅢA期	腟壁浸潤は下1/3に達するが，子宮傍組織浸潤は骨盤壁にまで達していないもの
	ⅢB期	子宮傍組織浸潤が骨盤壁にまで達しているもの，また明らかな水腎症や無機能腎を認めるもの
Ⅳ期	癌が小骨盤腔を超えて広がるか，膀胱，直腸粘膜を侵すもの	
	ⅣA期	膀胱，直腸粘膜への浸潤があるもの
	ⅣB期	小骨盤腔を超えて広がるもの

子宮頸癌の組織分類を表2に示す．

■**子宮体部腫瘍，子宮体部肉腫**

◆『子宮体癌取扱い規約』は子宮頸癌のそれにほぼ同調し，1987年に第1版が発刊され，1996年に第2版，2012年に第3版として改訂され，子宮頸癌と同じ経緯によって同時に『子宮体癌取扱い規約病理編』が刊行されている．その子宮体癌の手術進行期分類ならびに組織分類を表3と表4に示す．また，2008年にFIGOによって子宮頸癌，子宮体癌，外陰癌の臨床進行期分類が改訂されたときに，子宮体部肉腫の進行期分類が新たに承認された．その平滑筋肉腫・子宮内膜間質肉腫ならびに腺肉腫の臨床進行期分類を表5に示すが，癌肉腫は子宮体癌の進行期分類が用いられる．これらの肉腫の組織分類は先の『子宮体癌取扱い規約病理編』の中に収められている（表4）．

■**卵巣腫瘍，卵管癌，腹膜癌**

◆卵巣腫瘍の組織分類については，1960年に日本産科婦人科学会に設置された卵巣腫瘍委員会で作成されたわが国独自の分類が長く用いられてきた．1973年，WHOが『International Histological Classification of Tumours』のNo.9として上梓した『Histological Typing of Ovarian Tumours』の登場によって，混乱していた卵巣腫瘍の用語と分類が国際的に統一された．このことを受けて，日本産科婦人科学会と日本病理学会の相互協力を得て，WHO分類に準拠した『卵巣腫瘍取扱い規約 第1部 組織分類ならびにカラーアトラス』が1990年に刊行され，1992年には『卵巣腫瘍取扱い規約 第2部』として進行期分類を中心に臨床的な取り扱いがまとめられた．先述したように，FIGOとWHOのそれぞれの改訂には数年単位の差異がみられることから，『卵巣腫瘍取扱い規約』の第2版は，第1部は2009年，第2部は1997年の出版となった．さらに，2014年には，FIGOが新たな臨床進行期分類を提示し，また『WHO Classification of Tumours of Female Genital Organs』が出版された．この中で，FIGOは，発生に関する知見，共通する主な組織型，さらに臨床的管理の類似性から，卵巣癌，卵管癌，原発性腹膜癌の3つを包括した分類に改訂している．その結果，『卵巣腫瘍・卵管癌・腹膜癌取扱い規約』の新た

表2 子宮頸癌の組織分類（子宮頸癌取扱い規約　病理編　第4版，2017）

組織学的分類

I	上皮性腫瘍　epithelial tumors				
	A.	扁平上皮病変および前駆病変　squamous cell tumors and precursors			
		1.	扁平上皮内病変　squamous intraepithelial lesions（SIL）/子宮頸部上皮内腫瘍　cervical intraepithelial neoplasia（CIN）		
			a.	軽度扁平上皮内病変　low-grade SIL（LSIL）/CIN 1	8077/0
			b.	高度扁平上皮内病変　high-grade SIL（HSIL）/CIN 2	8077/2
			c.	高度扁平上皮内病変　high-grade SIL（HSIL）/CIN 3	8077/2
		2.	扁平上皮癌　squamous cell carcinoma		8070/3
			a.	角化型扁平上皮癌　squamous cell carcinoma, keratinizing type	8071/3
			b.	非角化型扁平上皮癌　squamous cell carcinoma, non-keratinizing type	8072/3
			c.	乳頭状扁平上皮癌　papillary squamous cell carcinoma	8052/3
			d.	類基底細胞癌　basaloid carcinoma	8083/3
			e.	コンジローマ様癌　condylomatous（warty）carcinoma	8051/3
			f.	疣（いぼ）状癌　verrucous carcinoma	8051/3
			g.	扁平移行上皮癌　squamotransitional carcinoma	8120/3
			h.	リンパ上皮腫様癌　lymphoepithelioma-like carcinoma	8082/3
		3.	良性扁平上皮病変　benign squamous cell lesions		
			a.	扁平上皮化生　squamous metaplasia	
			b.	尖圭コンジローマ　condyloma acuminatum	
			c.	扁平上皮乳頭腫　squamous papilloma	8052/0
			d.	移行上皮化生　transitional metaplasia	
	B.	腺腫瘍および前駆病変　glandular tumors and precursors			
		1.	上皮内腺癌　adenocarcinoma in situ（AIS）		8140/2
		2.	腺癌　adenocarcinoma		8140/3
			a.	通常型内頸部腺癌　endocervical adenocarcinoma, usual type	8140/3
			b.	粘液性癌　mucinous carcinoma	8480/3
				（1）　胃型粘液性癌　mucinous carcinoma, gastric type	8482/3
				最小偏倚腺癌　minimal deviation adenocarcinoma	
				（2）　腸型粘液性癌　mucinous carcinoma, intestinal type	8144/3
				（3）　印環細胞型粘液性癌　mucinous carcinoma, signet-ring cell type	8490/3
			c.	絨毛腺管癌　villoglandular carcinoma	8263/3
			d.	類内膜癌　endometrioid carcinoma	8380/3
			e.	明細胞癌　clear cell carcinoma	8310/3
			f.	漿液性癌　serous carcinoma	8441/3
			g.	中腎癌　mesonephric carcinoma	9110/3
			h.	神経内分泌癌を伴う腺癌　adenocarcinoma admixed with neuroendocrine carcinoma	8574/3
	C.	良性腺腫瘍および腫瘍類似病変　benign glandular tumors and tumor-like lesions			
		1.	頸管ポリープ　endocervical polyp		
		2.	ミュラー管乳頭腫　Müllerian papilloma		
		3.	ナボット囊胞　nabothian cyst		
		4.	トンネル・クラスター　tunnel clusters		
		5.	微小腺管過形成　microglandular hyperplasia		
		6.	分葉状頸管腺過形成　lobular endocervical glandular hyperplasia（LEGH）		
		7.	びまん性層状頸管過形成　diffuse laminar endocervical hyperplasia		
		8.	中腎遺残および過形成　mesonephric remnants and hyperplasia		
		9.	アリアス-ステラ反応　Arias-Stella reaction		

			10.	頸管内膜症　endocervicosis	
			11.	子宮内膜症　endometriosis	
			12.	卵管類内膜化生　tuboendometrioid metaplasia	
			13.	異所性前立腺組織　ectopic prostate tissue	
		D.	その他の上皮性腫瘍　other epithelial tumors		
			1.	腺扁平上皮癌　adenosquamous carcinoma	8560/3
				すりガラス細胞癌　glassy cell carcinoma	8015/3
			2.	腺様基底細胞癌　adenoid basal carcinoma	8098/3
			3.	腺様嚢胞癌　adenoid cystic carcinoma	8200/3
			4.	未分化癌　undifferentiated carcinoma	8020/3
		E.	神経内分泌腫瘍　neuroendocrine tumors		
			1.	低異型度神経内分泌腫瘍　low-grade neuroendocrine tumor（NET）	
				a. カルチノイド腫瘍　carcinoid tumor	8240/3
				b. 非定型的カルチノイド腫瘍　atypical carcinoid tumor	8249/3
			2.	高異型度神経内分泌癌　high-grade neuroendocrine carcinoma（NEC）	
				a. 小細胞神経内分泌癌　small cell neuroendocrine carcinoma（SCNEC）	8041/3
				b. 大細胞神経内分泌癌　large cell neuroendocrine carcinoma（LCNEC）	8013/3
II	間葉性腫瘍および腫瘍類似病変　mesenchymal tumors and tumor-like lesions				
	A.	良性　benign			
		1.	平滑筋腫　leiomyoma		8890/0
		2.	横紋筋腫　rhabdomyoma		8905/0
	B.	悪性　malignant			
		1.	平滑筋肉腫　leiomyosarcoma		8890/3
		2.	横紋筋肉腫　rhabdomyosarcoma		8910/3
		3.	胞巣状軟部肉腫　alveolar soft-part sarcoma		9581/3
		4.	血管肉腫　angiosarcoma		9210/3
		5.	悪性末梢神経鞘腫瘍　malignant peripheral nerve sheath tumor		9540/3
		6.	その他の肉腫　other sarcomas		
			a.	脂肪肉腫　liposarcoma	8850/3
			b.	未分化頸管肉腫　undifferentiated endocervical sarcoma	8805/3
			c.	ユーイング肉腫　Ewing sarcoma	9364/3
	C.	腫瘍類似病変　tumor-like lesions			
		1.	術後性紡錘細胞結節　postoperative spindle-cell nodule		
		2.	リンパ腫様病変　lymphoma-like lesion		
III	上皮性・間葉性混合腫瘍　mixed epithelial and mesenchymal tumors				
	A.	腺筋腫　adenomyoma			8932/0
	B.	腺肉腫　adenosarcoma			8933/3
	C.	癌肉腫　carcinosarcoma			8980/3
IV	メラノサイト腫瘍　melanocytic tumors				
	A.	青色母斑　blue nevus			8780/0
	B.	悪性黒色腫　malignant melanoma			8720/3
V	胚細胞腫瘍　germ cell tumors				
	A.	卵黄嚢腫瘍　yolk sac tumor			
VI	リンパ性および骨髄性腫瘍　lymphoid and myeloid tumors				
	A.	リンパ腫　lymphomas			
	B.	骨髄性腫瘍　myeloid neoplasms			
VII	二次性腫瘍　secondary tumors				

表3 子宮体癌の手術進行期分類（日産婦2011，FIGO 2008）

Ⅰ期	癌が子宮体部に限局するもの	
	ⅠA期	癌が子宮筋層1/2未満のもの
	ⅠB期	癌が子宮筋層1/2以上のもの
Ⅱ期	癌が頸部間質に浸潤するが，子宮を超えていないもの*	
Ⅲ期	癌が子宮外に広がるが，小骨盤腔を超えていないもの，または所属リンパ節へ広がるもの	
	ⅢA期	子宮漿膜ならびに／あるいは付属器を侵すもの
	ⅢB期	腟ならびに／あるいは子宮傍組織へ広がるもの
	ⅢC期	骨盤リンパ節ならびに／あるいは傍大動脈リンパ節転移のあるもの
	ⅢC1期	骨盤リンパ節転移陽性のもの
	ⅢC2期	骨盤リンパ節への転移の有無にかかわらず，傍大動脈リンパ節転移陽性のもの
Ⅳ期	癌が小骨盤腔を超えているか，明らかに膀胱ならびに／あるいは腸粘膜を侵すもの，ならびに／あるいは遠隔転移のあるもの	
	ⅣA期	膀胱ならびに／あるいは腸粘膜浸潤のあるもの
	ⅣB期	腹腔内ならびに／あるいは鼠径リンパ節転移を含む遠隔転移のあるもの

*：頸管腺浸潤のみはⅡ期ではなくⅠ期とする．
▶注1　すべての類内膜腺癌は腺癌成分の形態によりGrade 1，2，3に分類される．
▶注2　腹腔洗浄細胞診陽性の予後因子としての重要性については一貫した報告がないので，ⅢA期から細胞診は除外されたが，将来再び進行期決定に際し必要な推奨検査として含まれる可能性があり，すべての症例でその結果は登録の際に記録することとした．
▶注3　子宮体癌の進行期分類は癌肉腫にも適用される．癌肉腫，明細胞癌，漿液性癌（漿液性子宮内膜上皮内癌を含む）においては横行結腸下の大網の十分なサンプリングが推奨される．

な名称を得た臨床編と病理編がそれぞれ2015年，2016年に発刊された．その卵巣癌・卵管癌・腹膜癌の手術進行期分類ならびに卵巣腫瘍・卵管腫瘍・腹膜腫瘍の組織分類を表6と表7に示す．

■絨毛性疾患

◆絨毛性疾患の分類には長く国際的なものがなかったなか，わが国では，1963年に，日本産科婦人科学会によって，「胞状奇胎および絨毛上皮腫の診断基準ないし分類に関する日本としての統一的見解についての申し合わせ」によって分類が提示された．その後，日本病理学会の協力を得て，わが国独自の『絨毛性疾患取扱い規約』が1988年に発刊された．その後，WHOの『Histological Typing of Female Genital Tract Tumours』第2版を受けて1995年に改訂され，2011年には最新の第3版が出版されている．これを機に，胞状奇胎の診断が日本独自の肉眼所見から組織所見に変更になった．その絨毛性疾患の臨床分類ならびに病理分類を表8と表9に示す．なお，国際的な期別分類としてFIGO 2000 stagingがあるが，わが国では正式に採用されていない．

■外陰癌，腟癌

◆外陰癌と腟癌には独自の取扱い規約はない．しかし，日本産科婦人科学会は，外陰癌の2008年の最新のFIGOの手術進行期分類を2014年に採用した．また，腟癌の臨床進行期分類は1971年を最後に改訂はなく，この分類を同じく2014年に採用した．その外陰癌ならびに腟癌の進行期分類を表10と表12に示す．取扱い規約がないことから，わが国の正式な組織分類はなく，2014年の『WHO Classification of Tumours of Female Genital Organs』が便宜的に用いられている．その外陰腫瘍ならびに腟腫瘍の組織分類を英語表記のまま表11と表13に示す．

（片渕　秀隆）

表4　子宮体癌の組織分類（子宮体癌取扱い規約　病理編　第4版, 2017）

組織学的分類

Ⅰ	上皮性腫瘍および前駆病変　epithelial tumors and precursors				
	A.	前駆病変　precursors			
		1.	子宮内膜増殖症　endometrial hyperplasia without atypia		
		2.	子宮内膜異型増殖症／類内膜上皮内腫瘍 atypical endometrial hyperplasia/endometrioid intraepithelial neoplasia (EIN)		8380/2
	B.	子宮内膜癌　endometrial carcinomas			
		1.	類内膜癌　endometrioid carcinoma		8380/3
			a.	扁平上皮への分化を伴う類内膜癌　endometrioid carcinoma with squamous differentiation	8570/3
			b.	絨毛腺管型類内膜癌　endometrioid carcinoma with villoglandular variant	8263/3
			c.	分泌型類内膜癌　endometrioid carcinoma with secretory variant	8382/3
		2.	粘液性癌　mucinous carcinoma		8480/3
		3.	漿液性子宮内膜上皮内癌　serous endometrial intraepithelial carcinoma		8441/2
		4.	漿液性癌　serous carcinoma		8441/3
		5.	明細胞癌　clear cell carcinoma		8310/3
		6.	神経内分泌腫瘍　neuroendocrine tumors		
			a.	低異型度神経内分泌腫瘍　low-grade neuroendocrine tumor (NET)	
				(1) カルチノイド腫瘍　carcinoid tumor	8240/3
			b.	高異型度神経内分泌癌　high-grade neuroendocrine carcinoma (NEC)	
				(1) 小細胞神経内分泌癌　small cell neuroendocrine carcinoma (SCNEC)	8041/3
				(2) 大細胞神経内分泌癌　large cell neuroendocrine carcinoma (LCNEC)	8013/3
		7.	混合癌　mixed cell carcinoma		8323/3
		8.	未分化癌　undifferentiated carcinoma／脱分化癌　dedifferentiated carcinoma		8020/3
	C.	類腫瘍病変　tumor-like lesions			
		1.	子宮内膜ポリープ　endometrial polyp		
		2.	化生　metaplasias		
		3.	アリアス-ステラ反応　Arias-Stella reaction		
		4.	リンパ腫様病変　lymphoma-like lesion		
Ⅱ	間葉性腫瘍　mesenchymal tumors				
	A.	平滑筋腫　leiomyoma			8890/0
		1.	富細胞平滑筋腫　cellular leiomyoma		8892/0
		2.	奇怪核を伴う平滑筋腫　leiomyoma with bizarre nuclei		8893/0
		3.	活動性核分裂型平滑筋腫　mitotically active leiomyoma		8890/0
		4.	水腫状平滑筋腫　hydropic leiomyoma		8890/0
		5.	卒中性平滑筋腫　apoplectic leiomyoma		8890/0
		6.	脂肪平滑筋腫　lipoleiomyoma		8890/0
		7.	類上皮平滑筋腫　epithelioid leiomyoma		8891/0
		8.	類粘液平滑筋腫　myxoid leiomyoma		8896/0
		9.	解離性（胎盤分葉状）平滑筋腫　dissecting (cotyledonoid) leiomyoma		8890/0
		10.	びまん性平滑筋腫症　diffuse leiomyomatosis		8890/1
		11.	静脈内平滑筋腫症　intravenous leiomyomatosis		8890/1
		12.	転移性平滑筋腫　metastasizing leiomyoma		8898/1
	B.	悪性度不明な平滑筋腫瘍　smooth muscle tumor of uncertain malignant potential (STUMP)			8897/1
	C.	平滑筋肉腫　leiomyosarcoma			8890/3
		1.	類上皮平滑筋肉腫　epithelioid leiomyosarcoma		8891/3
		2.	類粘液平滑筋肉腫　myxoid leiomyosarcoma		8896/3

	D.	子宮内膜間質腫瘍と関連病変　endometrial stromal and related tumors	
		1.	子宮内膜間質結節　endometrial stromal nodule	8930/0
		2.	低異型度子宮内膜間質肉腫　low-grade endometrial stromal sarcoma	8931/3
		3.	高異型度子宮内膜間質肉腫　high-grade endometrial stromal sarcoma	8930/3
		4.	未分化子宮肉腫　undifferentiated uterine sarcoma	8805/3
		5.	卵巣性索腫瘍に類似した子宮腫瘍　uterine tumor resembling ovarian sex cord tumor (UTROSCT)	8590/1
	E.	その他の間葉性腫瘍　miscellaneous mesenchymal tumors	
		1.	横紋筋肉腫　rhabdomyosarcoma	8900/3
		2.	血管周囲性類上皮細胞腫　perivascular epithelioid cell tumor (PEComa)	
		3.	その他　others	
III	上皮性・間葉性混合腫瘍　mixed epithelial and mesenchymal tumors		
	A.	腺筋腫　adenomyoma	8932/0
	B.	異型ポリープ状腺筋腫　atypical polypoid adenomyoma	8932/0
	C.	腺線維腫　adenofibroma	9013/0
	D.	腺肉腫　adenosarcoma	8933/3
	E.	癌肉腫　carcinosarcoma	8980/3
IV	その他の腫瘍　miscellaneous tumors		
	A.	アデノマトイド腫瘍　adenomatoid tumor	9054/0
	B.	神経外胚葉性腫瘍　neuroectodermal tumors	
	C.	胚細胞腫瘍　germ cell tumors	
V	リンパ性および骨髄性腫瘍　lymphoid and myeloid tumors		
	A.	リンパ腫　lymphomas	
	B.	骨髄性腫瘍　myeloid neoplasms	
VI	二次性腫瘍　secondary tumors		

表5　子宮肉腫の臨床進行期分類（日産婦 2014，FIGO 2008）
平滑筋肉腫／子宮内膜間質肉腫

I期	腫瘍が子宮に限局するもの	
	IA期	腫瘍サイズが5cm以下のもの
	IB期	腫瘍サイズが5cmを超えるもの
II期	腫瘍が骨盤腔に及ぶもの	
	IIA期	付属器浸潤のあるもの
	IIB期	その他の骨盤内組織へ浸潤するもの
III期	腫瘍が骨盤外に進展するもの	
	IIIA期	1部位のもの
	IIIB期	2部位以上のもの
	IIIC期	骨盤リンパ節ならびに／あるいは傍大動脈リンパ節転移のあるもの
IV期	IVA期	膀胱粘膜ならびに／あるいは直腸粘膜に浸潤のあるもの
	IVB期	遠隔転移のあるもの

▶注1　平滑筋肉腫／子宮内膜間質肉腫では，腫瘍が子宮に限局するI期を，IA期：腫瘍サイズが5cm以下のもの，IB期：腫瘍サイズが5cmを超えるものと定義した．
▶注2　腫瘍が骨盤外の腹腔内組織に浸潤するものをIII期とし，単に骨盤内から腹腔に突出しているものは除く．
▶注3　多臓器の進展は組織学的検索が望ましい．

腺肉腫

I期	腫瘍が子宮に限局するもの	
	IA期	子宮体部内膜，頸部内膜に限局するもの（筋層浸潤なし）
	IB期	筋層浸潤が1/2以内のもの
	IC期	筋層浸潤が1/2を超えるもの
II期	腫瘍が骨盤腔に及ぶもの	
	IIA期	付属器浸潤のあるもの
	IIB期	その他の骨盤内組織へ浸潤するもの
III期	腫瘍が骨盤外に進展するもの	
	IIIA期	1部位のもの
	IIIB期	2部位以上のもの
	IIIC期	骨盤リンパ節ならびに／あるいは傍大動脈リンパ節転移のあるもの
IV期	IVA期	膀胱粘膜ならびに／あるいは直腸粘膜に浸潤のあるもの
	IVB期	遠隔転移のあるもの

▶注1 腺肉腫では，腫瘍が子宮に限局するI期を，IA期：子宮体部内膜，頸部内膜に限局するもの（筋層浸潤なし），IB期：筋層浸潤が1/2以内のもの，IC期：筋層浸潤が1/2を超えるものによりそれぞれ亜分類される．
▶注2 腫瘍が骨盤外の腹腔内組織に浸潤するものをIII期とし，単に骨盤内から腹腔に突出しているものは除く．
▶注3 多臓器の進展は組織学的検索が望ましい．

表6 卵巣癌・卵管癌・腹膜癌の手術進行期分類（日産婦 2014，FIGO 2014）

I期	卵巣あるいは卵管内限局発育		
	IA期	腫瘍が一側の卵巣（被膜破綻がない）あるいは卵管に限局し，被膜表面への浸潤が認められないもの．腹水または洗浄液の細胞診にて悪性細胞の認められないもの	
	IB期	腫瘍が両側の卵巣（被膜破綻がない）あるいは卵管に限局し，被膜表面への浸潤が認められないもの．腹水または洗浄液の細胞診にて悪性細胞の認められないもの	
	IC期	腫瘍が一側または両側の卵巣あるいは卵管に限局するが，以下のいずれかが認められるもの	
		IC1期	手術操作による被膜破綻
		IC2期	自然被膜破綻あるいは被膜表面への浸潤
		IC3期	腹水または腹腔洗浄細胞診に悪性細胞が認められるもの
II期	腫瘍が一側または両側の卵巣あるいは卵管に存在し，さらに骨盤内（小骨盤腔）への進展を認めるもの，あるいは原発性腹膜癌		
	IIA期	進展ならびに／あるいは転移が子宮ならびに／あるいは卵管ならびに／あるいは卵巣に及ぶもの	
	IIB期	他の骨盤部腹腔内臓器に進展するもの	
III期	腫瘍が一側または両側の卵巣あるいは卵管に存在し，あるいは原発性腹膜癌で，細胞学的あるいは組織学的に確認された骨盤外の腹膜播種ならびに／あるいは後腹膜リンパ節転移を認めるもの		
	IIIA1期	後腹膜リンパ節転移陽性のみを認めるもの（細胞学的あるいは組織学的に確認）	
		IIIA1(i)期	転移巣最大径10mm以下
		IIIA1(ii)期	転移巣最大径10mmを超える
	IIIA2期	後腹膜リンパ節転移の有無にかかわらず，骨盤外に顕微鏡的播種を認めるもの	
	IIIB期	後腹膜リンパ節転移の有無にかかわらず，最大径2cm以下の腹腔内播種を認めるもの	
	IIIC期	後腹膜リンパ節転移の有無にかかわらず，最大径2cmをこえる腹膜内播種を認めるもの（実質転移を伴わない肝および脾の被膜への進展を含む）	
IV期	腹膜播種を除く遠隔転移		
	IVA期	胸水中に悪性細胞を認める	
	IVB期	実質転移ならびに腹腔外臓器（鼠径リンパ節ならびに腹腔外リンパ節を含む）に転移を認めるもの	

表7　卵巣腫瘍・卵管腫瘍・腹膜腫瘍の組織分類（卵巣腫瘍・卵管癌・腹膜癌取扱い規約　病理編，2016）

卵巣腫瘍　ovarian tumors

I	上皮性腫瘍　epithelial tumors			
	A	漿液性腫瘍　serous tumors		
		1	良性　benign	
			a	漿液性嚢胞腺腫　serous cystadenoma
			b	漿液性腺線維腫　serous adenofibroma
			c	漿液性表在性乳頭腫　serous surface papilloma
		2	境界悪性　borderline	
			a	漿液性境界悪性腫瘍　serous borderline tumor/atypical proliferative serous tumor
			b	微小乳頭状パターンを伴う漿液性境界悪性腫瘍／非浸潤性低異型度漿液性癌　serous borderline tumor, micropapillary variant/non-invasive low-grade serous carcinoma
		3	悪性　malignant	
			a	低異型度漿液性癌　low-grade serous carcinoma
			b	高異型度漿液性癌　high-grade serous carcinoma
	B	粘液性腫瘍　mucinous tumors		
		1	良性　benign	
			a	粘液性嚢胞腺腫　mucinous cystadenoma
			b	粘液性腺線維腫　mucinous adenofibroma
		2	境界悪性　borderline	
			a	粘液性境界悪性腫瘍　mucinous borderline tumor/atypical proliferative mucinous tumor
		3	悪性　malignant	
			a	粘液性癌　mucinous carcinoma
	C	類内膜腫瘍　endometrioid tumors		
		1	良性　benign	
			a	子宮内膜症性嚢胞　endometriotic cyst
			b	類内膜嚢胞腺腫　endometrioid cystadenoma
			c	類内膜腺線維腫　endometrioid adenofibroma
		2	境界悪性　borderline	
			a	類内膜境界悪性腫瘍　endometrioid borderline tumor/atypical proliferative endometrioid tumor
		3	悪性　malignant	
			a	類内膜癌　endometrioid carcinoma
	D	明細胞腫瘍　clear cell tumors		
		1	良性　benign	
			a	明細胞嚢胞腺腫　clear cell cystadenoma
			b	明細胞腺線維腫　clear cell adenofibroma
		2	境界悪性　borderline	
			a	明細胞境界悪性腫瘍　clear cell borderline tumor/atypical proliferative clear cell tumor
		3	悪性　malignant	
			a	明細胞癌　clear cell carcinoma
	E	ブレンナー腫瘍　Brenner tumors		
		1	良性　benign	
			a	ブレンナー腫瘍　Brenner tumor
		2	境界悪性　borderline	
			a	境界悪性ブレンナー腫瘍　borderline Brenner tumor/atypical proliferative Brenner tumor
		3	悪性　malignant	
			a	悪性ブレンナー腫瘍　malignant Brenner tumor

	F	漿液粘液性腫瘍　seromucinous tumors		
		1	良性　benign	
			a	漿液粘液性嚢胞腺腫　seromucinous cystadenoma
			b	漿液粘液性腺線維腫　seromucinous adenofibroma
		2	境界悪性　borderline	
			a	漿液粘液性境界悪性腫瘍　seromucinous borderline tumor/atypical proliferative seromucinous tumor
		3	悪性　malignant	
			a	漿液粘液性癌　seromucinous carcinoma
	G	未分化癌　undifferentiated carcinoma		
II	間葉系腫瘍　mesenchymal tumors			
	A	低異型度類内膜間質肉腫　low-grade endometrioid stromal sarcoma		
	B	高異型度類内膜間質肉腫　high-grade endometrioid stromal sarcoma		
III	混合型上皮性間葉系腫瘍　mixed epithelial and mesenchymal tumors			
	A	腺肉腫　adenosarcoma		
	B	癌肉腫　carcinosarcoma		
IV	性索間質性腫瘍　sex cord-stromal tumors			
	A	純粋型間質性腫瘍　pure stromal tumors		
		1	線維腫　fibroma	
		2	富細胞性線維腫　cellular fibroma	
		3	莢膜細胞腫　thecoma	
		4	硬化性腹膜炎を伴う黄体化莢膜細胞腫　luteinized thecoma associated with sclerosing peritonitis	
		5	線維肉腫　fibrosarcoma	
		6	硬化性間質性腫瘍　sclerosing stromal tumor	
		7	印環細胞間質性腫瘍　signet-ring stromal tumor	
		8	微小嚢胞間質性腫瘍　microcystic stromal tumor	
		9	ライディッヒ細胞腫　Leydig cell tumor	
		10	ステロイド細胞腫瘍　steroid cell tumor	
		11	悪性ステロイド細胞腫瘍　steroid cell tumor, malignant	
	B	純粋型性索腫瘍　pure sex cord tumors		
		1	成人型顆粒膜細胞腫　adult granulosa cell tumor	
		2	若年型顆粒膜細胞腫　juvenile granulosa cell tumor	
		3	セルトリ細胞腫　Sertoli cell tumor	
		4	輪状細管を伴う性索腫瘍　sex cord tumor with annular tubules	
V	混合型性索間質性腫瘍　mixed sex cord-stromal tumors			
	A	セルトリ・ライディッヒ細胞腫　Sertoli-Leydig cell tumors		
		1	高分化型セルトリ・ライディッヒ細胞腫　Sertoli-Leydig cell tumor, well differentiated	
		2	中分化型セルトリ・ライディッヒ細胞腫　Sertoli-Leydig cell tumor, moderately differentiated	
		3	低分化型セルトリ・ライディッヒ細胞腫　Sertoli-Leydig cell tumor, poorly differentiated	
		4	網状型セルトリ・ライディッヒ細胞腫　Sertoli-Leydig cell tumor, retiform	
	B	その他の性索間質性腫瘍　sex cord-stromal tumors, NOS		
VI	胚細胞腫瘍　germ cell tumors			
	A	未分化胚細胞腫／ディスジャーミノーマ　dysgerminoma		
	B	卵黄嚢腫瘍　yolk sac tumor		
	C	胎芽性癌　embryonal carcinoma		
	D	非妊娠性絨毛癌　non-gestational choriocarcinoma		
	E	成熟奇形腫　mature teratoma		
	F	未熟奇形腫　immature teratoma		
	G	混合型胚細胞腫瘍　mixed germ cell tumor		

VII	単胚葉性奇形腫および皮様嚢腫に伴う体細胞型腫瘍　monodermal teratoma and somatic-type tumors arising from dermoid cyst			
	A	良性卵巣甲状腺腫　struma ovarii, benign		
	B	悪性卵巣甲状腺腫　struma ovarii, malignant		
	C	カルチノイド腫瘍　carcinoid tumor		
		1	甲状腺腫性カルチノイド　strumal carcinoid	
		2	粘液性カルチノイド　mucinous carcinoid	
	D	神経外胚葉性腫瘍　neuroectodermal-type tumors		
	E	脂腺腫瘍　sebaceous tumors		
	F	他の単胚葉性奇形腫　other rare monodermal teratomas		
	G	癌　carcinomas		
		1	扁平上皮癌　squamous cell carcinoma	
		2	その他　others	
VIII	胚細胞・性索間質性腫瘍　germ cell-sex cord-stromal tumors			
	A	性腺芽腫（悪性胚細胞腫瘍を伴う性腺芽腫を含む）　gonadoblastoma, including gonadoblastoma with malignant germ cell tumor		
	B	分類不能な混合型胚細胞・性索間質性腫瘍　mixed germ cell-sex cord-stromal tumor, unclassified		
IX	その他の腫瘍　miscellaneous tumors			
	A	卵巣網の腫瘍　tumors of the rete ovarii		
	B	ウォルフ管腫瘍　Wolffian tumor［ウォルフ管遺残を起源とする可能性がある女性付属器腫瘍 female adnexal tumor with probable Wolffian origin（FATWO）］		
	C	小細胞癌　small cell carcinoma		
		1	高カルシウム血症型　hypercalcemic type	
		2	肺型　pulmonary type	
	D	ウィルムス腫瘍　Wilms tumor（腎芽腫 nephroblastoma）		
	E	傍神経節腫　paraganglioma		
	F	充実性偽乳頭状腫瘍　solid pseudopapillary neoplasm		
X	中皮腫瘍　mesothelial tumors			
XI	軟部腫瘍　soft tissue tumors			
XII	腫瘍様病変　tumor-like lesions			
	A	卵胞嚢胞　follicle cyst		
	B	黄体嚢胞　corpus luteum cyst		
	C	大型孤在性黄体化卵胞嚢胞　large solitary luteinized follicle cyst		
	D	黄体化過剰反応　hyperreactio luteinalis		
	E	妊娠黄体腫　pregnancy luteoma		
	F	間質過形成　stromal hyperplasia		
	G	間質莢膜細胞過形成　stromal hyperthecosis		
	H	線維腫症　fibromatosis		
	I	広汎性浮腫　massive edema		
	J	ライディッヒ細胞過形成　Leydig cell hyperplasia　（門細胞過形成 hilar cell hyperplasia）		
	K	その他　others		
XIII	リンパ性・骨髄性腫瘍　lymphoid and myeloid tumors			
	A	悪性リンパ腫　malignant lymphoma		
	B	形質細胞腫　plasmacytoma		
	C	骨髄性腫瘍　myeloid neoplasms		
XIV	二次性腫瘍　secondary tumors（転移性腫瘍 matastatic tumors）			

卵管腫瘍・腹膜腫瘍　tubal tumors/peritoneal tumors

Ⅰ	上皮性腫瘍　epithelial tumors	
	1	漿液性腺線維腫　serous adenofibroma
	2	漿液性卵管上皮内癌　serous tubal intraepithelial carcinoma（STIC）
	3	漿液性境界悪性腫瘍　serous borderline tumor
	4	低異型度漿液性癌　low-grade serous carcinoma
	5	高異型度漿液性癌　high-grade serous carcinoma
	6	その他の上皮性腫瘍　other epithelial tumors
Ⅱ	中皮腫瘍　mesothelial tumors	
	1	アデノマトイド腫瘍　adenomatoid tumor
	2	高分化型乳頭状中皮腫　well-differentiated papillary mesothelioma
	3	悪性中皮腫　malignant mesothelioma
Ⅲ	平滑筋腫瘍　smooth muscle tumors	
	1	播種性腹膜平滑筋腫症　leiomyomatosis peritonealis disseminate（びまん性腹膜平滑筋腫症 diffuse peritoneal leiomyomatosis）
Ⅳ	起源不明の腫瘍　tumors of uncertain origin	
	1	線維形成性小型円形細胞腫瘍　desmoplastic small round cell tumor
Ⅴ	その他の原発腫瘍　miscellaneous primary tumors	
	1	孤立性線維性腫瘍　solitary fibrous tumor
	2	悪性孤立性線維性腫瘍　malignant solitary fibrous tumor
	3	骨盤線維腫症　pelvic fibromatosis（デスモイド腫瘍 desmoid tumor）
	4	炎症性筋線維芽細胞腫瘍　inflammatory myofibroblastic tumor
	5	石灰化線維性腫瘍　calcifying fibrous tumor
	6	消化管外間質腫瘍　extra-gastrointestinal stromal tumor
	7	類内膜間質腫瘍　endometrioid stromal tumors
Ⅵ	二次性腫瘍　secondary tumors	
	1	低異型度粘液性腫瘍による腹膜偽粘液腫　low-grade mucinous neoplasm associated with pseudomyxoma peritonei
	2	膠腫症　gliomatosis

表8 **絨毛性疾患の臨床分類**（絨毛性疾患取扱い規約　第3版，2011）

1)	胞状奇胎　hydatidiform mole		
	(1)	全胞状奇胎（全奇胎）　complete hydatidiform mole（complete mole）	
	(2)	部分胞状奇胎（部分奇胎）　partial hydatidiform mole（partial mole）	
2)	侵入胞状奇胎（侵入奇胎）　invasive hydatidiform mole（invasive mole）		
	(1)	侵入全胞状奇胎（侵入全奇胎）　invasive complete hydatidiform mole	
	(2)	侵入部分胞状奇胎（侵入部分奇胎）　invasive partial hydatidiform mole	
3)	絨毛癌　choriocarcinoma		
	(1)	妊娠性絨毛癌　gestational choriocarcinoma	
		a	子宮絨毛癌　uterine choriocarcinoma
		b	子宮外絨毛癌　extrauterine choriocarcinoma
		c	胎盤内絨毛癌　intraplacental choriocarcinoma
	(2)	非妊娠性絨毛癌　non-gestational choriocarcinoma	
		a	胚細胞性絨毛癌　choriocarcinoma of germ cell origin
		b	他癌の分化異常によるもの　choriocarcinoma derived from dedifferentiation of other carcinomas
4)	胎盤部トロホブラスト腫瘍　placental site trophoblastic tumor		
5)	類上皮性トロホブラスト腫瘍　epithelioid trophoblastic tumor		
6)	存続絨毛症　persistent trophoblastic disease		
	(1)	奇胎後hCG存続症　post-molar persistent hCG	
	(2)	臨床的侵入奇胎　clinical invasive mole	
	(3)	臨床的絨毛癌　clinical choriocarcinoma	

表9 **絨毛性疾患の病理分類**（絨毛性疾患取扱い規約　第3版，2011）

1)	胞状奇胎 hydatidiform mole	
	(1)	全胞状奇胎（全奇胎）　complete hydatidiform mole
	(2)	部分胞状奇胎（部分奇胎）　partial hydatidiform mole
	(3)	侵入胞状奇胎（侵入奇胎）　invasive hydatidiform mole
2)	絨毛癌　choriocarcinoma	
3)	中間型トロホブラスト腫瘍　intermediate trophoblastic tumor	
	(1)	胎盤部トロホブラスト腫瘍　placental site trophoblastic tumor
	(2)	類上皮性トロホブラスト腫瘍　epithelioid trophoblastic tumor

表 10　外陰癌の手術進行期分類（日産婦 2014，FIGO 2008）

Ⅰ期	外陰に限局した腫瘍	
	ⅠA期	外陰または会陰に限局した最大径2cm以下の腫瘍で，間質浸潤の深さが1mm以下のもの*．リンパ節転移はない
	ⅠB期	外陰または会陰に限局した腫瘍で，最大径2cmを超えるかまたは間質浸潤の深さが1mmを超えるもの*．外陰，会陰部に限局しておりリンパ節転移はない
Ⅱ期	隣接した会陰部組織（尿道下部1/3，腟下部1/3，肛門）への浸潤のあるもの．リンパ節転移はない．腫瘍の大きさは問わない	
Ⅲ期	隣接した会陰部組織への浸潤はないか，あっても尿道下部1/3，腟下部1/3，肛門までにとどまるもので，鼠径リンパ節（浅鼠径，深鼠径）に転移のあるもの．腫瘍の大きさは問わない	
	ⅢA期	（i）5mm以上のサイズのリンパ節転移が1個あるもの，または （ii）5mm未満のサイズのリンパ節転移が1〜2個あるもの
	ⅢB期	（i）5mm以上のサイズのリンパ節転移が2個以上あるもの，または （ii）5mm未満のサイズのリンパ節転移が3個以上あるもの
	ⅢC期	被膜外浸潤を有するリンパ節転移
Ⅳ期	腫瘍が会陰部組織（尿道下部2/3，腟上部2/3）まで浸潤するか，遠隔転移のあるもの	
	ⅣA期	腫瘍が次のいずれかに浸潤するもの （i）上部尿道および／または腟粘膜，膀胱粘膜，直腸粘膜，骨盤骨固着浸潤のあるもの （ii）固着あるいは潰瘍を伴う鼠径リンパ節
	ⅣB期	遠隔臓器に転移のあるもの（骨盤リンパ節を含む）

＊：浸潤の深さは隣接した最も表層に近い真皮乳頭の上皮間質接合部から浸潤先端までの距離とする．

表11 外陰腫瘍の組織分類（WHO 2014）

A	epithelial tumours			
	1)	squamous cell tumours and precursors		
		a)	squamous intraepithelial lesions	
			(1)	low-grade squamous intraepithelial lesion
			(2)	high-grade squamous intraepithelial lesion
			(3)	differentiated-type vulvar intraepithelial neoplasia
		b)	squamous cell carcinoma	
			(1)	keratinizing
			(2)	non-keratinizing
			(3)	basaloid
			(4)	warty
			(5)	verrucous
		c)	basal cell carcinoma	
		d)	benign squamous lesions	
			(1)	condyloma acuminatum
			(2)	vestibular papilloma
			(3)	seborrheic keratosis
			(4)	keratoacanthoma
	2)	glandular tumours		
		a)	Paget disease	
		b)	tumours arising from Bartholin and other specialized anogenital glands Bartholin gland carcinomas	
			(1)	adenocarcinoma
			(2)	squamous cell carcinoma
			(3)	adenosquamous carcinoma
			(4)	adenoid cystic carcinoma
			(5)	transitional cell carcinoma
		c)	adenocarcinoma of mammary gland type	
		d)	adenocarcinoma of Skene gland origin	
		e)	phyllodes tumour, malignant	
	3)	adenocarcinomas of other types		
		a)	adenocarcinoma of sweat gland type	
		b)	adenocarcinoma of intestinal type	
	4)	benign tumours and cysts		
		a)	papillary hidradenoma	
		b)	mixed tumour	
		c)	fibroadenoma	
		d)	adenoma	
		e)	adenomyoma	
		f)	Bartholin gland cyst	
		g)	nodular Bartholin gland hyperplasia	
		h)	other vestibular gland cysts	
		i)	other cysts	
	5)	neuroendocrine tumours		
		a)	high-grade neuroendocrine carcinoma	
			(1)	small cell neuroendocrine carcinoma
			(2)	large cell neuroendocrine carcinoma
		b)	Merkel cell tumour	

B	neuroectodermal tumours			
	1)	Ewing sarcoma		
C	soft tissue tumours			
	1)	benign tumours		
		a)	lipoma	
		b)	fibroepithelial stromal polyp	
		c)	superficial angiomyxoma	
		d)	superficial myofibroblastoma	
		e)	cellular angiofibroma	
		f)	angiomyofibroblastoma	
		g)	aggressive angiomyxoma	
		h)	leiomyoma	
		i)	granular cell tumour	
		j)	other benign tumours	
	2)	malignant tumours		
		a)	rhabdomyosarcoma	
			(1)	embryonal
			(2)	alveolar
		b)	leiomyosarcoma	
		c)	epithelioid sarcoma	
		d)	alveolar soft part sarcoma	
		e)	other sarcomas	
			(1)	liposarcoma
			(2)	malignant peripheral nerve sheath tumour
			(3)	Kaposi sarcoma
			(4)	fibrosarcoma
			(5)	dermatofibrosarcoma protuberans
D	melanocytic tumours			
	1)	melanocytic neavi		
		a)	congenital melanocytic naevus	
		b)	acquired melanocytic naevus	
		c)	blue naevus	
		d)	atypical melanocytic naevus of genital type	
		e)	dysplastic melanocytic naevus	
	2)	malignant melanoma		
E	germ cell tumours			
	1)	yolk sac tumours		
F	lymphoid and myeloid tumours			
	1)	lymphomas		
	2)	myeloid neoplasms		
G	secondary tumours			

表12　腟癌の臨床進行期分類（日産婦 2014，FIGO 1971）

Ⅰ期	癌が腟壁に限局するもの	
Ⅱ期	癌が傍腟結合織まで浸潤するが，骨盤壁には達していないもの	
Ⅲ期	癌が骨盤壁まで達するもの	
Ⅳ期	癌が小骨盤腔を超えて広がるか，膀胱，直腸粘膜を侵すもの	
	ⅣA期	膀胱および／または直腸粘膜への浸潤があるもの，および／または小骨盤腔を超えて直接進展のあるもの　ただし，胞状浮腫の所見のみでⅣ期と診断してはならない
	ⅣB期	遠隔転移を認めるもの

表13　腟腫瘍の組織分類（WHO 2014）

A	epithelial tumours			
	1)	squamous cell tumours and precursors		
		a)	squamous intraepithelial lesions	
			(1)	low-grade squamous intraepithelial lesion
			(2)	high-grade squamous intraepithelial lesion
		b)	squamous cell carcinoma, NOS	
			(1)	keratinizing
			(2)	non-keratinizing
			(3)	papillary
			(4)	basaloid
			(5)	warty
			(6)	verrucous
		c)	benign squamous lesions	
			(1)	condyloma acuminatum
			(2)	squamous papilloma
			(3)	fibroepithelial polyp
			(4)	tubulosquamous polyp
			(5)	transitional cell metaplasia
	2)	glandular tumours		
		a)	adenocarcinomas	
			(1)	endometrioid carcinoma
			(2)	clear cell carcinoma
			(3)	mucinous carcinoma
			(4)	mesonephric carcinoma
		b)	benign glandular lesions	
			(1)	tubovillous adenoma
			(2)	villous adenoma
			(3)	müllerian papilloma
			(4)	adenosis
			(5)	endometriosis
			(6)	endocervicosis
			(7)	cysts
	3)	other epithelial tumours		
		a)	mixed tumour	
		b)	adenosquamous carcinoma	
		c)	adenoid basal carcinoma	
	4)	high-grade neuroendocrine carcinoma		
		a)	small cell neuroendocrine carcinoma	
		b)	large cell neuroendocrine carcinoma	

B	mesenchymal tumours		
	1)	leiomyoma	
	2)	rhabdomyoma	
	3)	leiomyosarcoma	
	4)	rhabdomyosarcoma, NOS	
		a)	embryonal rhabdomyosarcoma
	5)	undifferentiated sarcoma	
	6)	angiomyofibroblastoma	
	7)	aggressive angiomyxoma	
	8)	myofibroblastoma	
C	tumour-like lesions		
	1)	postoperative spindle cell nodule	
D	mixed epithelial and mesenchymal tumours		
	1)	adenosarcoma	
	2)	carcinosarcoma	
E	lymphoid and myeloid tumours		
	1)	lymphomas	
	2)	myeloid neoplasms	
F	melanocytic tumours		
	1)	naevi	
		a)	melanocytic naevus
		b)	blue naevus
	2)	malignant melanoma	
G	miscellaneous tumours		
	1)	germ cell tumours	
		a)	mature teratoma
		b)	yolk sac tumour
	2)	others	
		a)	Ewing sarcoma
		b)	paraganglioma
H	secondary tumours		

I章 総論 —— 2. 病因と疫学（疾患の成り立ち）

1 子宮頸癌
uterin cervical cancer

1. ポイント

- 子宮頸癌の多くは，性交渉を介したヒトパピローマウイルス（human papillomavirus：HPV）の感染が関連する．
- 感染に加え，喫煙，免疫の低下なども関与する場合がある．
- HPVの感染によらない子宮頸癌も存在する．

2. 頻度

- 子宮頸癌の2012年の罹患数は，世界全体で528,000人，女性の癌では4番目に多く，年間266,000人が死亡している．
- わが国での子宮頸癌の罹患数ならびに死亡数は1990年代後半まで減少傾向にあったが，その後増加に転じている．2012年の浸潤癌の罹患数は11,000人で，前癌病変を含めると32,500人になり，また，2014年の死亡数は2,900人と推定されている．
- 子宮頸癌の進行期別の割合では，1975年と2014年の比較で，I期は41％から56％に増えているが，IV期も5％から11％に増加している．早期での発見が増加しているものの，全体の数の増加に加え，進行して診断される患者の割合が増えていることから，死亡数の増加に繋がっているものと考えられる．

3. 歴史・疫学

- 子宮頸癌は，紀元前4世紀にHippocratesによって存在が示され，紀元1世紀にAretaeusによって，早期や進行した浸潤頸癌の記述が残されている．
- わが国を含め，世界で1910年代から拡大した子宮全摘出術が施行されるようになり，1920年代に岡林秀一によって広汎子宮全摘出術の術式が確立された．同時期より子宮頸癌に対する放射線治療も開発され，普及するようになった（図1）．
- 1880年代後半に扁平上皮系の前癌病変の存在が指摘された．1930年代に子宮頸部上皮内癌（carcinoma in situ：CIS），そして，子宮頸部異形成（cervical dysplasia），さらに，1960年代に子宮頸部上皮内腫瘍（cervical intraepithelial neoplasia：CIN）の概念ができた．CINは3つ（CIN 1～3）に区分され，経過観察により，CIN 1，2，3の後退率はそれぞれ，60％，40％，33％で，浸潤癌への進展率はそれぞれ，1％，5％，12％とされた（図2）．

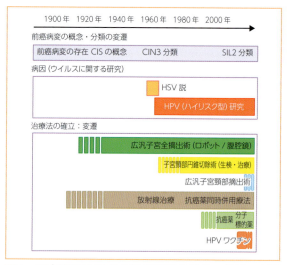

図1　子宮頸癌に関する前癌病変の概念・分類，病因論，治療法の変遷

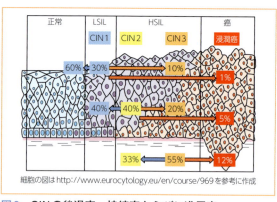

図2　CINの後退率，持続率ならびに進展率

- 子宮頸癌は，疫学調査により，性交渉との関連が指摘された．1960年代には，ヘルペスウイルス（herpes simplex virus：HSV）を含むウイルス感染が発症の原因候補としてあげられた（図1）．
- 1983年にzur Hauzen Hによって，子宮頸癌に16型のヒトパピローマウイルス（human papillomavirus：HPV）のゲノムが高率に存在することが証明さ

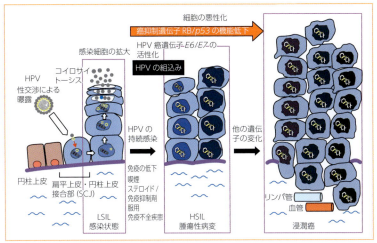

図3　HPVにおける発癌機構のシェーマ

れ，HPVが子宮頸癌の発生に関わっていることが示された（図1）．

- 世界のさまざまな地域における16型のHPVのゲノム解析の結果から，20万年前に東アフリカから発生したことが推測され，ヒトの誕生と共に発生したウイルスであると考えられている．
- 腺系においては，HPVの関連が指摘されているが，その自然史がいまだ明らかにされておらず，前癌病変においては上皮内腺癌（adenocarcinoma in situ：AIS）の概念が残されている．また，HPVの関連しない腺癌の存在も指摘されている．
- 2014年のWHO分類改訂により，扁平上皮系では，CIN 1を軽度扁平上皮内病変（low-grade squamous intraepithelial lesion：LSIL），CIN 2とCIN 3を高度扁平上皮内病変（high-grade squamous intraepithelial lesion：HSIL）に区分することになり，わが国でも2017年に『子宮頸癌取扱い規約　病理編　第4版』で採用された（図2）．
- 今日，子宮頸癌は，手術，放射線治療，抗癌化学療法，そして，分子標的治療薬を組み合わせた集学的治療が行われるようになってきている．また，妊孕性温存として，子宮頸部円錐切除術に加え，広汎子宮頸部摘出術が限られた施設で行われている．また，手術は開腹以外に，腹腔鏡手術やロボット手術が試みられている（図1）．

4. 病因

- HPVは，150種類以上の型が存在し，子宮頸癌で検出されるものをハイリスク型と呼ぶ．子宮頸癌の6～7割に16型と18型が検出され，そのほかに31，33，35，45，52，58型などが認められる．
- 女性の8割が生涯においてHPVに感染し，10歳台後半から20歳台前半にかけて，4割の女性がハイリスク型のHPVを有していると考えられている．多くは，細胞性免疫により，自然にウイルスが排除される．
- 前癌病変であるCIN 2とCIN 3（HSIL）はHPVの持続感染によって，ウイルス遺伝子の宿主細胞遺伝子への組込み（integration）が起こり，腫瘍性変化をきたす（図3）．持続感染には，喫煙や宿主の免疫状態が関連するとされるが，感染から腫瘍性変化に至る詳細な機序はいまだ明らかにされていない．
- HPVのゲノムの中で，E6とE7がoncogeneとして癌化に関わる．E6とE7蛋白は癌抑制遺伝子産物であるRBとp53蛋白の機能をそれぞれ抑制することによって，細胞増殖と遺伝子の不安定性を惹起させ，癌化を誘導する（図3）．
- 病因の解明から，16型と18型のHPVのゲノムにあるウイルス殻をコードする遺伝子L1より，遺伝子工学技術によって，感染性を有しない人工的殻を作製することで，HPVに対する予防ワクチンが開発されている．現在，さらに多くのハイリスク型に対するワクチンが開発中である（図1）．

（田代　浩徳，片渕　秀隆）

I章 総論 ── 2. 病因と疫学（疾患の成り立ち）

2 子宮内膜癌
endometrial carcinomas

1. ポイント

- 子宮頸癌の罹患数を超えて，婦人科領域で最も頻度の高い癌となっている．
- 9割を占める類内膜癌は，エストロゲン依存性で，Ⅰ型と呼ばれる．
- 類内膜癌は，子宮内膜異型増殖症/類内膜上皮内腫瘍（atypical endometrial hyperplasia/endometrioid intraepithelial neoplasia：EIN）を前癌病変とする．
- 類内膜癌は，*PTEN*変異を代表とする多くの変異を蓄積している．
- 類内膜癌に次いで多い漿液性癌は，エストロゲン非依存性で，Ⅱ型と呼ばれる．
- 漿液性癌は，漿液性子宮内膜上皮内癌（serous endometrial intraepithelial carcinoma：SEIC）を前駆病変とするが，SEICは播種転移をきたす癌として取り扱われる．
- 漿液性癌は，*p53*変異が高率に認められ，遺伝子のコピー数の異常を有している．

2. 頻度

- 子宮内膜癌の2012年の罹患数は，世界全体で320,000人，女性の癌では6番目に多く，年間76,000人が死亡している．
- わが国での子宮内膜癌の罹患数は漸増し，2008年に年間10,000人を超え，2010年以降，子宮頸癌の数に勝り，2011年には14,800人，2012年には13,600人に達し，婦人科領域の癌の中で最も多くなっている．死亡数も漸増傾向にあるが，年間2,200人程度と推定され，卵巣癌，子宮頸癌に次いで多くなっている．
- 子宮内膜癌は比較的早期に発見されやすい癌で，臨床進行期Ⅰ期の症例が7割以上を占めている．
- 全体の罹患数が増加しているため，若年者も相対的に増えてきている．

3. 歴史・疫学

- 1935年に，無排卵，多嚢胞性卵巣を特徴とするスタイン・レベンタール症候群（Stein-Leventhal syndrome）が報告され，1950年には子宮内膜癌との関連が知られるようになった．また，この頃にエストロゲン産生の卵巣顆粒膜細胞腫や莢膜細胞腫を有する患者に子宮内膜癌の合併がみられることが報告された（図1）．
- 1970年代に，多数の疫学調査によって，更年期障害に対するエストロゲン単独補充療法が子宮内膜癌のリスクを高めることが示された（図1）．
- 子宮内膜癌は，未妊や未産，肥満女性に多くみられ，排卵障害や月経周期異常も危険因子となる．乳癌に対するタモキシフェン治療により，子宮内膜癌のリスクが高まることも知られている．
- 子宮内膜癌はLynch症候群（Lynch syndrome）（大腸癌や子宮内膜癌が家系内に多発）やCowden症候群（乳癌，甲状腺癌，子宮内膜癌が家系内に多発）などの家族性，遺伝性疾患として発症することがある（図1）（→各論2. Column Lynch症候群，各論2. Column Cowden症候群参照）．
- 子宮内膜癌はエストロゲン依存と非依存に分けられる．前者を代表とする組織型は類内膜癌で，後者を代表とするものは漿液性癌である．両者には遺伝子レベルでの相違がみられる．総合的に前者をⅠ型，後者をⅡ型と呼ぶ．
- Ⅰ型は，40歳台から認められ，50歳台，60歳台に多くみられる．不正性器出血で発症することが多い．予後良好である．Ⅱ型は，Ⅰ型と比して，さらに高齢の女性に多くみられる．予後不良である．

4. 病因

- 類内膜癌は，子宮内膜異型増殖症/類内膜上皮内腫瘍（atypical endometrial hyperplasia/endometrioid intraepithelial neoplasia：EIN）を前癌病変とする．エストロゲン受容体を保持し，これを介した増殖シグナルが活性化している（各論2. 3. 参照）．
- 類内膜癌では，エストロゲン以外に，インスリン，肥満に関連する増殖因子やプロラクチンなども関連する．
- 類内膜癌では，DNAミスマッチ修復機構の破綻を伴うことがあり，エストロゲンによる細胞増殖作用が相まって，*PTEN*を代表とする種々の変

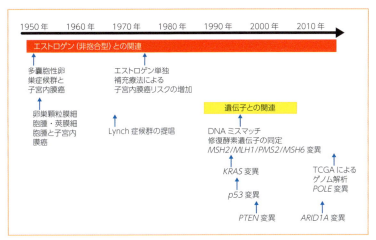

図1 子宮内膜癌における内分泌ならびに遺伝子関連の研究の変遷

表1 TCGAゲノム解析による4つの分類

	I	II	III	IV
組織型	類内膜型	類内膜型	類内膜型	漿液性型
ゲノム異常	超高頻度変異型 (ultramutated type)	マイクロサテライト不安定性高頻度変異型 (hypermutated type)	低コピー数型	高コピー数型
機序	POLE変異によるDNA複製異常	DNAミスマッチ修復機構の破綻		p53変異によるゲノム異常
予後	予後良好			予後不良

異が蓄積し (supermutator), 発癌に向かうと考えられている.

- 2013年, The Cancer Genome Atlas (TCGA) によるゲノム解析で, 子宮内膜癌は4つのカテゴリーに分類され, そのひとつとして, 全体の7％に新たに, DNA複製に関わるDNAポリメラーゼεをコードするPOLEの遺伝子変異を有する類内膜癌の群が見出されている (表1).
- POLE変異を有する類内膜癌では, DNAミスマッチ修復機構の破綻よりもさらに多くの遺伝子変異が蓄積し (ultramutator), 変異蛋白による新たな抗原性 (neoantigen) から, 容易に免疫細胞の標的となり, 核異型は高度であっても予後が良好である (表1).
- DNAミスマッチ修復遺伝子の生殖系列の変異によって生じるLynch症候群, PTENの生殖系列の変異によるCowden症候群に加え, 近年, DNAポリメラーゼεならびにδ1をコードするPOLEとPOLD1の生殖系列の変異で起こる, 家族性の類内膜癌が報告されている.
- 漿液性癌は, 萎縮した子宮内膜もしくはポリープ内にみられる漿液性子宮内膜上皮内癌 (serous endometrial intraepithelial carcinoma : SEIC) を前駆病変とする.
- SEICは, 子宮内膜異型増殖症/EINとは異なり, 単独で腹腔内に播種性病変をもたらすことが知られている.
- 漿液性癌ならびにSEICは, p53変異を有しており, これによる染色体不安定性によって, 遺伝子のコピー数の異常を有する.

(田代 浩徳, 片渕 秀隆)

3 卵巣癌
ovarian cancer

1. ポイント

- 卵巣には上皮性腫瘍，性索間質性腫瘍，胚細胞腫瘍が発生するが，悪性腫瘍としては，上皮性腫瘍が最も多く，これを卵巣癌と呼ぶ．
- 疫学的研究により，卵巣癌発症と排卵の多寡との関連が知られている．
- 卵巣癌は，漿液性腫瘍，明細胞腫瘍，類内膜腫瘍，粘液性腫瘍，漿液粘液性腫瘍といった多彩な組織型が存在する．
- 卵巣癌の発生母地は，卵巣表層上皮，卵管采上皮，卵巣子宮内膜症とする説が存在する．

2. 頻度

- 卵巣癌の2012年の罹患数は，世界全体で239,000人，女性の癌では7番目に多く，年間152,000人が死亡している．
- わが国での卵巣癌の罹患数は漸増し，2012年に年間9,400人に達し，婦人科領域では，子宮内膜癌，子宮頸癌に次ぐ．死亡数は，2014年には4,800人に達し，婦人科領域の中で最も多く，難治性癌となっている．

3. 疫学と歴史

- 疫学的研究により，排卵の多寡と卵巣癌の発生の関与が指摘されている．長期的な経口避妊薬の服用による排卵の抑制が，卵巣癌の発生リスクを減少させることが知られている．また，子宮内膜症との関連や遺伝性・家族性癌として発症することが知られる．
- 卵巣腫瘍に対する手術療法は，McDowell Eによって1809年に初めて施行されている．また，卵巣癌に対し，1970年代後半から1980年代前半に白金製剤，1990年代にタキサン製剤が導入され，2013年から分子標的治療薬であるベバシズマブが使用されるようになっている．今日，手術療法ならびに分子標的治療薬を含めた抗癌化学療法を組み合わせた治療が行われている（図1）．
- 卵巣腫瘍には，上皮性腫瘍，性索間質性腫瘍，胚細胞腫瘍があり，悪性腫瘍としては上皮性腫瘍が9割を占める．そして，悪性上皮性腫瘍を一般に卵巣癌という．
- 卵巣癌において，2014年での臨床進行期I期の占める割合は5割で，1998年の4割に比して増加している．
- 卵巣癌の中には，漿液性癌，粘液性癌，類内膜癌，

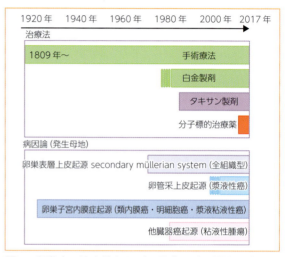

図1 卵巣癌の治療法ならびに発生母地に関する病因論の変遷

明細胞癌など多彩な組織型が存在する．わが国では，漿液性癌，明細胞癌，類内膜癌，粘液性癌の順に多い．1998年と2014年を比較し，明細胞癌と類内膜癌の占める割合は増加し，逆に，漿液性癌と粘液性癌は減少している．特に，近年のわが国の明細胞癌の割合の高さは世界の中で特異である．明細胞癌はI期で発見されることが多く，卵巣癌全体におけるI期の割合の増加はこれによると考えられる．

- 卵巣癌には，*de novo*に発生する癌として，高異型度漿液性癌，卵巣子宮内膜症から発生する明細胞癌と類内膜癌，そして，良性腫瘍そして境界悪性腫瘍から段階的に発生する癌として，低異型度漿液性癌ならびに粘液性癌が知られている．近年，漿液粘液性腫瘍が追加され，卵巣子宮内膜症との関連が知られる．これらの中で，卵巣に*de novo*に発生する高異型度漿液性癌をI型，そして，

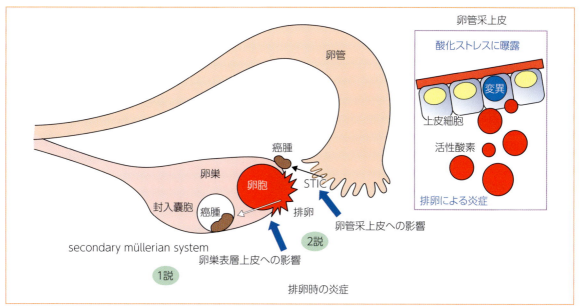

図2　卵巣漿液性癌の発生仮説（卵巣表層上皮ならびに卵管采上皮）
1説：繰り返す排卵により，封入嚢胞が形成され，その際，炎症により酸化ストレスを受けた卵巣表層上皮細胞が嚢胞内に取り込まれる．もしくは，封入嚢胞内に卵管を経由した外的環境因子が混入し，これにより裏打ちする卵巣表層上皮細胞に遺伝子変異が惹起される．また，卵巣表層上皮はsecondary müllerian systemの概念により，漿液性腫瘍を含むさまざまな形態へと変化する．
2説：繰り返す排卵による炎症が，近傍の卵管采上皮細胞に酸化ストレスを与え，遺伝子変異を惹起させ，それが蓄積することで，上皮内癌（漿液性卵管上皮内癌：STIC）が発生し，卵巣に及ぶことで卵巣癌をきたす．

れ以外の前癌病変を経て発生するものをⅡ型とすることが提唱されている．

4. 病因

- 排卵により，卵巣表層上皮に傷害が生じ，封入嚢胞が形成され，嚢胞を裏打ちする細胞がsecondary müllerian systemにより，卵管上皮や内膜上皮，頸管上皮様に分化し，それらが癌化するという説が存在する（図1, 2）．

- 遺伝性乳癌卵巣癌（hereditary breast and ovarian cancer：HBOC）（→各論11. Column 遺伝性乳癌卵巣癌参照）の*BRCA1/2*変異保因者に対するリスク低減手術として，1990年代中頃より予防的卵巣卵管切除術が行われるようになり，摘出標本の卵管采に漿液性卵管上皮内癌（serous tubal intraepithelial carcinoma：STIC）が存在する症例が報告された．また，HBOC以外の卵巣癌においても，STICを伴う症例が認められるようになったことから，*de novo*とされてきた漿液性癌においては，卵管采上皮由来のものが存在すると考えられる（図1）．

- 卵巣表層上皮ならびに卵管采上皮のいずれも，排卵に伴う局所的炎症反応によって，細胞の傷害，再生過程の中で遺伝子異常を生じ，発癌を惹起するという仮説が提唱されている．また，*BRCA1/2*といった修復に関わる遺伝子異常を有するものでは，より早期に発癌するとされる（図2）．

- 類内膜癌，明細胞癌や漿液粘液性癌では卵巣子宮内膜症を伴うことが多く，また，移行像がみられること，子宮内膜症の経過観察例に発生することがあることから，子宮内膜症が発生母地になるとする考えが広く知られるようになった．しかし，Sampson JAにより，1925年にはこの仮説がすでに示されている（図1）．

- 卵巣の粘液性癌の発生母地は，奇形腫とする意見もあるが，いまだ明らかにされていない．また，これまで，粘液性癌とされていたものの中に，転移性腫瘍が多く含まれていることが報告されている（図1）．

（田代 浩徳，片渕 秀隆）

4 卵管癌
fallopian tube cancer

1. ポイント

- 卵管癌は，その特徴的な症状によって古くから知られる．しかし，臨床的には卵管以外の病巣を伴うことが多く，卵管癌と診断されることは少ない．
- 組織学的検索で卵管采上皮に初期病巣をみることがあるが，主座が卵巣にある場合には卵巣癌として分類される．
- 骨盤内の卵管，卵巣，腹膜に漿液性癌が認められる場合には，一括して骨盤漿液性癌とする考えもある．

2. 頻度・疫学・病因

- まれな疾患であること，定義が複雑であることから，その発生頻度は不明である．発症年齢は卵巣癌や腹膜癌に共通する．
- 卵管癌は1800年代半ばより記載され，卵管癌の特徴として，"腟からの出血／帯下，腹痛，腹部腫瘤"の3徴が知られるが，これらを有する頻度は少ない．また"hydrops tubae profluens"は，卵管が水腫様に腫大することで，疝痛発作と共に，突然の多量の水様性帯下と腹部腫瘤の縮小を間欠的に繰り返す状態をいい，卵管癌との関連が知られるが，実際には卵管癌症例の10％以下の症状である．
- かつての卵管癌の診断基準では，卵巣に病巣が認められないとされていた．しかし，卵管癌の多くは，卵巣にも病巣を有していることから，卵巣癌として診断されてきた．
- 遺伝性乳癌卵巣癌（hereditary breast and ovarian cancer：HBOC）（→各論11. Column遺伝性乳癌卵巣癌参照）のBRCA1/2変異保因者に対するリスク低減手術として予防的卵巣卵管切除術が施行され，摘出標本の検討により，卵管癌の潜在癌や卵管采における漿液性卵管上皮内癌（serous tubal intraepithelial carcinoma：STIC）の存在が明らかになっている（→各論4.1. 参照）．
- 卵管癌の漿液性癌，特に高異型度漿液性癌では，繰り返し生じる排卵時の局所的な炎症に曝露される卵管采上皮が，遺伝子レベルでの損傷を受け，癌化していく可能性が指摘されている．
- STICを根拠に，高異型度漿液性癌においては，卵管，卵巣，腹膜の漿液性癌を一括して骨盤漿液性癌とする考えもある．

（田代 浩徳，片渕 秀隆）

5 腹膜癌
peritoneal cancer

1. ポイント

- 腹膜癌と診断されることはまれで，これまでその多くは卵巣癌に包含されてきた．
- 病巣の主座が腹膜にあり，同じ組織型の病巣が卵巣にあった場合でも，5mm未満であれば腹膜癌と定義される．
- 骨盤内の卵管，卵巣，腹膜に漿液性癌が認められる場合には，一括して骨盤漿液性癌とする考えもある．

2. 頻度・疫学・病因

- まれな疾患であること，定義が複雑であることから，その発生頻度は不明である．発症年齢は卵巣癌や卵管癌に共通する．
- 1959年にSwerdlow Mが世界で最初に報告している．
- 腹膜には上皮性腫瘍や中皮腫が発生するが，後者の頻度は非常にまれである．悪性の上皮性腫瘍がいわゆる「原発性腹膜癌」もしくは「腹膜癌」で，多くは播種性の病巣を伴うが，腹膜に主病巣が認められることを条件とする．
- 大網，横隔膜，腸間膜を含む腹膜から多中心性に腫瘍を形成することを特徴とする．手術進行期（日産婦 2014, FIGO 2014）ではⅡ期以上となり，取り扱い上，Ⅰ期は存在しない．
- 腹膜と同じ組織型の病巣が卵巣にもある場合，5mm未満であれば腹膜癌，5mm以上であれば卵巣癌と定義される．かつて，腹膜癌はnormal-sized ovary carcinoma syndromeと呼ばれた疾患群に含まれていた．ほかにも多くの名称で呼ばれていたことがある．
- 腹膜は原始体腔上皮から発生しており，ミュラー管臓器と共通することから，卵巣癌と同様に，secondary müllerian systemとして，上皮性の癌腫が発生するという説が長く信じられてきている（図1）．
- 近年，高異型度漿液性癌においては，卵巣癌と同様に漿液性卵管上皮内癌（serous tubal intraepithelial carcinoma：STIC）から発生するという説がある（図1）．
- STICを根拠に，高異型度漿液性癌においては，卵管，卵巣，腹膜の漿液性癌を一括して骨盤漿液性腫瘍とする考えもある．

（田代 浩徳，片渕 秀隆）

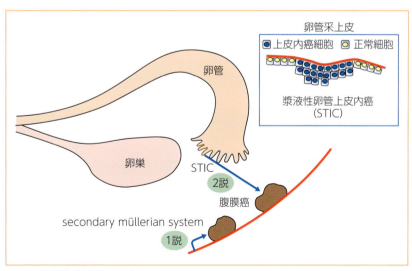

図1 腹膜漿液性癌の発生仮説．
1説：Secondary müllerian systemの概念により腹膜に上皮性の癌腫を形成する．
2説：卵管采の上皮に上皮内癌（漿液性卵管上皮内癌：STIC）が発生し，腹膜に及ぶことで腹膜癌をきたす（→総論3．図2参照）

6 子宮内膜症
endometriosis

1. ポイント

- 子宮内膜症は，生殖年齢（25〜44歳）の女性の10〜15％にみられる疾患である．20〜30歳台では月経困難症や不妊症を主訴とするが，40〜50歳台を中心に，まれではあるが子宮内膜症を母組織とする癌化が認められる．
- 1世紀以上前から組織発生に関するさまざまな学説が提唱されてきたが，現在もその発生と癌化のメカニズムの本質は，完全には解明されていない．

2. 頻度

- 生殖年齢（25〜44歳）の女性の10〜15％に子宮内膜症がみられる．
- 発生頻度は30歳台にピークがあり，わが国における受療患者数は22.2万人と推定されている．
- 子宮内膜症では，約50％に不妊症を合併し，不妊女性の約25〜50％に子宮内膜症が認められる．

3. 歴史と疫学

- 紀元前16世紀のエジプトのパピルスに，子宮内膜症に伴う疼痛症状の記載がある．
- 19世紀後半から研究が行われていた欧州や米国では，当時，adenomyomaという用語で子宮内膜症と子宮腺筋症は捉えられ，卵巣チョコレート嚢胞はこれらとは異なる病態と考えられていた．
- endometriosisという用語は，1925年にSampson JAによって，鼠径部の子宮内膜症の症例報告で初めて用いられた．
- 好発部位である卵巣，広間膜，ダグラス窩，仙骨子宮靱帯などの骨盤内以外に，小腸や大腸，尿管，膀胱，腟，子宮頸部，腹壁の手術創部，胸膜，心膜などの稀少部位にも発生することが知られている（表1）．
- わが国における前方視的疫学調査により，卵巣チョコレート嚢胞から0.72％の頻度で悪性化をきたすことが報告されている．45歳以上で9cm以上の腫瘍径を有する症例が，悪性化のハイリスクと考えられている．
- 続発する卵巣癌の組織型としては，類内膜癌と明細胞癌が多く，漿液粘液癌もみられる．

4. 病因

- 子宮内膜症の組織発生として，現在まで子宮内膜移植説，体腔上皮化生説，胎生組織遺残説，複合説などの学説が示されてきた（表2）．
- 子宮内膜移植説は，子宮内膜組織が経卵管的に腹腔内に流入・生着するという説であり，Sampson JAによって提唱された．
- 帝王切開術後の腹壁や会陰切開創に発生することから，手術操作に伴って移植される医原性機序も考えられている．
- 子宮内膜症では，本来存在しない部位に子宮内膜組織が拒絶されずに生着・発育するという点から，免疫学的異常が背景にあることも示唆されている．
- 体腔上皮化生説は，腹膜や卵巣表面を覆う体腔上皮（中皮）が子宮内膜様腺組織および間質組織へと化生するという説で，Iwanoff NやMeyer Rによって提唱された．

表1　子宮内膜症の発症部位

common site	less common site	rare site
・卵巣 ・子宮靱帯 　仙骨子宮靱帯，円靱帯 ・直腸腟中隔 ・ダグラス窩 ・腹膜 　子宮，卵管，直腸-S字状結腸，尿管，膀胱	・大腸・直腸，小腸，虫垂 ・子宮頸管粘膜，腟，卵管 ・皮膚 　創部，臍，外陰，会陰，鼠径 ・尿管，膀胱，大網，骨盤リンパ節，鼠径部	・肺，胸膜 ・軟部組織，乳房 ・骨 ・上腹部腹膜 ・胃，膵臓，肝臓 ・腎臓，尿道，前立腺，精巣周囲 ・坐骨神経，くも膜下腔，脳

(Clement PB. Blaustein's Pathology of the Female Genital Tract. 2002, 729-789)

表2　子宮内膜症の発生に関する説

1. 子宮内膜組織移植説（Sampson JA）
2. 体腔上皮化生説（Iwanoff N, Meyer R）
3. 胎生組織遺残説（von Recklinghausen F, Russell W）
4. 複合説（Javert CT）

- 胎生組織遺残説は，遺残したミュラー管やウォルフ管由来の組織から発生するという説で，von Recklinghausen FやRussell Wらによって提唱された．
- 1つの説のみで説明できないことも多く，複数の説を組み合わせた考え方もある．
- 子宮内膜細胞が血行性あるいはリンパ行性に移行することが確認されており，骨盤外の臓器に発症する子宮内膜症ではこの機序も推定されている．
- 近年，子宮内膜症患者におけるDNAのメチル化，アセチル化をはじめとするエピジェネティクス異常が報告されるようになり，その原因として後天的な環境因子の存在が示唆されている．
- 臨床症状として，月経困難症，下腹部痛，腰痛，性交時痛などが挙げられるが，これらの症状は病巣におけるプロスタグランディンの過剰産生，子宮や卵巣周囲の癒着によると考えられる．
- 子宮内膜症により卵管・卵巣周囲に高度の癒着が形成された重症例では，卵子のピックアップが障害され不妊となるが，癒着や卵巣チョコレート囊胞を伴わない軽症例において，どのような機序で妊孕性の低下が生じるかは十分には明らかになっていない．

表3　卵巣チョコレート囊胞から発生する主な腫瘍

上皮性腫瘍	明細胞癌（clear cell carcinoma） 類内膜癌（endometrioid carcinoma） 漿液粘液性境界悪性腫瘍（seromucinous borderline tumor） 扁平上皮癌（squamous cell carcinoma）
混合型上皮性間葉系腫瘍	癌肉腫（carcinosarcoma） 腺肉腫（adenosarcoma）
間葉系腫瘍	子宮内膜間質肉腫（endometrioid stromal sarcoma）

- 卵巣チョコレート囊胞の癌化では，囊胞内に繰り返される出血に含まれる鉄による酸化ストレスが，子宮内膜症細胞の遺伝子変異をもたらすことにより，前癌病変を経て癌化が生じると考えられている．
- 高エストロゲン環境が，卵巣チョコレート囊胞の進展と癌化の過程に関与することも示されている．
- 卵巣チョコレート囊胞の悪性化では，類内膜癌や明細胞癌のほかに，ミュラー管の性格を有する漿液粘液性境界悪性腫瘍，さらには癌肉腫，腺肉腫や子宮内膜間質肉腫などの非上皮性腫瘍の発生が報告されている（表3）．
- 卵巣以外の部位を含め，子宮内膜症を母組織とする悪性腫瘍を子宮内膜症関連悪性腫瘍（endometriosis-associated malignancy：EAM）と呼ぶ．
- EAMの発生部位は，8割が卵巣チョコレート囊胞，残りの2割が腸管，直腸腟中隔，腹壁，胸膜腔などの子宮内膜症病巣から発生するとされている．

（本田　律生，片渕　秀隆）

7 絨毛性疾患
trophoblastic diseases

1. ポイント

- 発生頻度は減少傾向にある．
- 絨毛癌の多くは胞状奇胎の既往があることから，残存細胞が前駆病変となっている可能性が考えられている．
- 胞状奇胎には全胞状奇胎と部分胞状奇胎がある．
- 胞状奇胎は，侵入胞状奇胎へと進展し，さらには絨毛癌を発症することがある．全胞状奇胎は部分胞状奇胎に比較して，これらのリスクが高い．
- まれな絨毛性疾患として，胎盤部トロホブラスト腫瘍（placental site trophoblastic tumor：PSTT）ならびに類上皮性トロホブラスト腫瘍（epithelioid trophoblastic tumor：ETT）がある．

2. 頻度・疫学

- 絨毛性疾患は，わが国を含めた東アジアで多発していたが，顕著な減少傾向がみられる．
- わが国においては，胞状奇胎は全国で年間100～200例程度，出生1,000あたり1～2例で，臨床的侵入胞状奇胎ならびに臨床的絨毛癌を含む存続絨毛症は80～160例，侵入胞状奇胎ならびに絨毛癌は，それぞれ年間20例程度と推測される（図1）．胎盤部トロホブラスト腫瘍（placental site trophoblastic tumor：PSTT）ならびに類上皮性トロホブラスト腫瘍（epithelioid trophoblastic tumor：ETT）は，それぞれ年間1～2例の発症がみられている．
- 絨毛癌は，胞状奇胎100例のうち1例，もしくは正常妊娠50,000例のうち1例の発症とされる．胞状奇胎の中でも，全胞状奇胎にその発症頻度が高い．
- 胞状奇胎が減少した結果，絨毛癌の発症も激減し，死亡率も大幅に減少した．
- 胞状奇胎の危険因子として，年齢，遺伝的要因，食事と栄養，環境因子，喫煙，避妊薬やホルモン環境などが挙げられてきたが，激減の理由として

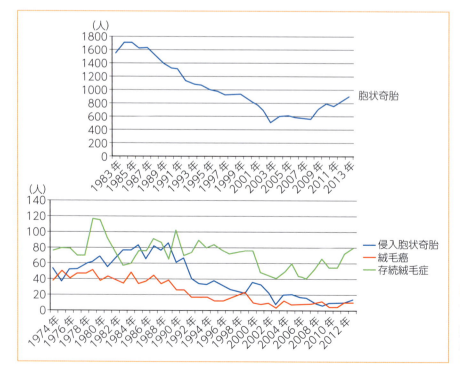

図1 わが国における絨毛性疾患の患者数の推移．
日本産科婦人科学科 婦人科腫瘍学会 絨毛性疾地域登録成績（全国22地域の登録：日本の人口約1/2を網羅）

は経済状態の向上によるものと考えられている．

3. 病因

- 全胞状奇胎の原因は，受精した卵子核の不活化に伴う雄核発生によるが，1精子が受精し，2倍体化したものはホモ奇胎，2精子が受精したものはヘテロ奇胎として分類され，前者の頻度が高いとされている．部分胞状奇胎は，卵子核の不活化はなく，2精子受精により3倍体となったものである（図2）．
- メチル化に関連する *NALP7* 遺伝子の異常により，家族性に胞状奇胎を生じることが報告されている．
- 絨毛癌は，細胞性トロホブラスト類似細胞，合胞体トロホブラスト類似細胞ならびに中間型トロホブラスト類似細胞から成り，近年，細胞性トロホブラストの幹細胞より発生するという説がある（図3）．
- PSTTは胎盤着床部の中間型トロホブラスト類似細胞，ETTは絨毛膜無毛部の中間型トロホブラスト類似細胞から成る．絨毛癌とPSTT，絨毛癌とETTの混在する腫瘍がみられることから，これらの発生起源は細胞性トロホブラストの幹細胞にあり，PSTTやETTの一部では，絨毛癌より移行する場合があると考えられている（図4）．

（田代 浩徳，片渕 秀隆）

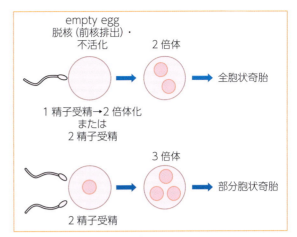

図2 胞状奇胎の発生機構

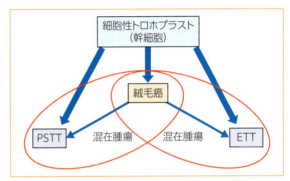

図4 トロホブラスト腫瘍ならびに絨毛癌に対する最近の説（幹細胞説）

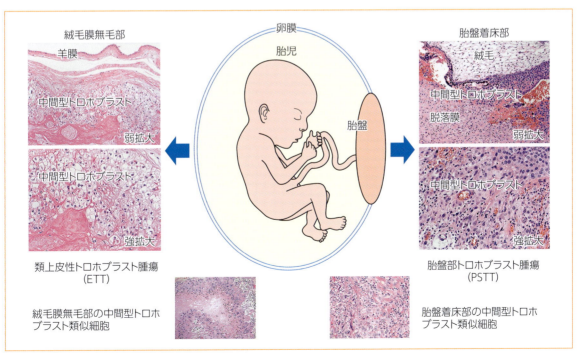

図3 PSTTならびにETTの発生母地

8 子宮筋腫・子宮肉腫
uterine myoma/uterine sarcoma

> ### 1. ポイント
> - 子宮筋腫は，性成熟期女性に好発するホルモン依存性の良性腫瘍であり，子宮肉腫は，閉経後女性を中心に発生する悪性腫瘍である．
> - 子宮筋腫と子宮肉腫，特に平滑筋肉腫においては，両者の発生機序が異なっているものの，臨床症状や治療前の画像診断，あるいは術後の病理組織学的診断に際しても鑑別が困難な場合が多い．

2. 頻度

- 子宮筋腫は，30歳以上の女性4～5人に1人，40歳以上の女性3人に1人程度が罹患する．生殖年齢女性に最も多くみられる良性腫瘍である．
- 子宮肉腫は悪性度の高い腫瘍であり，頻度は10万人あたり0.64%，子宮体部悪性腫瘍の8%を占める．
- わが国の報告では，子宮肉腫の43～46%が癌肉腫，36～38%が平滑筋肉腫，13～19%が子宮内膜間質肉腫であり，発症年齢のピークは，平滑筋肉腫と子宮内膜間質肉腫が50歳前後であるのに対して，癌肉腫は60歳以降と比較的高齢である．

3. 歴史と疫学

- 子宮筋腫は，紀元前Hippocratesの時代にはすでに疾患として認識されており，uterine stoneと呼ばれていた．1854年にドイツの病理学者Virchow RLKは，子宮筋腫が平滑筋細胞から構成されていることを初めて示し，myomaという用語を用いた．欧米でよく用いられているfibroidという用語は1860年にRokitansky KFが初めて用いた．
- 1860年にVirchow Rがmedullary sarcomasという記述をして以来，100を超える用語が子宮肉腫の病理組織学的診断の用語として用いられてきた．
- 癌肉腫における同所性（homologous）ならびに異所性（heterologous）の概念は，1864年，ドイツの病理学者Zenker Fによって初めて提唱された．
- 子宮筋腫は初経前にみられることはなく，性成熟期に発症し，この間に増大する可能性があるが，閉経後は一般的に縮小する．
- 典型的な子宮筋腫は，子宮体部の子宮筋層内に発生し，周囲の筋層を圧排するように増殖する．そのほかに漿膜下や粘膜下に発生し，子宮頸部に認められるものもある．組織学的には平滑筋腫（leiomyoma）で，楕円形の核を有する均一な紡錘形の細胞が柵状に配列し，核分裂像や核異型を伴わない．
- 子宮筋腫の非典型例として，表1に示すように，組織学的あるいは臨床的な発育や進展の変異型が存在する．
- 子宮肉腫は閉経後の女性を中心に発生し，その病理組織学的診断においては，頻度が低く，同一組織型であっても多彩な形態を示すため，しばしば困難を伴う．その頻度や臨床病理学的特徴を表2に示す．
- 子宮肉腫は婦人科腫瘍の中でも特に予後不良であり，標準的治療法が確立していない．50%生存期間は，子宮内膜間質肉腫では76ヵ月であるのに対して，癌肉腫と平滑筋肉腫はそれぞれ28ヵ月，31ヵ月であり，さらに予後不良である．
- 腺肉腫はまれな子宮肉腫で，腫瘍の発生部位は，76%が子宮内膜，6%が子宮頸部内膜，4%が筋層である．子宮内膜ポリープあるいは子宮頸管ポリープと診断され再発を繰り返すことがあるが，他の肉腫に比較して予後は良好で，5年生存率は，I期で79%，Ⅲ期で48%と報告されている．

4. 病因

- 子宮筋腫の発生起源に関しては，単一細胞由来（単クローン発生）であることが示され，また幹細胞との関連が示唆されている．
- 子宮筋腫を構成する細胞の遺伝子修飾として，*mediator complex subunit 12（MED12）*遺伝子変異，7番染色体の転座や欠失，high mobility group AT-hook 2（HMGA2）発現に関わる変異が報告されている．
- 子宮筋腫の発育には，エストロゲンとプロゲステロンが筋腫細胞の増殖と細胞外マトリックスの蓄積の双方に作用しており，筋腫細胞と細胞外マト

表1 組織像や発育・増殖の過程において変異を示す子宮筋腫

A. 平滑筋腫（leiomyoma）
  1. 富細胞平滑筋腫（cellular leiomyoma）
  2. 奇怪核を伴う平滑筋腫（leiomyoma with bizarre nuclei）
  3. 活動性核分裂型平滑筋腫（mitotically active leiomyoma）
  4. 水腫状平滑筋腫（hydropic leiomyoma）
  5. 卒中性平滑筋腫（apoplectic leiomyoma）
  6. 脂肪平滑筋腫（lipoleiomyoma）
  7. 類上皮平滑筋腫（epithelioid leiomyoma）
  8. 類粘液平滑筋腫（myxoid leiomyoma）
  9. 解離性平滑筋腫（dissecting leiomyoma）
  10. びまん性平滑筋腫症（diffuse leiomyomatosis）
  11. 静脈内平滑筋腫症（intravenous leiomyomatosis）
  12. 転移性平滑筋腫（metastasizing leiomyoma）
B. 悪性度不明な平滑筋腫瘍（smooth muscle tumor of uncertain malignant potential：STUMP）

表2 子宮肉腫における頻度と臨床病理学的特徴

	頻度（%）	臨床病理学的特徴
癌肉腫（carcinosarcoma）	43〜46	子宮内腔へ突出するポリープ状の隆起を形成することが多い．肉腫成分が特定の分化傾向を示さない場合には同所性（homologous），軟骨，横紋筋，骨など本来子宮に存在しない間葉系組織への分化を示す場合には異所性（heterologous）と呼ぶ．
平滑筋肉腫（leiomyosarcoma）	36〜38	臨床症状・所見が子宮筋腫と類似しており，子宮筋層内に限局している症例では術前の確定診断が困難なことが多い．約半数は子宮筋腫として手術がなされ，術後の病理組織学的検査により初めて診断される．肺や肝臓などへの血行性転移をきたしやすい．
子宮内膜間質肉腫（endometrial stromal sarcoma）	13〜19	子宮筋腫や子宮腺筋症として手術され，術後に初めて診断される例も多い．低異型度子宮内膜間質肉腫と高異型度子宮内膜間質肉腫，未分化子宮肉腫に分類され，別々の治療法が適応されつつある．
腺肉腫（adenosarcoma）	まれ（癌肉腫の1/9）	葉状のポリープ様隆起病変を形成する．子宮内膜のほかに頸部の内膜や筋層にも発生し，内膜ポリープや頸管ポリープと診断され再発を繰り返すことがある．治療の基本は手術療法で，他の肉腫と比較して予後は良好とされている．

リックスとの相互作用によるさまざまな増殖因子の放出によって，細胞内シグナル伝達経路が活性化される．

- 子宮肉腫の中で最も頻度の高い癌肉腫は，肉眼的には子宮内腔へ突出するポリープ状の隆起を形成することが多い．腫瘍細胞は単一細胞由来であるとされており，肉腫成分の形成には，上皮が間葉系様細胞に変化する上皮間葉転換（epithelial-mesenchymal transition：EMT）が関与していると考えられている（→総論3.1.参照）．
- 平滑筋肉腫における遺伝子異常は，平滑筋腫に比べて複雑かつ多様で，特異的な変化は明らかではないが，平滑筋腫が悪性化することはまれと考えられている．
- 子宮内膜間質肉腫は，低異型度子宮内膜間質肉腫と高異型度子宮内膜間質肉腫，未分化子宮肉腫に分類されている．悪性度の高い子宮内膜間質肉腫において YWHAE-FAM22A/B 転座が報告されている．

（本田 律生，片渕 秀隆）

> **Memorandum　子宮平滑筋腫の原因**：過多月経，月経困難，不正性器出血，不妊など，多くの生殖年齢女性を悩ませる子宮平滑筋腫について遺伝学的原因探索が行われてきた．同一患者から得られた複数の筋腫核の間でアンドロゲン受容体やX染色体の不活性化が共通していることも，いないこともあるため，病態によって単クローン発生か多クローン発生か異なることがわかっている．近年の網羅的遺伝子解析により，約40%の子宮筋腫に HMGA 遺伝子や MED12 遺伝子の変異があることも示されている．
>
> （馬場 長，名方 保夫）

9 子宮腺筋症
adenomyosis

1. ポイント

- 子宮腺筋症は，子宮筋腫や子宮内膜症と同様，性成熟期女性に好発するホルモン依存性の良性腫瘍であり，子宮筋層内に線維性組織の増生を伴った子宮内膜腺および間質組織が存在する病態である．
- 病因はいまだ明らかではないが，病巣の発生部位によって異なる機序が推定されている．

2. 疫学

- 摘出された子宮を病理組織学的に検索すると，20～60％の頻度で子宮腺筋症の病巣が認められる．
- 従来は，子宮腺筋症は30歳台後半から40歳以降の女性にみられる疾患であり，妊孕性が問題となることは少なかった．最近では20歳台や30歳台の，妊孕性温存が必要な症例や妊娠合併症例が増加しているが，正確な罹患者数や頻度に関する統計学的データはない．

3. 歴史

- 1860年，ドイツの病理学者であるvon Rokitansky KFは，摘出された子宮の筋層の中に子宮内膜と間質の組織を見出し，sarcoma adenoids uterinumという表現を用いて報告した．
- 1920年代までは，adenomyomaという用語によって，子宮内膜症と同一の疾患概念で研究されていた．
- 19世紀後半から，欧州ではvon Rokitansky KFやvon Recklinghausen Fらの病理学者，米国ではCullen TSを中心に多くの知見が蓄積され，1925年にFrankl Oがadenomyosisという用語を初めて用いた．
- さまざまな臨床症状がみられるが，症状がなく偶然に発見される症例も30％程度存在する．子宮腺筋症と診断された症例の50％に子宮筋腫，11％に子宮内膜症，7％に子宮内膜ポリープが認められ，MRI検査による精査を行うと子宮内膜症症例の90％に子宮腺筋症病巣が認められるという報告がある．
- 子宮内膜症と同様，閉経後には症状のほとんどは消失するが，病巣自体は縮小するものの残存し，まれではあるが子宮腺筋症病巣を母地とした腺癌の発生が報告されている．
- 日本産科婦人科学会によるアンケート調査では，子宮腺筋症合併妊娠248症例（262妊娠）において，

表1 子宮腺筋症合併妊娠248症例（262妊娠）における妊娠合併症の頻度（％）

初期流産	14.8
後期流産（12週以降）	9.9
切迫流産	16.4
早産	24.4
切迫早産	22.5
胎児発育遅延	11.8
妊娠高血圧症候群	9.9
子宮内感染	7.3
頸管無力症	5.3
前期破水	4.6
前置胎盤	2.7
弛緩出血	1.5
子宮内胎児死亡	1.5
子宮破裂	0.4
常位胎盤早期剥離	0.4

（日本産科婦人科学会 生殖・内分泌委員会による全国施設アンケート調査）

妊娠経過に異常が認められた頻度は72.1％であった．その内訳を表1に示すが，さまざまな妊娠中の合併症をきたした結果，妊孕性低下の原因となっている．

- 摘出された子宮で診断された症例をもとにその危険因子を検討した報告では，経産数の増加や自然流産の既往，子宮内容除去術（dilatation and curettage：D＆C）や子宮筋腫核出術，帝王切開術などの子宮内膜の操作を伴う子宮手術の既往などが危険因子とされている．

4. 病因

- 子宮筋層に子宮内膜と間質の組織が存在する病態であり，周囲に線維性組織の増生を伴いながら次第に子宮は腫大するが，その病因についてはいまだ明らかではない．
- 有力な説の一つは，子宮内膜基底層の内膜腺組織が子宮筋層内へ陥入するという説である．子宮内膜と筋層の境界には，内膜腺組織が筋層内に向かって進入するのを阻止する機能があると推定さ

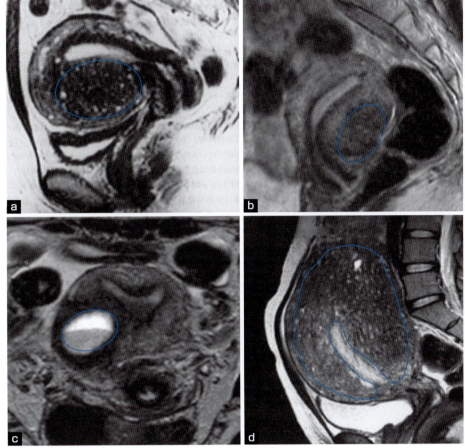

図1 子宮腺筋症のMRI所見．病巣の占拠部位（青線）によって4つの異なる発生機序が推定されている．

れている．

- 画像診断上，子宮筋層の内膜側に病巣が存在し，その外側に正常筋層が認められるタイプ（図1a）では，子宮内膜搔爬術などによりバリア機構が破綻した結果，内膜腺細胞の筋層側への進入が生じると考えられている．
- 子宮筋層外側に病巣が存在し，病巣の内側には正常筋層が認められるタイプ（図1b）では，病巣は子宮後壁に多く，子宮内膜症との関連性が認められ，骨盤内の子宮内膜症が子宮漿膜面から筋層内に浸潤して病巣を形成しているのではないかと推測されている．
- 病巣が正常子宮筋層に囲まれるタイプ（図1c）では，子宮内膜あるいは子宮漿膜面からの病巣の浸潤はその発生要因として考えにくく，胎生期の体腔上皮の化生の機序も推測されている．また，このタイプにおいて，囊胞性の病巣を形成する場合もあり，摘出組織の病理組織学的検討においてアデノマトイド腫瘍（adenomatoid tumor）が多く認められたとの報告もある．
- 病巣が子宮の前後壁いずれにもびまん性に認められるタイプ（図1d）では，過多月経や月経困難症などの臨床症状を有する症例が多く，前述の3つのタイプの発生経路を経て，進行した状態にあると考えられる．
- 子宮腺筋症からの癌化はまれであり，その確定診断のために必要な所見は，①子宮内膜や骨盤内には病巣は認められず，②子宮腺筋症病巣の上皮から発生し，③その周囲に子宮内膜の間質細胞が存在すること，である．子宮腺筋症から発生する癌のほとんどは類内膜癌であるが，子宮内膜細胞診で陽性となることはまれで，しばしば診断が遅れることが問題点となる．

（本田 律生，片渕 秀隆）

10 外陰癌
vulvar cancer

1. ポイント

- 発生頻度は比較的まれである．
- 子宮頸癌と同様にヒトパピローマウイルス（human papillomavirus：HPV）との関連が知られる．
- 高齢者において，HPVとは関連せず，硬化性苔癬（lichen sclerosis）や扁平苔癬（lichen planus）に関連して発症するものがある．

2. 頻度・疫学・病因

- 外陰癌は比較的まれで，女性生殖臓器癌の3％程度である．高齢者に多くみられるが，近年，40歳以下での増加傾向がみられている．
- 外陰に発生する悪性腫瘍の9割は扁平上皮癌で，ほかに外陰パジェット（Paget）病，悪性黒色腫，肉腫，バルトリン（Bartholin）腺癌などがある．
- 外陰部扁平上皮癌では，喫煙，高い性的活動，免疫不全，糖尿病，慢性炎症性疾患などが危険因子として挙げられる．職業上のリスクとして，紡績工場や刃物工場での勤務，工業用オイルやヒ素の曝露との関連が知られる．
- 前癌病変は，ヒトパピローマウイルス（human papillomavirus：HPV）感染に関連する通常型外陰上皮内腫瘍（usual vulvar intraepithelial neoplasia：uVIN）とHPVに関連しない分化型外陰上皮内腫瘍（differentiated VIN：dVIN）に2分される（表1）．
- uVINは，子宮頸部ならびに腟の扁平上皮病変と同様に，2014年のWHO分類によって，感染による病変としてuVIN 1は軽度扁平上皮内病変（low-grade squamous intraepithelial lesion：LSIL）に，前癌病変としてuVIN 2〜3は高度扁平上皮内病変（high-grade squamous intraepithelial lesion：HSIL）に区分されている（表1）．
- uVIN 2〜3（HSIL）では，ハイリスク型のHPVが認められる．若年者の外陰部に黒色調の丘疹が多発する，いわゆる"Bowen様丘疹症（bowenoid papulosis）"では，組織学的にはHSILであるが，自然に軽快することもあり，免疫との関連が指摘されている．
- dVINは，かつて単純型とも呼ばれたものであり，外陰の硬化性苔癬（lichen sclerosis）や扁平苔癬（lichen planus）に関連すると考えられている．dVINは高齢者に多く，炎症に曝露される期間が関与している．dVINから癌化した外陰癌の予後は，HPV関連の外陰癌に比較して不良である．

表1　外陰扁平上皮内病変

WHO旧分類（2003）	WHO新分類（2014）	病変の特徴
VIN 1	LSIL	HPV 感染病変
VIN 2	HSIL	HPV 関連腫瘍性病変〈前癌病変〉
VIN 3		
sVIN	dVIN	非 HPV 関連腫瘍性病変〈前癌病変〉

VIN：vulvar intraepithelial neoplasia（外陰上皮内腫瘍）
LSIL：low-grade squamous intraepithelial lesion（軽度扁平上皮内病変）
HSIL：high-grade squamous intraepithelial lesion（高度扁平上皮内病変）
sVIN：simplex VIN（単純型外陰上皮内腫瘍）
dVIN：differentiated VIN（分化型外陰上皮内腫瘍）
（外陰がん・腟がん治療ガイドライン2015，p27を参考に作成）

（田代 浩徳，片渕 秀隆）

11 腟癌
vaginal cancer

1. ポイント
- 発生頻度はまれである．
- 子宮頸癌と同様にヒトパピローマウイルス（human papillomavirus：HPV）との関連が知られる．

2. 頻度・疫学・病因

- 腟癌はまれで，女性生殖臓器癌の1％程度である．多くは60歳以上の高齢者にみられる．腟に発生する悪性腫瘍の8割が扁平上皮癌で，そのほかに腺癌，悪性黒色腫，肉腫がみられる．
- 扁平上皮系の前癌状態は，ヒトパピローマウイルス（human papillomavirus：HPV）との関連が知られている．子宮頸癌と同様に，腟上皮内腫瘍（vaginal intraepithelial neoplasia：VAIN）として，VAIN 1～3と3分類に分けられていたが，2014年のWHO分類では，HPVの感染病変は軽度扁平上皮内病変（low-grade squamous intraepithelial lesion：LSIL），腫瘍性病変は高度扁平上皮内病変（high-grade squamous intraepithelial lesion：HSIL）と2つに分けられている（表1）．
- VAIN 2～3（HSIL）はHPVによる lower genital tract syndromeの一環として，子宮頸部や外陰部のHPV関連病巣と共に，同時性または異時性に，そして多巣性に発生することがある．ステロイド薬や免疫抑制薬の服用歴，また免疫疾患を伴っていることが多い．
- 腟癌においては，子宮頸癌の手術歴や子宮頸部円錐切除術の既往を有することがある．
- 腟上部1/3の位置に発生することが最も多い．
- 子宮頸癌に対する放射線治療後に，長期間を経て腟癌を発症することがある．

表1　腟扁平上皮内病変

WHO旧分類 （2003）	WHO新分類 （2014）	病変の特徴
VAIN 1	LSIL	HPV 感染病変
VAIN 2	HSIL	HPV 関連腫瘍性病変 〈前癌病変〉
VAIN 3		

VAIN：vaginal intraepithelial neoplasia（腟上皮内腫瘍）
LSIL：low-grade squamous intraepithelial lesion（軽度扁平上皮内病変）
HSIL：high-grade squamous intraepithelial lesion（高度扁平上皮内病変）
（外陰がん・腟がん治療ガイドライン2015，p27を参考に作成）

3. 歴史

- 1940年代から1960年代にかけて，流産予防目的にジエチルスチルベストロール（diethylstilbestrol：DES）が妊婦に広く投薬された．1970年代に入り，母胎内でDESに曝露した既往のある24歳までの若年女性に，0.1％の頻度で腟明細胞癌が発症した．これは胎児期に，エストロゲン作用を有するDESに曝露されたことによって，エストロゲン受容体を介したミュラー管の分化異常が生じ，腟にadenosisという組織学的変化をきたし，これが発生母地となった可能性が考えられている．

（田代 浩徳，片渕 秀隆）

I章 総論 —— 3. 概念(用語)解説

1 化生
metaplasia

> **ポイント**
> - 化生とは，いったん成熟分化した細胞や組織が環境などに適応するために，他の成熟分化した細胞や組織に変化することをいう．
> - 基本的には，変化に一定の方向性があるが，それ自体は可逆的な変化と考えられている．
> - 外的刺激に対して抵抗が増した状態など，化生によって現状の環境に適応できるようになるための現象と考えられている．
> - 婦人科領域では，子宮頸部と内膜腺の上皮細胞における化生の存在が知られている．乳腺にはアポクリン化生がある．
> - 化生変化は，本来目的を持たないはずの腫瘍組織にも認められることがある．
> - 腫瘍の組織型名称として化生癌の概念が提唱されている．

1) 慢性頸管炎における扁平上皮化生(図1)
- 慢性頸管炎では，慢性の機械的刺激によって，従来円柱上皮に被覆された領域に予備細胞増生，扁平上皮化生を生じ，移行帯を形成する．
- ヒトパピローマウイルス(human papillomavirus：HPV)感染による扁平上皮内腫瘍や扁平上皮癌もこの領域に発生する．
- ときに尿路上皮細胞に似た形態を示すことがあり，移行上皮化生と呼ばれている．

2) 子宮内膜腺上皮と類内膜腫瘍に生じる化生
- 子宮内膜上皮は，生理的範囲内から腫瘍性病変までさまざまな状況において，多彩な化生を伴う．
- 特に，子宮内膜増殖症や類内膜癌では発生頻度が高い(図2)．
- 卵巣など他臓器に生じる類内膜腫瘍にも同様の化生が認められる．
- 化生の種類を表1に示す．これらはしばしば並存して認められる．
- 腫瘍性変化においては，化生部分は良悪性の判定や癌の組織学的異型度(Grade)判定からは除外して診断するのが通例である．
- 内膜腺の化生の中には，何の細胞に変わったのかはっきりしないものもあるため，真の化生ではなく「変化」とすべきであるという立場がある．

3) 上皮性・間葉性混合腫瘍と化生
- 婦人科領域の腫瘍には，上皮成分と間葉系成分が混在する腫瘍が少なからず存在する(表2)．
- 両者が悪性のものは癌肉腫，上皮が良性で間葉系が悪性のものは腺肉腫である．
- 癌肉腫と腺肉腫の肉腫成分には，同所性と異所性

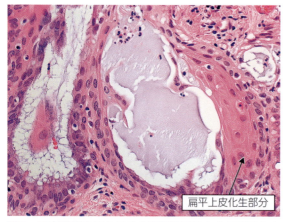

図1 子宮頸管炎における内頸部腺円柱上皮の扁平上皮化生．頸管腺の一部(図右下)に扁平上皮化生が認められる．

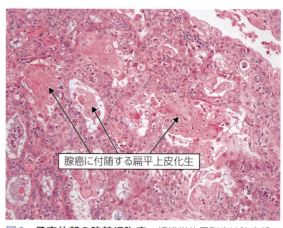

図2 子宮体部の腺棘細胞癌．組織学的異型度は腺癌部で決める．

表1　子宮内膜上皮にみられる化生の種類

扁平上皮化生（桑実胚状化生を含む）	乳頭状化生
卵管（線毛）上皮化生	鋲釘状化生
粘液性化生	分泌性化生
好酸性化生	表層合胞状化生

表2　上皮性・間葉性混合腫瘍

- 癌肉腫
- 腺肉腫
- ポリープ状異型腺筋腫
- 線維腺腫（乳腺）
- 葉状腫瘍（乳腺：良性，境界悪性，悪性）

がある（図3）．

- 特に癌肉腫では，上皮性の癌腫が何らかの理由で肉腫に変化する可能性が指摘されており，元々は癌腫であることが指摘されている．単一クローンの腫瘍であることと，臨床病理学的特徴が癌腫と類似していることがその理由である．
- 乳腺では，化生癌（metaplastic carcinoma）の概念がすでに定着している．

＜参考＞

- 上皮が間葉系様細胞（線維芽細胞など）に変化する現象を，上皮間葉転換（epithelial-mesenchymal transition：EMT）と呼ぶ（→総論2.8.参照）．
- EMTは，癌の浸潤や転移をきたす過程に関わると推測され，注目されている．

（森谷卓也）

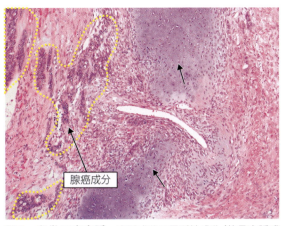

図3　**卵巣の癌肉腫**．肉腫成分は異所性成分（軟骨肉腫成分）を伴う（→）．

2 上皮内腫瘍
intraepithelial neoplasia

> **ポイント**
> - 上皮内腫瘍とは，異形成（dysplasia）や上皮内癌（carcinoma in situ：CIS）などの，浸潤癌からみた前癌を含む概念である．
> - 婦人科領域では，子宮頸部の扁平上皮性腫瘍において，名称や診断基準が確立している．
> - 子宮頸部腺，子宮内膜，卵巣，および乳腺にも類似のカテゴリーが設定されている．

1) 子宮頸部上皮内腫瘍 cervical intraepithelial neoplasia（CIN）

- 子宮頸癌の多くは扁平上皮癌で，ヒトパピローマウイルス（human papillomavirus：HPV）感染が関与している．
- HPV感染後，癌を発症するまでの前癌病変として，異形成（dysplasia）および上皮内癌（carcinoma in situ：CIS）が存在する．
- HPV感染との関係や病理・細胞診断の再現性の観点から，CINの概念が提唱されるようになった．
- さらには2段階の報告様式としてベセスダシステム（The Bethesda System：TBS）が提唱されている．
- TBSでは軽度扁平上皮内病変（low-grade squamous intraepithelial lesion：LSIL）と高度扁平上皮内病変（high-grade squamous intraepithelial lesion：HSIL）（図1）がある．
- それぞれの概念・用語の概要を表1に示す．ただし，すべての症例がクリアカットに分類・対応されうるものではないことも事実である．

2) 子宮頸部腺癌の前駆病変

- 子宮頸部腺癌の前駆病変として上皮内腺癌（adenocarcinoma in situ：AIS）がある．
- 腺異形成（glandular dysplasia）については，化生や反応性病変とAISを含む可能性があるが，否定的な意見も多く，使用されなくなっている．

3) 子宮内膜異型増殖症／類内膜上皮内腫瘍 atypical endometrial hyperplasia/endometrioid intraepithelial neoplasia（EIN）

- 類内膜癌は原則的にすべて浸潤癌である．上皮内癌の設定はない．
- 類内膜癌の前癌病変には子宮内膜異型増殖症がある．

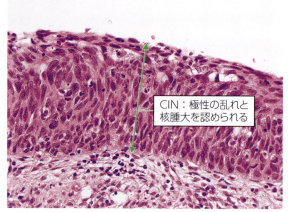

図1　子宮頸部扁平上皮内病変．全層近くにまで異型上皮が認められ，高度（CIN 3）に相当する．

表1　子宮頸部における扁平上皮前癌病変の概念

旧来の呼称法	子宮頸部上皮内腫瘍（CIN）	扁平上皮内病変（SIL）
軽度異形成	CIN 1	LSIL
中等度異形成	CIN 2	HSIL
高度異形成	CIN 3	
上皮内癌		

- しかし，過形成（hyperplasia）の用語が用いられていることなど，前癌としての名称が不明瞭であり，新たにEINの概念が提唱された（図2）（→総論2.2，各論2.3，各論2.4参照）．
- EINの概念は表2のとおりである．診断法の普遍化が課題と思われる．
- II型子宮内膜癌の前駆病変として，漿液性子宮内膜上皮内癌（serous endometrial intraepithelial carcinoma：SEIC）が知られている．

4) 卵巣における上皮内腫瘍

- 卵巣癌においては，上皮内腫瘍という包括的概念は提唱されていない．
- 卵巣癌＝浸潤癌であり，浸潤がない異型上皮腫瘍（概念上の上皮内癌を含む）は境界悪性腫瘍に含

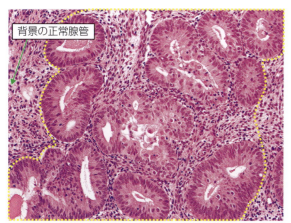

図2 子宮内膜異型増殖症/EIN．背景の正常腺管とは明らかに異なる細胞から成る腺管が密在している（点線）．

表2 子宮内膜異型増殖症/EINの診断基準の概要

判定項目	所　見
構　築	腺管領域が間質の面積を上回る
細胞形態	良性の背景腺管と細胞の所見が異なる
大きさ	異型腺管領域の径が1mmをこえる
良性病変の除外	内膜基底層，分泌期，ポリープ，修復などと鑑別する
癌の除外	迷路状，充実性，篩状などを示す癌と鑑別する

まれる．
- 診断取り扱い上は，浸潤径5mm未満の浸潤癌も境界悪性腫瘍に分類される．
- 高異型度漿液性癌は，前駆病変として卵管采の漿液性卵管上皮内癌（serous tubal intraepithelial carcinoma：STIC）が重視されている．
- 間質浸潤を伴わない粘液性境界悪性腫瘍のうち，核異型が強いものは，上皮内癌を伴う粘液性境界悪性腫瘍と診断することが求められている．
- 子宮内膜症を基盤とする悪性腫瘍（類内膜癌，明細胞癌）の前駆病変として，異型子宮内膜症（atypical endometriosis）が注目されている．

5）乳腺における上皮内腫瘍

- 乳癌の分類には非浸潤癌（非浸潤性乳管癌，非浸潤性小葉癌）がある．
- 境界病変として異型乳管過形成や平坦型異型があるが，前癌よりも両側乳房のいずれかに浸潤癌が発生するリスク病変とも考えられている．
- 乳管卵管上皮内腫瘍（ductal intraepithelial neoplasia：DIN）も提唱されたが，十分定着した概念とはなっていない．
- 小葉性腫瘍（異型小葉過形成，非浸潤性小葉癌を含む）はリスク病変と捉えられている．

（森谷卓也）

3 浸潤
invasion

ポイント
- 浸潤という用語には，悪性腫瘍が連続性に周囲組織に広がること[間質への浸潤（invasion）]と，血液細胞が炎症巣に出現する現象（infiltration）との2種類がある．
- 癌における浸潤は正常組織の破壊を伴っており，そのことを形態学的に判断している．
- 子宮頸癌と乳癌では，病理組織学的浸潤径が病期分類に反映されている．
- 子宮内膜癌では，筋層内への浸潤と，その深さが重要である．
- 卵巣癌では，浸潤径5mm未満の場合は，境界悪性腫瘍として取り扱われている．

1) 子宮頸癌における浸潤
- 病理組織学的検索において，標本上の浸潤の深さと縦軸方向の広がりを計測する．
- 浸潤の深さは，表層上皮基底膜から直交する距離の最大径を採用する．
- 複数の浸潤巣が存在する場合は，深さ，広がりとも最大径を採用する．
- 真の浸潤巣と腫瘍の頸管内進展を区別しなければならない（図1）．
- 微小浸潤は，確実なものについて診断し，確証が得られなければ上皮内癌とする．

2) 子宮内膜の類内膜腺癌における浸潤
- 類内膜癌はすべて浸潤癌である．概念上の上皮内癌は子宮内膜異型増殖症と診断する．
- 浸潤の判断基準として，異型腺管の癒合（篩構造），介在間質の線維化，間質の壊死などがある（図2）．
- 病期分類上は筋層の1/2以上に浸潤がみられるかが重視されている．微小な筋層浸潤の判断は容易でない．
- 子宮腺筋症腺管への癌進展は，浸潤とは異なるため注意を要する．

3) 卵巣上皮性腫瘍における浸潤
- 組織型に関わらず，浸潤の最大径が5mm未満であれば境界悪性腫瘍に含める．
- 漿液性境界悪性腫瘍では，腹膜や大網にインプラントを伴うことがある．この中には非浸潤性インプラントと浸潤性インプラントがある．
- 粘液性癌の浸潤形態には，侵入性浸潤と癒合/圧排性浸潤がある．特に後者の判断には慎重を要する．

4) 乳癌における浸潤
- 最大浸潤径1mm以下のものを微小浸潤癌（pT1mi）と診断する．
- 腫瘍の小葉内進展を浸潤癌と鑑別する必要がある．
- 一部の腫瘍に圧排性浸潤の可能性が指摘されているが，真偽は今後の検討課題である．

（森谷卓也）

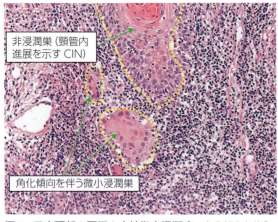

図1　子宮頸部の扁平上皮性微小浸潤癌．角化傾向を伴う．

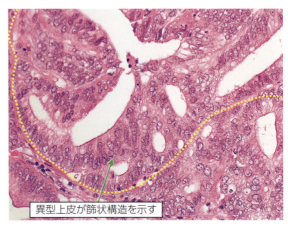

図2　子宮内膜癌．子宮内膜にとどまるが，異型腺管の癒合（篩構造）は間質浸潤の根拠となる．

4 脈管侵襲（LVI）
lymphovascular invasion (LVI)

ポイント
- 脈管侵襲（lymphovascular invasion：LVI）にはリンパ管侵襲（ly）と静脈侵襲（v）がある．
- ly，vが観察される場合には，そのことを記載することが推奨される．臓器により程度の記載も求められている．
- 浸潤癌では，LVIの存在は転移巣の予測や予後予測，それに伴う治療選択に関与しうる．
- リンパ管侵襲は，HE染色またはD2-40に対する免疫染色により判定する（図1）．
- 静脈侵襲は，弾性線維染色または血管内皮マーカー（CD31など）に対する免疫染色により判定する．
- 人工的に生じた裂隙内に腫瘍組織の断片が出現するアーチファクトと，真の脈管侵襲を混同しないよう注意が必要である．
- 低悪性度子宮内膜間質腫瘍は，ときに特徴的な脈管侵襲像を示す．
- 平滑筋腫瘍は，まれに良性であっても静脈内に増殖を示すことがある．

1) 子宮頸癌
- リンパ管侵襲（ly）の出現頻度は，癌浸潤の深さに関連する．
- lyの判定は，腫瘍浸潤の先進部やその周囲が判定しやすい．

2) 子宮体癌
- 脈管侵襲（lymphovascular invasion：LVI）の有無と程度を記載することが提唱されている．
- LVIの判定は内膜ではなく筋層〜漿膜で行う．
- リンパ管と静脈を区別するために，染色の追加が有効である．

3) 子宮肉腫
- 低悪性度子宮内膜間質腫瘍は，リンパ管や静脈内に進展することがある．リンパ管内間質筋症も本組織型に含まれる．
- 静脈内平滑筋腫症は，形態学的に良性の筋腫が静脈内に増殖する腫瘍である．

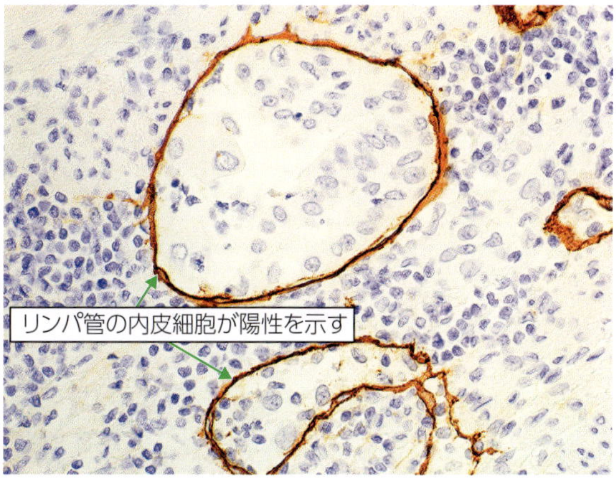

4) 卵巣癌
- LVIの存在を記載するよう推奨されているが，必ずしも判定は容易でない．
- 転移性卵巣癌では，しばしば卵巣門部の静脈内に腫瘍塞栓を認める．

5) 絨毛性疾患
- 絨毛癌は血行性転移をきたしやすい．
- 胎盤部トロホブラスト腫瘍（placental site trophoblastic tumor：PSTT）は，高頻度にフィブリノイド壊死を伴う血管内増殖をきたす．

6) 乳癌
- 浸潤性乳癌のlyは，リンパ節転移と共に，乳房温存手術後の局所再発のリスクに関与する．
- D2-40に対する免疫染色は，筋上皮細胞にも発現することがあり，注意を要する．
- 乳管壁にも弾性線維が豊富であるため，静脈侵襲（v）の判定には慎重を要する．

（森谷卓也）

図1 子宮体癌のly．D2-40に対する免疫染色．
リンパ管の内皮細胞が陽性を示す

5 組織学的異型度
grade

> **ポイント**
> - 癌の組織学的異型度（Grade）分類は，腫瘍細胞自体の生物学的特性を示す指標として重要である．
> - 子宮頸癌では，組織型判定が重視され，分化度や組織学的異型度の分類は推奨されていない．
> - 子宮体部の類内膜癌はGrade 1～3に分類される．他の組織型では設定されていない．
> - 子宮内膜間質腫瘍は低悪性度と高悪性度・未分化型に分類される．
> - 子宮平滑筋肉腫には組織学的異型度分類はないが，悪性度不明の平滑筋腫瘍のカテゴリーが設けられている．
> - 卵巣腫瘍は，良性，悪性ともに境界悪性のカテゴリーが設定されている．
> - 卵巣上皮性腫瘍のうち，3段階の組織学的異型度分類が推奨されるのは類内膜癌である．漿液性癌は2段階分類が適応される．
> - 卵巣セルトリ・ライディッヒ細胞腫には3段階の分化度分類がある．
> - 卵巣未熟奇形腫はGrade 1～3に分類される．
> - 浸潤性乳癌はGrade 1～3に分類される．非浸潤性乳管癌にも類似の分類が設定されている．

1）子宮頸癌
- 扁平上皮については，日常病理診断において分化度分類や組織学的異型度分類は予後に影響しないと考えられているため，使われていない．
- 通常は角化型と非角化型に分類されるが，両者の予後の差も乏しい．
- 腺癌は全体に扁平上皮癌より予後が悪く，低分化腺癌では組織学的異型度分類よりも組織型判定に重きが置かれている．

2）子宮体癌
- 類内膜癌は3段階に組織学的異型度分類されている（表1）．
- 組織学的異型度は腺管形成の割合を基準とするが（図1），高度核異型の癌では1段階上げる．
- 腺管形成性が良好であるにもかかわらず著しい核異型を伴う場合は，漿液性癌も鑑別対象となる．
- 腺棘細胞癌，腺扁平上皮癌の組織学的異型度は，腺癌成分のみにより判定する．

3）子宮肉腫
- 低異型度子宮内膜間質肉腫は，正常の子宮内膜間質に類似した細胞から成り，CD10陽性である．
- 高異型度子宮内膜間質肉腫は，CD10陰性の高異型度円形細胞を含み，cyclin D1がびまん性陽性である．

4）卵巣上皮性腫瘍
- 卵巣癌に対しては複数の組織学的異型度分類が提

表1　子宮体部類内膜癌の組織学的異型度分類

Grade 1	明瞭な腺管構造が大半を占め，充実性胞巣から成る領域が5％以下
Grade 2	充実性胞巣から成る領域が5％を超えるが50％以下．ただし，充実性成分が5％以下でも核異型が強い場合
Grade 3	充実性胞巣から成る領域が50％を超える．ただし，充実性成分が50％以下でも核異型が強い場合

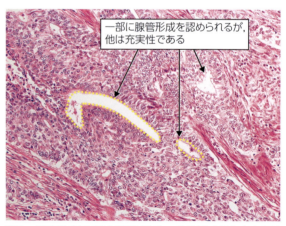

図1　子宮体部の類内膜癌（G2）．腺管形成部と充実部が混在している．

唱されているが，統一されたものはない．
- 漿液性癌は，低異型度（low-grade serous carcinoma：LGSC）と高異型度（high-grade serous carcinoma：HGSC）（図2）の2段階に分けられている．

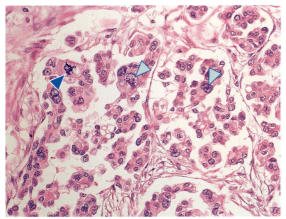

図2　卵巣高異型度漿液性癌．核の多形性（▷）と異常核分裂像（▶）が認められる．

表2　未熟奇形腫の組織学的異型度分類

	未熟な神経上皮成分を最も多く含む標本における同成分の合計面積
Grade 1	低倍率（対物×4）で1視野の範囲に収まる
Grade 2	低倍率（対物×4）で3視野を超えない範囲に収まる
Grade 3	低倍率（対物×4）で3視野を超える範囲を占める

表3　浸潤性乳管癌の組織学的異型度分類

A．腺管形成性スコア	A＋B＋C
1点：腫瘍の75％超に明らかな腺管形成がみられる 2点：腫瘍の10～75％に腺管形成がみられる 3点：腺管形成は腫瘍の10％未満である	3～5点：Grade Ⅰ 6～7点：Grade Ⅱ 8～9点：Grade Ⅲ
B．核異型スコア	
1点：核の大きさ，形態，クロマチンが均一 2点：1と3の中間 3点：核の大小不同，核形不整が目立つ．クロマチンの増量，不均等分布が目立ち，大小の核小体を有することがある	
C．核分裂数スコア	
高倍率（対物×40）　10視野あたりの核分裂の数（個） 顕微鏡の視野数により補正し1，2，3点に分類	

- 漿液性癌の大半は高異型度で，原発巣は卵巣，卵管，腹膜の可能性がある．
- 類内膜癌の組織学的異型度分類は子宮体癌に準じる．
- 粘液性癌は，組織学的異型度よりも浸潤様式（侵入性か圧排性か）が予後推定に重要である．
- 明細胞癌に対しては組織学的異型度分類を行わない．

5) 卵巣精索間質性腫瘍

- 組織型分類によって悪性度の推定が行われている．
- 卵巣セルトリ・ライディッヒ細胞腫には3段階の分化度がある．

6) 卵巣胚細胞腫瘍

- 未熟奇形腫は3段階に組織学的異型度分類されている（表2）．播種やリンパ節転移巣は別途評価を行う．

7) 乳癌

- 浸潤性乳管癌（通常型乳癌）は3段階に組織学的異型度分類されている．
- 核異型スコアと核分裂スコアによる核組織学的異型度分類と，さらに腺管形成性を加味した組織学的異型度分類がある（表3）．

（森谷卓也）

I章 総論 ── 3. 概念（用語）解説

6 切り出し法
tissue cutting

ポイント
- 病理標本の肉眼観察と適切な切り出しは，正確な病理診断のために重要である．
- 摘出組織は，適切に固定しなければならない（→総論3.7．参照）．
- TNM分類，FIGO分類，各臓器の取扱い規約分類に準拠した病理診断を意識した切り出し法が望ましい．
- 生検標本では，粘膜面（上皮被覆面）に直交する標本を原則とする．
- 重さと大きさ（標本全体および病巣部：3方向が望ましい）の計測，肉眼所見の記載，写真撮影，切り出し部位の図示を行う．
- 方向性の確認や薄切の妥当性を確認する目的で，墨汁や専用インクなどでマーキングを行うとよい．
- 適切な部位を選択して切り出す必要があるため，摘出臓器に多数割を入れて肉眼観察することが望ましい．
- 肉眼所見が異なる病変は必ず標本を作製する．
- 病巣部と健常部の境界，あるいは異なる性状の病変を含めて標本作製を行うと，診断に役立つことがある．
- 病理組織学的検索の後，追加標本作製が必要になることがある（追加切り出し）．

1) 子宮頸部円錐切除標本
- 未固定の状態で，前壁正中線（12時方向）で縦軸方向に切開し，粘膜面を伸展して固定する．
- 固定後，頸管の縦軸に沿って12分割し，時計回りに番号を付与する（図1）．
- そのまま固定した場合は，縦軸方向に等間隔（3mm間隔など）に割を入れる．
- 腟側と内膜側の切除断端を意識して標本を作製する．

2) 子宮頸癌に対する子宮切除標本
- 前壁正中線（12時方向）で切開後，両側卵管角を意識してY字形に割を入れて固定する．
- 基靱帯（子宮傍結合組織）を十分に伸展させて固定する．
- 肉眼的に腫瘍が明らかな場合は，最も浸潤が深い部位を意識して標本を切り出す（図2）．

3) 子宮内膜掻爬材料
- 腫瘍を目的とする診断の場合には全検体の包埋が望ましい．

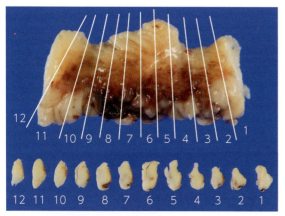

図1 子宮頸部円錐切除術標本の切り出し（12分割）．
（注：上段の固定図と下段の割面図は縮尺が異なる）

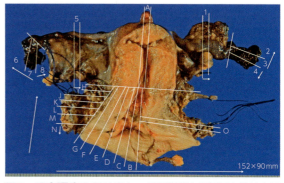

図2 子宮頸癌の切り出し．腟側断端と患側子宮傍結合組織への伸展検索に重きが置かれている．

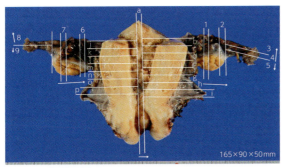

図3 子宮内膜癌の切り出し．割面を観察し筋層浸潤が不明瞭であれば，子宮内膜を中心に全割を行う．

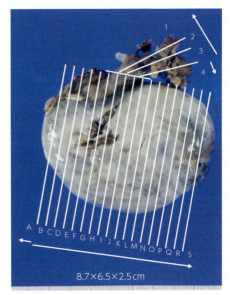

図4 卵巣腫瘍と卵管の切り出し．卵巣腫瘍に多数割を入れて観察する．卵管はSEE-FIM法に準じる．

- 流産の診断では，肉眼的に絨毛が不明であれば全検体を包埋する．

4) 子宮内膜癌に対する子宮切除標本

- 子宮頸癌に対する標本同様に固定する．
- 子宮頸部と子宮体部が含まれるよう正中あるいは病変を通る割を入れ，その1面はすべて包埋する．
- その面に平行または垂直に多数割を入れ，筋層浸潤が最も深い部位を中心に作製する．
- 肉眼的に病変が不明瞭であれば，内膜を全割することを考慮する（図3）．

5) 子宮筋腫，子宮腺筋症

- 子宮摘出術：子宮頸部，頸管と内膜の境界部，内膜，および病巣部を切り出す．
- 子宮筋腫が複数存在する際は，肉眼的に定型的なものであれば，大きいものから3個程度を切り出す．
- 肉眼的に出血，壊死を伴う腫瘍は必ず切り出す．

6) SEE-FIM（sectioning and extensively examining of the fimbriated end）

- 卵巣癌，特に高度漿液性癌を疑う症例で，両側卵管（卵管采）を切り出す方法である．
- 卵管本体は短軸に沿って，卵管采は長軸方向に全割する．

7) 卵巣腫瘍

- 1～2 cm間隔で割を入れて肉眼観察を行う（図4）．
- 充実部は多めに作製する．囊胞は内面が観察できるようにする．
- 被膜部，卵巣門部，卵管と接する部，健常部との境界部は可能な限り作製する．
- 粘液性腫瘍が疑われる際には，腫瘍径のcmと同じ数の標本を作製することが望ましい．

8) 胎盤

- 臍帯は輪切りの標本を作製する．
- 胎盤外の卵膜は，一部を破膜部〜胎盤辺縁部まで切り取り，巻き取って標本とする．
- 胎盤は母体面から胎児面への垂直割を入れ（1 cm間隔など），全層を含むブロックを複数作製する．絨毛膜板は切り離さない．
- 病変部と非病巣部の両者の標本を作製する．

（森谷卓也）

7 免疫染色
immunohistochemistry

> **ポイント**
> - 免疫染色は抗原抗体反応を利用した特異的な染色法である.
> - 正しい結果を得るために,適切な検体の準備と染色が重要である.
> - 陽性および陰性コントロールを置くことが推奨される.
> - 免疫染色の結果判定に際しては,HE染色の所見や臨床像との整合性についても確認を要する.

1) 免疫染色とは
- 免疫組織化学染色,免疫抗体法,酵素抗体法とも呼ばれる.
- 特異的抗体を用いて,組織切片上の抗原の局在を調べる抗原抗体反応である.
- HE染色や特殊染色では同定できない物質の存在や分布を観察することができる.
- 表1に主要な免疫染色の利用目的を挙げた.
- なお,主要な抗原のリストについては総論4.を参照されたい.

2) 免疫染色の準備
- 適切な固定の実施は,正しい染色結果を得るためにきわめて重要である.
- 固定液は10%中性緩衝ホルマリンなどを用いる.
- 組織片の10~20倍量のホルマリンを使用する.検体によっては先にトリミングしてから固定する.
- 薄切した標本を放置すると染色性が低下することがある.

3) 免疫染色の実施
- 染色条件には抗原賦活法,一次抗体の種類,希釈倍率,反応時間と温度,二次抗体の種類(高感度法を含む)などがある.
- 抗血清によってはキット化されているものや,染色条件が自動染色装置の機種に依存するものがある.
- 目的とする物質名が抗原の名称である.反応させる抗体は,抗＊＊抗体と呼称される.
- 通常,発色試薬はDAB(ジアミノベンジジン)を用い,陽性物質は褐色の色調をとるが,他の色素を用いることも可能である.
- 適切な染色性を確認するために,陽性および陰性コントロールを置くことが推奨される.

4) 免疫染色の判定
- 陽性の場合,発色する部位は核,細胞質全体,細

表1 免疫染色の利用目的

感染症の診断
腫瘍の組織型・分化方向・原発臓器の推定
腫瘍細胞の分泌物質(ホルモン,腫瘍関連物質)の特定
細胞の増殖能や癌の悪性度判定
癌における標的療法の治療適応決定

胞の一部(例:ゴルジ野),細胞膜全周,一部の細胞表面,基質など,抗原あるいは抗血清によりさまざまである.
- 通常は陽性であることが診断的意義を有するが,目的部位のみが陰性を示すことが診断に役立つこともある.
- 発色強度の判定は必ずしも容易ではないが,診断に利用されることがある.
- 臨床像やHE染色との対比は,結果判定のために重要である.
- しばしば,複数のマーカーの組み合わせによる総合判断が診断に役立つ.
- 疾患や病態ごとに,染色結果の感度と特異度を知っておくと便利である.
- 染色結果に疑義が生じる際には,染色準備と染色手技の妥当性を再確認する.

5) 婦人科領域における主な免疫染色利用法
- 感染症の診断[ヒトパピローマウイルス(human papillomavirus:HPV),ヒトヘルペスウイルス(human herpesvirus:HHV),クラミジア(Chlamydia)など]
- 子宮頸部高度扁平上皮内病変と萎縮上皮や未熟化生との鑑別(図1)
- 低分化癌の分化方向確認(扁平上皮癌vs腺癌)
- 子宮頸部胃型粘液腺癌,幽門腺化生の判定(図2)
- 腫瘍の神経内分泌分化の判定
- 通常型子宮頸部腺癌と類内膜癌の鑑別

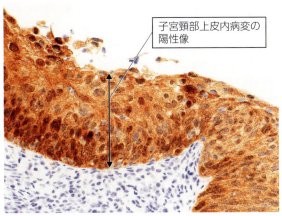

図1 子宮頸部上皮内病変（CIN3）．病変部がp16陽性所見を示す．

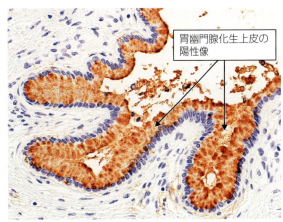

図2 子宮頸部の胃幽門腺化生．HIK1083陽性所見を特徴とする．

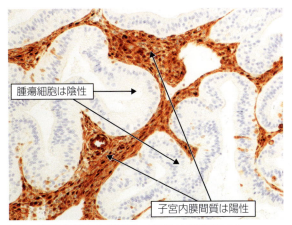

図3 子宮内膜上皮内腫瘍．PTENが陰性を示す．

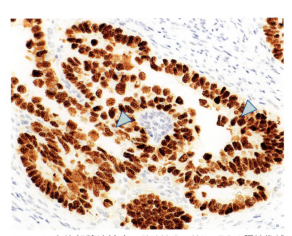

図4 子宮体部漿液性癌．漿液性癌の核にp53の陽性像がみられる（▷）．

- 子宮内膜上皮内腫瘍の判定（図3）
- Ⅰ型体癌とⅡ型体癌の鑑別（図4）
- 癌肉腫の診断（異所性成分の確認を含む）
- 子宮内膜間質腫瘍と平滑筋腫瘍の鑑別
- 低異型度漿液性癌と高異型度漿液性癌の鑑別
- 漿液性卵管上皮内癌の判定
- 明細胞癌の診断と鑑別
- 性索間質性腫瘍の判定
- 胚細胞腫瘍の診断と腫瘍マーカー発現
- 原発性卵巣癌と転移性卵巣癌の鑑別

- 腫瘍の増殖能判定

6) 乳腺腫瘍における免疫染色

- ホルモン受容体（ER，PgR），HER2に対する染色は，薬物治療の適応決定や効果予測のために施行され，保険収載されている．
- Ki-67ラベリングインデックスが抗癌化学療法の治療適応決定に用いられることがある．
- 筋上皮細胞マーカー，高分子cytokeratinなどが組織型の判定に用いられている．

（森谷卓也）

4 免疫染色一覧表

抗原名	陽性となる細胞・腫瘍など
AFP	卵黄嚢腫瘍
ARID1A	明細胞癌でしばしば陰性化
CD10	子宮内膜間質細胞，子宮内膜間質腫瘍
CD30	胎芽性癌
CDX2	卵巣粘液(性)癌，消化器癌
CK (cytokeratin)	ミュラー管由来の腫瘍はCK7陽性，CK20陰性が多い 卵巣粘液性癌はCK7陽性，CK20陽性
desmin	平滑筋腫瘍(ほかにh-caldesmon，α-SMA)
ER，PgR	類内膜腫瘍，漿液性腫瘍などで陽性を示す
FOXL-2	顆粒膜細胞腫(ほかに性索間質性腫瘍)
HNF-1β	明細胞癌(ほかにNapsin-A)
hCG	合胞体トロホブラスト，絨毛癌
hPL	細胞性トロホブラスト
inhibin-α	性索間質性腫瘍(ほかにCD99，CD56，カルレチニン，SF-1)
OCT4	未分化胚細胞腫(ほかにD2-40，c-kit)
p16	子宮頸部高度扁平上皮内病変，高異型度漿液性癌
p53	一部の癌(高異型度漿液性癌など)
p57	全胞状奇胎と部分胞状奇胎・流産との鑑別
PAX-8	ミュラー管由来の腫瘍細胞
PLAP	未分化胚細胞腫
PTEN	子宮内膜上皮性腫瘍(陰性化)
SALL4	卵黄嚢腫瘍(ほかにglypican 3)
vimentin	間葉系細胞，類内膜腫瘍
WT-1	漿液性腫瘍
β-catenin	類内膜癌で核陽性

注)婦人科領域以外の陽性細胞の情報は記載していないため，診断の際に注意すること．

(森谷卓也)

II章 各論

Ⅱ章 各論 ── 1. 子宮頸部腫瘍・疾患

1 子宮頸管ポリープ
endocervical polyp

1. 疾患のポイント

- 子宮頸管内あるいは外に突出するものをいい，有茎性のものが多い．
- 帯下，不正性器出血，特に性交時出血の原因となる．

2. 臨床診断

- 通常は外子宮口より外方に突出しており，表面は炎症で赤色を帯びていることから，腟鏡診で子宮頸部を観察することで診断は容易である（図1⇨）．

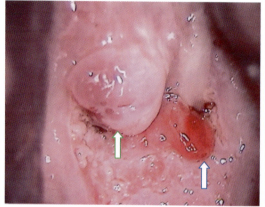

図1 子宮頸管ポリープ．通常は表面は炎症で赤色を帯びている（⇨）が，ときに扁平上皮で覆われている（⇨）．

3. 病理診断

[肉眼像]

- 頸管粘膜から結節状ないしは長く伸びた隆起としてみられる．大きさは1cm程度までのことが多い（数mm～4cm）．表面は平滑または分葉状で，内部の囊胞構造が表面から透見されることがある．

[組織像]

- 表面は正常頸管腺と同様の円柱上皮で被覆されるが，扁平上皮が被覆することもまれではない（図2）．
- 内部には線維性間質や囊胞状の拡張腺管がさまざまな割合でみられる．
- 表層部間質には，機械的刺激やびらんにより，肉芽増生や慢性炎症細胞浸潤を伴っていることが多い．
- ときに微小腺管過形成（microglandular hyperplasia）を伴う（図3）．

4. 鑑別診断

- **腺肉腫adenosarcoma**：特徴的な葉状構造を呈

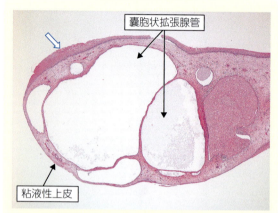

図2 子宮頸管ポリープ．円柱上皮と重層扁平上皮（⇨）に被覆され，内部に囊胞状の拡張腺管が認められる．

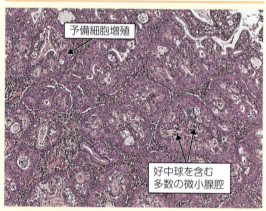

図3 子宮頸管ポリープ．微小腺管過形成を伴うこともある．

し，上皮直下で間質細胞の密度が高くなる傾向（periglandular cuffing）がある（→総論2.8.参照）．

- **腺筋腫adenomyoma**：間質は平滑筋の増殖から成る． （三上 幹男，森谷 鈴子）

> **Memorandum** 診断上のピットフォール：子宮内膜間質肉腫が頸管内に下垂して子宮頸管ポリープ様にみえることがある．何度も繰り返す子宮頸管ポリープでは，この疾患も考慮する必要がある．

2 尖圭コンジローマ
condyloma acuminatum

1. 疾患のポイント
- 6型あるいは11型のヒトパピローマウイルス（human papillomavirus：HPV）による性感染症である．
- 大陰唇，会陰，肛門周囲，腟前庭，腟，子宮頸部などに発生する．
- 乳頭状，鶏冠状の外観を呈し，淡紅色ないし褐色で，巨大化することがある．

2. 臨床診断
- 乳頭状，鶏冠状の外観を呈し，淡紅色ないし褐色で，腟鏡診で観察することで診断は容易である（図1）．
- 硬結，出血，潰瘍があるときには組織診断を行い，診断を確定する．
- 細胞診も悪性の否定には有用である．

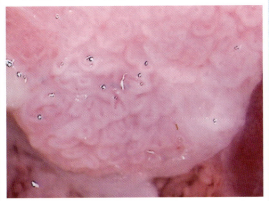

図1 尖圭コンジローマ．淡紅色ないし褐色で乳頭状，鶏冠状の外観を呈する．

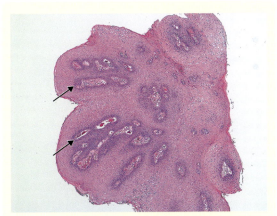

図2 尖圭コンジローマ．血管結合組織（→）を軸として扁平上皮が乳頭状に増殖している．

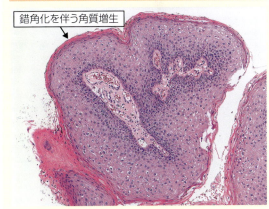

図3 尖圭コンジローマ．表層で角質が増生し，コイロサイトーシスがみられる．

3. 病理診断
［肉眼像］
- 細かい乳頭状の隆起が複数集簇した病巣を形成する．
- 多発病巣を形成することもまれではない．

［組織像］
- 血管結合組織性の間質軸を有して肥厚した重層扁平上皮が，乳頭状に増殖する（図2）．
- 表面には角質増生を伴い，錯角化（parakeratosis）を呈することもある（図2, 3）．
- 重層扁平上皮表層部にはコイロサイトーシス（koilocytosis）がみられる（図3）．

4. 鑑別診断
- **疣（いぼ）状癌 verrucous carcinoma**：乳頭状突出部に血管結合組織性の間質を伴わない．深部で膨張性，圧排性の発育を示す．
- **コンジローマ様癌 condylomatous (warty) carcinoma**：深部では通常の扁平上皮癌の像がみられる．

（三上 幹男，森谷 鈴子）

3 子宮頸部上皮内腫瘍（CIN）
cervical intraepithelial neoplasia（CIN）

1. 疾患のポイント

- 扁平上皮内の細胞成熟過程の乱れと核の異常を示す病変である．
- 扁平上皮の層形成や極性の乱れがどの層までに及ぶかで，CIN 1［子宮頸部上皮内腫瘍1；軽度扁平上皮内病変（low SIL：LSIL）］，CIN 2［子宮頸部上皮内腫瘍2；高度扁平上皮内病変（high SIL：HSIL）］，CIN 3［子宮頸部上皮内腫瘍3；高度扁平上皮内病変（HSIL）］に分類される．
- 子宮頸部初期病変をヒトパピローマウイルス（human papillomavirus：HPV）感染による一連の変化として捉え，上記のsquamous intraepithelial lesion（SIL）という用語も用いられている．
- CIN 1および2は退縮する可能性が高いため経過観察を行うが，HPVタイピング検査で進展リスクの高い例と低い例を分類することができる．
- CIN 3は子宮頸部円錐切除術などの治療の対象になる．

2. 臨床診断

- 症状はなく子宮頸部細胞診での異常で発見される．
- 細胞診異常時にはコルポスコープで観察し，図1～3のような所見があれば，狙い組織診断を行う．

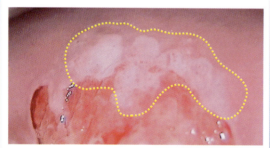

図1　CIN 1．腺扁平上皮境界に平面的な白色上皮が認められる（点線）．

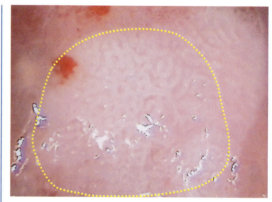

図3　CIN 3．凹凸不整で立体的な白色上皮が認められる（点線）．

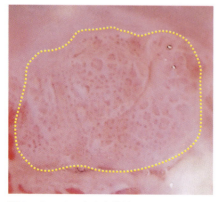

図2　CIN 2．やや立体的な赤点斑，モザイクが認められる（点線）．

3. 病理診断

- CIN 1（LSIL）では通常，表層部にコイロサイトーシス（koilocytosis）を伴い，未熟な異型細胞の増殖や核分裂像は基底側1/3程度にとどまる（図4）．
- CIN 2（HSIL），CIN 3（HSIL）では，それぞれ中層から表層まで未熟な異型細胞の増殖や核分裂像がみられる（図5, 6）．
- CIN 病変は頸管腺内に連続性に進展することもまれではない（腺侵襲）（図7）．

4. 鑑別診断

- 浸潤癌：腺侵襲と異なり，既存の腺構築を逸脱した不規則な増殖を示す．
- **反応性異型上皮，未熟扁平上皮化生，萎縮，移行上皮化生**：鑑別に免疫染色が有用である．

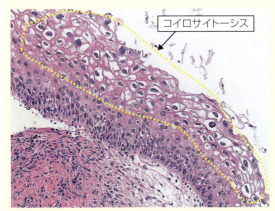

図4 CIN 1. 表層にコイロサイトーシスが目立つが，未熟な異型細胞の増殖は基底側 1/3 にとどまっている．

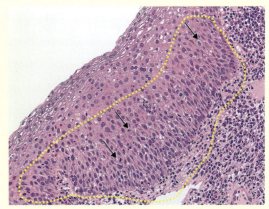

図5 CIN 2. 未熟な異型細胞の増殖（点線）や核分裂像（→）は中層までみられる．

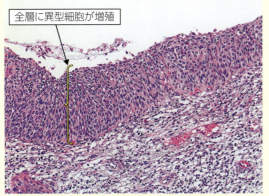

図6 CIN 3. ほぼ全層性に異型細胞が増殖している．

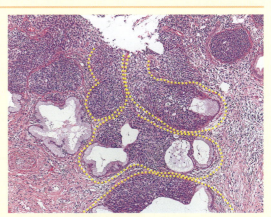

図7 CIN 3 の腺侵襲．もともとの頸管腺（点線）を置換するように腫瘍細胞が増殖している．

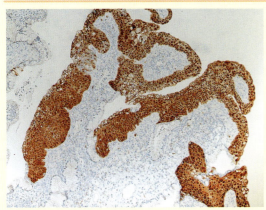

図8 HSIL の p16 免疫染色．病変に一致してびまん性に，細胞質と核の双方に強陽性である．

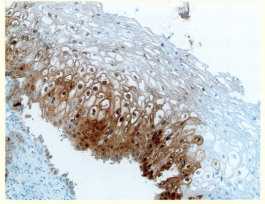

図9 LSIL の p16 免疫染色．基底側 1/3 程度の上皮が陽性を示しているが，シグナル強度は不均一で，HSIL の均一なびまん性陽性所見とは明らかに異なっている．

5. 免疫組織化学

- HSIL と LSIL の一部では p16 がびまん性に強陽性となり，上記良性病変との鑑別に有用である（図8）．
- LSIL では p16 は部分的に弱〜中等度陽性のことが多い（図9）．

（三上 幹男，森谷 鈴子）

4 子宮頸癌：扁平上皮癌
uterine cervical cancer : squamous cell carcinoma

1. 疾患のポイント

- 扁平上皮癌が子宮頸癌の多くを占めるが，その割合は年々減少傾向にあり，腺癌が増加傾向にある．
- 角化型と非角化型に大きく分類され，まれに特殊型に遭遇する．
- 2008年のFIGO進行期分類では，0期（上皮内癌）は進行期から除外された．

2. 臨床診断

- **腟鏡診**：易出血性の腫瘍として認められる（図1，2）．
- **双合診**：内診で子宮頸部に腫瘍として触知される．
- **直腸診**：子宮傍結合織の硬結が触知されることがあり，その度合いによって進行期を決定する．
- **MRI検査**：子宮頸部が腫大しており，T2強調像で高信号を示す（図3）．

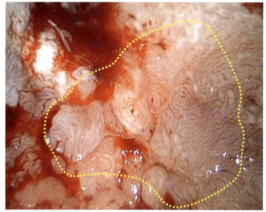

図2 子宮頸部扁平上皮癌，コルポスコープでの拡大像：表面は隆起し，つる状，糸くず状の異型血管が観察される（点線）．

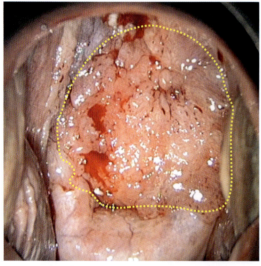

図1 子宮頸部扁平上皮癌．：腟鏡診での肉眼像．子宮頸部上唇に隆起した易出血性の表面不整な腫瘍が認められる（点線）．

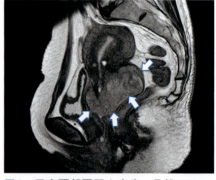

図3 子宮頸部扁平上皮癌，骨盤MRI T2強調像（矢状断）．子宮頸部にやや高信号を示す巨大な腫瘍が認められる（⇨）．

3. 病理診断

[肉眼像]

- 隆起性，潰瘍性（図4），内向性とさまざまで，内向性に深く浸潤すると頸部がバレル（樽）状（barrel-shaped）を呈する．

[組織像]

- 角化型は癌真珠を形成する明瞭な角化を示し，好酸性の豊富な細胞質を有する腫瘍細胞が胞巣状に増殖する（図5）．
- 非角化型では大型の核を有する細胞がシート状，胞巣状に増殖する（大型の核は粗大で不均等に分布するクロマチンを有する）．癌真珠は形成しないが，個細胞レベルの角化はみられる（図6）．
- 間質に強いリンパ球・形質細胞の浸潤を伴うリンパ上皮腫様癌（lymphoepithelioma-like carcinoma），基底細胞様の細胞からなる類基底細胞癌（basaloid carcinoma），きわめて高分化で核異型の乏しい疣（いぼ）状癌（verrucous carcinoma），コンジローマ

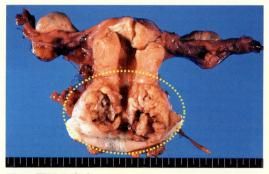

図4 扁平上皮癌. 表面に潰瘍形成を伴う腫瘍（点線）が認められる.

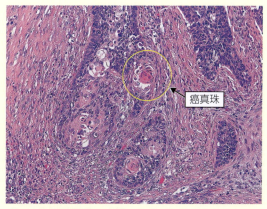

図5 角化型扁平上皮癌. 癌真珠を形成する明瞭な角化を示す.

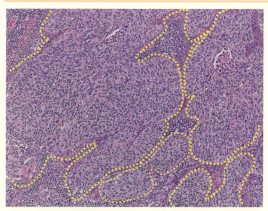

図6 非角化型扁平上皮癌. 癌真珠を形成する明瞭な角化を示さない腫瘍細胞がシート状に増殖している（点線）.

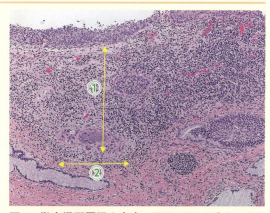

図7 微小浸潤扁平上皮癌. 浸潤の深さは①を, 水平方向は②を計測する.

に類似したコンジローマ様癌［condylomatous (warty) carcinoma］, 乳頭状扁平上皮癌（papillary squamous cell carcinoma）, 扁平移行上皮癌（squamotransitional carcinoma）といった亜型がある.

- 浸潤の深さが3mm以下, 水平方向の広がりが7mm以下の扁平上皮癌（図7）については, 微小浸潤扁平上皮癌と呼ばれるが, 進行期によって規定される概念であるため, 独立した組織型ではない.
- 浸潤の深さは被覆上皮基底膜と浸潤先進部の距離を計測する（図7）. 腺侵襲病巣の一部で浸潤している場合は, 既存の頸管腺の輪郭が不整となる部分から浸潤先進部までの距離を計測する（図8）.

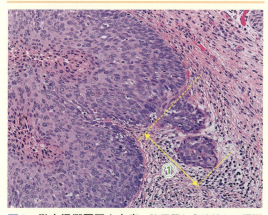

図8 微小浸潤扁平上皮癌. 腺侵襲から連続して浸潤している場合の深さは①を計測する.

4. 鑑別診断

- **腺侵襲の目立つHSIL**：前項の記載を参照されたい.
- **着床部結節 placental site nodule**：無症状で偶然見つかる. CD10, inhibin α が陽性を示す.
- **類上皮性トロホブラスト腫瘍 epithelioid trophoblastic tumor**：扁平上皮癌で陽性を示すp16とCK 5/6が陰性である.
- **神経内分泌腫瘍 neuroendocrine tumor**：ロゼット形成など神経内分泌系の特徴がどこかにあり, 神経内分泌系マーカーが陽性を示す.

5. 免疫組織化学

- p16がびまん性に強陽性である.

（三上 幹男, 森谷 鈴子）

5 子宮頸癌：腺癌
uterine cervical cancer：adenocarcinoma

1. 疾患のポイント
- 近年増加傾向にあり，若年女性にみられることもまれではない．
- 2014年のWHO分類では，glandular dysplasiaとmicroinvasive adenocarcinomaが削除された．
- 2014年のWHO分類では，腺癌の大部分を占める内頸部型粘液性腺癌が通常型内頸部腺癌となり，真の粘液産生性腺癌が粘液性癌として加えられ，ヒトパピローマウイルス（human papillomavirus：HPV）非依存型で予後不良と報告されている胃型粘液性癌が新たに加えられた．
- 治療に関して，欧米では扁平上皮癌と同様に扱われているが，わが国では扁平上皮癌と腺癌の取り扱いについて議論がなされている．

2. 臨床診断
- 腟鏡診・双合診・直腸診・MRI検査に関しては扁平上皮癌の項（前項）を参照されたい．
- コルポスコープでは扁平上皮癌と比べて黄色味を帯びた腫瘍として観察される（図1）．

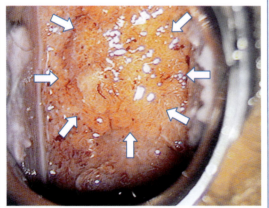

図1 子宮頸部腺癌．子宮頸部上唇に表面不整な黄色調の腫瘍が認められる（⇨）．

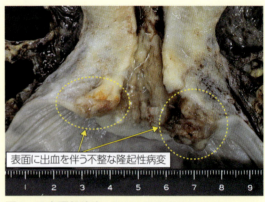

図2 子宮頸部腺癌．隆起性腫瘍が認められる．

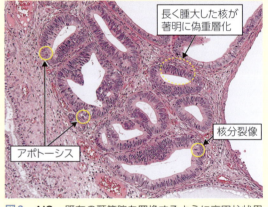

図3 AIS．既存の頸管腺を置換するように高円柱状異型細胞が増殖している．

3. 病理診断
[肉眼像]
- 上皮内腺癌（adenocarcinoma in situ：AIS）では，肉眼的に病変を捉えることは困難である．
- 浸潤癌では隆起性・外向性発育病変を形成することが多いが（図2），潰瘍形成やびまん性に浸潤してバレル（樽）状（barrel-shaped）を呈する例もある．

[組織像]
- AISは，既存の被覆上皮や頸管腺上皮を置換するように腫瘍細胞が増殖する病変で，核異型，核の偽重層化，核分裂像，アポトーシスの増加を呈する（図3）．
- 正常頸管腺上皮からAISを構成する異型上皮には突然移行し，両者の間には明瞭なフロントがみられる．
- AISが子宮頸部上皮内腫瘍（cervical intraepithe-

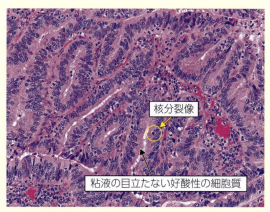

図4　**通常型内頸部腺癌.** 好酸性の細胞質を有する異型高円柱上皮からなる腺管が密に増殖している.

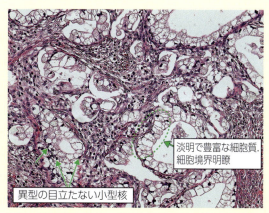

図5　**胃型粘液性癌.** 豊富な粘液を持つ核異型の軽い腫瘍細胞から成る.

lialneoplasia：CIN）など扁平上皮系病変と合併することもまれではなく，扁平上皮系病変の精査で採取された検体で偶然発見されることがある.
- AISは浸潤性頸部腺癌の前駆病変である.
- 頸部腺癌には通常型内頸部腺癌（endocervical adenocarcinoma, usual type），粘液性癌（mucinous carcinoma）〔胃型（gastric type），腸型（intestinal type），印環細胞型（signet-ring cell type）〕，絨毛腺管癌（villoglandular carcinoma），類内膜癌（endometrioid carcinoma），明細胞癌（clear cell carcinoma），漿液性癌（serous carcinoma），中腎癌（mesonephric carcinoma），神経内分泌癌を伴う腺癌（adenocarcinoma admixed with neuroendocrine carcinoma）があるが，通常型が最も多く，80〜90％を占める（図4）.
- 胃型粘液性癌は核異型が目立たないことが多く，細胞診や生検での早期診断に難渋することがある（図5）.
- 胃型粘液性癌は，背景に分葉状頸管腺過形成（lobular endocervical glandular hyperplasia：LEGH）を伴うことがあり，前癌病変である可能性が示唆されている.

4. 鑑別診断

- **反応性異型**：核の偽重層化，核分裂像，アポトーシスはAISほど明瞭ではない．p16は陰性である．
- **卵管化生 tubal metaplasia**：核分裂像，アポトーシス，Ki-67（MIB-1）陽性率の増加はみられない．p16は陽性となるので注意を要する．
- **アリアス-ステラ反応 Arias-Stella reaction**：妊娠やホルモン薬服用歴を確認する．
- **微小腺管過形成 microglandular hyperplasia**：予備細胞増殖や扁平上皮化生が混在し，内腔に好中球を含む．
- **トンネル・クラスター tunnel clusters，頸管腺過形成（LEGHを含む）**：浸潤癌にみられる腺管の不規則な分布はなく，境界は明瞭で，多くは頸管壁表層1/3程度にとどまっている．
- **子宮内膜癌の頸部進展**：類内膜癌ではER，PgR，vimentinが陽性であるが，子宮頸部腺癌ではその逆のパターンである．非類内膜癌との鑑別には上記の免疫染色は役に立たず，形態的特徴で鑑別する．

5. 免疫組織化学

- 扁平上皮癌と同様，p16がびまん性に強陽性となるが，胃型粘液性癌では陰性のことが多い．
- 胃型粘液性癌では，胃型粘液（HIK1083, MUC6）が陽性となる．

（三上 幹男，森谷 鈴子）

> **Memorandum**　**胃型粘液性癌**：胃型粘液性癌は治療抵抗性で，通常の腺癌よりも予後が悪く，大量の水様性・粘液性帯下や不正性器出血を症状とし，画像によるLEGHとの鑑別が必要である．またハイリスク型のHPVは検出されないなどの特徴がある．

婦人科病理学の偉人たち（1）

Herman Johannes Pfannenstiel
（1862～1909）

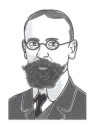

産科婦人科学の世界では，Pfannenstielの名前はPfannenstiel腱膜横切開法として残っている．しかし，臨床医が病理学にも精通するという，20世紀後半まで続いた学問の伝統を体現する代表的な婦人科医であったことを忘れてはならない．

Pfannenstielは，1862年6月28日，当時プロシア王国の首都であったベルリンで，銀行員の家庭の次男として生まれた．父親の反対を押し切って医学を志し，父親の資金援助のない中，家庭教師で学費を稼ぎ，1885年に首席で卒業した．その後，外科学，内科学の研鑽に加え，解剖学と病理学を学び，この頃すでに卵巣上皮性腫瘍の臨床像を論文として残している．1889年に結婚，長男Wilhelmに恵まれたが，彼は後に高名な感染症学者として活躍し，1982年に92歳で他界している．1896年，Pfannenstielはブレスラウ大学（現在のヴロツワフ大学）の教授となり，1902年には，ドイツ語圏内の最も古い大学の一つであるギーセン大学の産科婦人科学の主任教授に就任した．1907年にはキール大学の主任教授に招かれたが，1909年夏，卵管卵巣膿瘍の手術中に左中指に傷を負い，その年の7月3日に連鎖球菌敗血症のために47歳で亡くなった．

彼が婦人科病理学に残した業績は，卵巣の粘液性腫瘍と囊胞性漿液性腫瘍，子宮頸部ブドウ状肉腫，子宮体部と頸部の同時性癌，受精卵の卵管と子宮体部の着床など幅広く，さらに産科領域のくる病性骨盤の外科手術，帝王切開術の術式，新生児核黄疸にまで及んでいる．この中で最も偉大な学問的遺産は，以下に挙げる卵巣腫瘍に関するものである．

卵巣腫瘍については，卵巣の実質である当時，胚上皮（germinal epithelium）と呼ばれていた表層上皮や，卵胞から発生するものと間質から発生するものとを区別し，前者をさらに，上皮性腫瘍と卵子を起源とする皮様囊腫・奇形腫に分類した．また，囊胞腺腫や囊胞腺癌は，胚上皮や間質に陥入した上皮に由来すると述べている．上皮性腫瘍の発生の本格的な論争が始まったのが1910年代になってからであることを考えると，その高い見識には驚くべきものがある．

彼は卵巣上皮性腫瘍の漿液性と粘液性を初めて明確に区別している．粘液性腫瘍については，腸管上皮の性格を指摘し，腹膜偽粘液腫にも言及している．漿液性腫瘍の中で彼がcystoma serosum simplexと称した腫瘍は，今日の囊胞腺腫や囊胞腺線維腫に当たる．また，乳頭状構造にも注目し，彼が残している図譜は漿液性境界悪性腫瘍に相当し，砂粒小体が腫瘍の変性によるものであることもすでに指摘している．さらに，卵巣漿液性腫瘍の良性か悪性かの判断についても，臨床的な予後を含めて論じている．特に，形態学的な乳頭状構築の存在は腫瘍の増殖能を示し，これは悪性の範疇ではなく，臨床的に境界悪性の予後を反映していることを1898年の論文の中で述べている．また，これらの腹腔内インプラントを治癒に導くためには，病巣の完全摘除をおいてほかになく，不完全摘除の場合は1年半から6年で死亡すると書き残している．この記載は，現在においてもほとんど書き加える必要のない内容である．

21世紀に入り，卵巣漿液性癌は，分子生物学的に2つのタイプに分類されることが明らかとなった．Pfannenstielは，19世紀末にすでに，良性・境界悪性腫瘍から悪性化するものはまれである一方，囊胞腺腫からde novoで癌化するものがわずかながら存在すると論じている．

これらの考え方や分類は，20世紀に入って多くの病理学者の診断の拠り所となり，後にMeyer RやTaylor Jr HCらによって提示された卵巣上皮性腫瘍の組織分類の土台となった．今では少なくなった婦人科医と病理医を両立させたこの学者の先駆的存在が，現在の産婦人科領域の臨床病理学を先導したことは間違いない．

（片渕　秀隆）

【参考文献】

1) Pickel H, Tamussino K. History of Gynecologic Pathology. XIV. Herman Johannes Pfannenstiel. Int J Gynecol Pathol. 2003 ; 22 : 310-314.

婦人科病理学の偉人たち（2）

Claud Whittaker Taylor
(1906～1972)

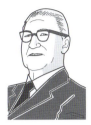

英国の婦人科病理学の教科書として20世紀後半に広く読まれていた『Haines and Taylor's Gynecological Pathology』の初版は，1962年に発刊された．その執筆者は，Taylorと彼の友人のHaines Mであるが，Taylorは英国の婦人科病理学の始祖として今もなお尊敬され続けている．

Taylorは，1906年12月17日，英国ウェスト・ミッドランズのバーミンガムで生まれたが，彼の家族に関する詳細な記録は残っていない．彼は大学で正式な教育を受けた経歴はなく，若くして収入を得なければならない家庭の経済的状況の中で，1925年からバーミンガム大学医学部の研究室で技師として働いていた．1932年，病理学の教授であったWilson Hの計らいで奨学金が得られたことで，医学部に入学した．後に，彼が医学を志すきっかけとなったのは，幼少の頃に弟がギロチン法で扁桃摘除術を受けた直後に死亡したことだったと述懐している．医学部では，他の学生に比べて年が上で，高い身長とがっしりした体躯であったために，ひときわ目立つ存在だった．在学中に病理学を専攻することをすでに決めていた彼は，卒業後間もなく，カナダの大西洋岸ノバスコシア州にあるダルハウジー医科大学で2年間，病理医として勤務している．1939年，バーミンガム大学に戻り，1945年から2つの病院で教授として教鞭を執った．交遊は広く，ジョンズ・ホプキンス大学のNovak Eやハーバード大学のHertig ATらの名が挙げられる．1960年半ば，彼は高血圧で眼底出血を起こし，1967年に61歳で引退した．コペンハーゲンで開催されたWHOの最後の会議からの帰国途中の空港で，心筋梗塞による心破裂で急逝した．66歳であった．

Taylorは悪性卵巣腫瘍やミュラー管混合腫瘍など多くの論文を残しているが，彼の偉大な業績は次の3つに集約される．1つは，英国での子宮頸部細胞診の導入に尽力したことである．彼自身は組織診断と細胞診断は一線を画するものであるとの考えではあったが，バーミンガム大学産科婦人科学教授のMcLaren Hと，米国のPapanicolaou Gの下で研鑽を積んだAttwood Bとの共著で，1950年代半ばに細胞診の重要性を発表している．これらの業績は，その後，British Society of Cervical Cytologyの創設へと発展していった．2つ目は，1962年に発表した子宮頸癌の治療と予後に関する報告である．1944年から1953年に集積した1,030例の子宮頸癌Ⅰ・Ⅱ期の解析は，当時では単施設からの報告としては類をみない．3つ目は，内分泌学者のCrooke ACとButt WBとの共同研究である．CrookeはCushing症候群の下垂体に特異な細胞を発見し，Buttは下垂体からのFSH抽出に成功し，2人は生殖内分泌学の巨匠と謳われる学者で，Taylorは彼らの研究の組織学的解析を担当した．Taylorの業績は産科婦人科学の領域でも高く評価され，1955年に英国王立産婦人科医会協会の名誉会員に推戴されている．

Taylorは引退後，ジェノバで開催されたWHO主催の婦人科腫瘍の組織分類に関する会議で，Poulse HEとともに座長に指名された．1972年，彼が空港で急死する直前の会議で完成した国際分類は，1975年に『Histological Typing of Female Genital Tract Tumours』の第1版として刊行された．

（片渕　秀隆）

【参考文献】
1) Rollason TP. History of Gynecologic Pathology. XX. Dr. Claud Whittaker Taylor. Int J Gynecol Pathol. 2007；26：208-213.

1 子宮内膜炎
endometritis

1. 疾患のポイント

- 子宮内膜に限局した炎症が子宮内膜炎，炎症が筋層にまで及ぶ場合を子宮筋層炎という．
- 子宮内膜機能層に限局する炎症は，内膜の剝離により自然治癒することが多い．
- 大部分が上行性感染であり，淋菌，連鎖球菌，ブドウ球菌，大腸菌，嫌気性菌，放線菌などが起炎菌となる．
- 下行性感染を起こすものとしては，結核性のものが多い．
- 子宮口が閉鎖している場合は子宮留膿症（子宮留膿腫）を呈する．

2. 臨床診断

- **双合診**：子宮に圧痛が認められることが多いが，炎症が卵管・卵巣や骨盤腔にまで広がると，付属器領域やダグラス窩にも圧痛がみられる．
- **腟鏡診**：悪臭のある膿性帯下が認められる．
- **画像所見**：子宮内膜炎に特徴的な所見はないが，子宮内避妊具や卵管水腫が認められた場合は，子宮内膜炎の合併に留意する．子宮留膿症の場合は，子宮内腔に液体の貯留とガス像が認められる（図1）．

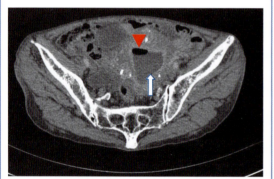

図1 **子宮留膿症のCT像**．子宮内腔が拡張し，液体貯留（⇨）とガス像（▲）が認められる．

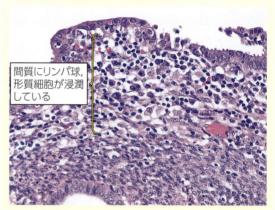

図2 **子宮内膜炎**．子宮内膜間質にリンパ球や形質細胞が浸潤している．

（間質にリンパ球，形質細胞が浸潤している）

- 類上皮肉芽腫形成を伴う炎症がみられることもある．
- 放線菌の菌塊は好塩基性の菌糸が放射状にみられ，HE染色標本でも確認できる．

3. 病理診断

[肉眼像]

- 通常の子宮内膜炎のみの検体を肉眼的に目にすることはないが，子宮留膿症（子宮留膿腫）では内腔に黄白色調の膿が貯留する．

[組織像]

- 非特異的な炎症所見として，急性子宮内膜炎では多数の好中球が浸潤し，慢性子宮内膜炎では形質細胞，リンパ球などを主体とする炎症細胞の浸潤がみられる（図2）．

4. 鑑別診断

- 正常子宮内膜でも軽度のリンパ球浸潤がみられることはあるので，わずかなリンパ球浸潤だけを根拠に子宮内膜炎と診断すべきではなく，形質細胞がみられることが診断に重要である．
- 月経期の子宮内膜には多数の好中球がみられるが，これを急性炎症としてはならない．

5. 免疫組織化学

- 診断上は免疫組織化学的な検討を要することはほとんどない．
- リンパ球のうち，T細胞はCD3などが，B細胞はCD20などが陽性になる．
- 形質細胞はCD20の発現は弱いが，CD79a，CD138は陽性である．

（永瀬 智，柳井 広之）

2 子宮内膜ポリープ
endometrial polyp

1. 疾患のポイント

- 子宮内膜間質の単クローン性増殖と，それに伴う内膜腺の増生よりなる隆起性病変である．
- エストロゲンが発生に関連していると考えられている．

2. 臨床診断

- **経腟超音波断層法検査**：典型例では比較的高エコーの境界明瞭な腫瘤として描出される．
- **ソノヒステログラフィー**：注入した生理食塩水とのコントラストで子宮内膜ポリープが明瞭に描出される(図1)．発生部位，大きさの把握に適している．
- **子宮鏡検査(ヒステロファイバースコープ)**：子宮内腔に突出した腫瘤を確認できる．

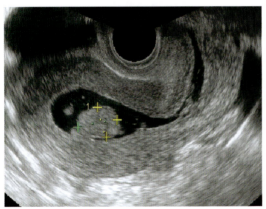

図1　子宮内膜ポリープのソノヒステログラフィー像(矢状断)．ポリープは子宮後壁から発生しており($+^+_+$)，茎が細いことがわかる．

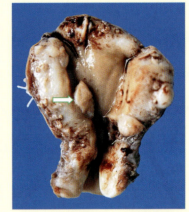

図2　子宮内膜ポリープ肉眼像．子宮内腔に隆起性病変(⇨)がみられる．

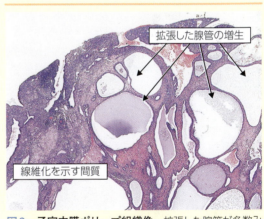

図3　子宮内膜ポリープ組織像．拡張した腺管が多数みられる(→)．深部の間質は線維化しているため好酸性である．

3. 病理診断

[肉眼像]
- 子宮体部の内腔面に広基性，有茎性などのさまざまな形態の隆起性病変を形成する(図2)．

[組織像]
- 大小の異型のない腺管が間質の中にみられる(図3)．
- 間質は線維性のことが多く，壁の厚い血管がみられる．平滑筋を含むこともある．

4. 鑑別診断

- 異型ポリープ状腺筋腫 atypical polypoid adenomyoma：上皮の異型，桑実胚様細胞巣(morule)の形成が目立ち，平滑筋様の細胞より成る間質を有する．

5. 免疫組織化学

- 多くの症例で間質細胞はp16陽性である．

(永瀬 智，柳井 広之)

3 子宮内膜増殖症・子宮内膜異型増殖症/類内膜上皮内腫瘍 (EIN)
endometrial hyperplasia without atypia・atypical endometrial hyperplasia/endometrioid intraepithelial neoplasia(EIN)

1. 疾患のポイント

- 子宮内膜増殖症は核異型のない子宮内膜腺の過形成である.
- 子宮内膜異型増殖症は核異型を示す子宮内膜腺が増殖する病態で,最近では腫瘍性病変であるとの認識のもとに,同義語として類内膜上皮内腫瘍(endometrioid intraepithelial neoplasia:EIN)という疾患名も用いられる.
- プロゲステロンに拮抗されないエストロゲン曝露,あるいは高エストロゲン状態が持続することにより引き起こされる.
- 核異型のない子宮内膜増殖症の癌への進展率は1〜3%であるが,子宮内膜異型増殖症/EINでは30〜40%であり,子宮内膜癌の前癌病変と位置づけられる.

2. 臨床診断

- **症状**:不正性器出血や閉経後出血などが多い.
- **双合診**:ときに腫大した子宮が触知される.
- **超音波断層法検査**:子宮内膜の肥厚が認められるが,筋層への浸潤所見は認められない.
- **MRI検査**:子宮内膜の肥厚が認められるが,junctional zone(子宮内膜と筋層の境界)は保たれている(図1).
- 危険因子として,エストロゲン単独補充療法,肥満,多嚢胞性卵巣症候群,エストロゲン産生卵巣腫瘍(顆粒膜細胞腫,莢膜細胞腫など)がある.

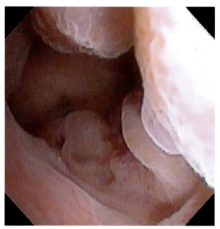

図2 子宮鏡検査(ヒステロスコピー像).
子宮内膜が不整に肥厚している.

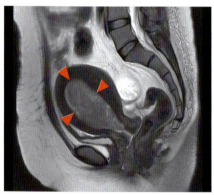

図1 子宮内膜増殖症,骨盤MRI T2強調像(矢状断). 子宮内膜の肥厚が認められるが,筋層浸潤は認められない(▲).

3. 病理診断

[肉眼像]

- 子宮内膜は肥厚し(図2),子宮内膜搔爬により多くの組織が採取されることが多い.限局性の子宮内膜異型増殖症/EINでは肉眼的に病変が確認されないこともある.

[組織像]

- 従来,子宮内膜増殖症および子宮内膜異型増殖症は,腺管の形状や密度から単純型と複雑型に分類されていたが,それぞれ一連の疾患であり,現在ではその分類は用いられない.
- 異型のない子宮内膜増殖症では,広範囲にわたって拡張,分岐を示す腺管が密に増殖し,上皮に核異型はみられない(図3a, b).
- 子宮内膜異型増殖症/EINでは,異型上皮より成る腺管が密に増殖し,腺管と間質の面積比は1を超えて腺管が優勢であるが,腺管の間には子宮内膜固有の間質が介在している.腺管の癒合や篩状構造,乳頭状増殖,間質の線維芽細胞増生といっ

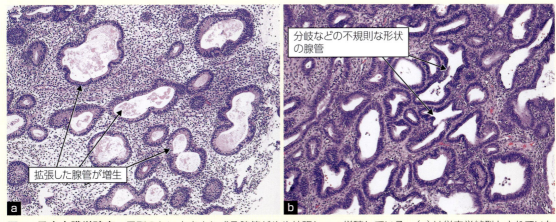

図3　子宮内膜増殖症． 異型のない上皮より成る腺管がやや拡張しつつ増殖している．(a)は従来単純型とされていたものに，(b)は複雑型とされていたものに相当する．

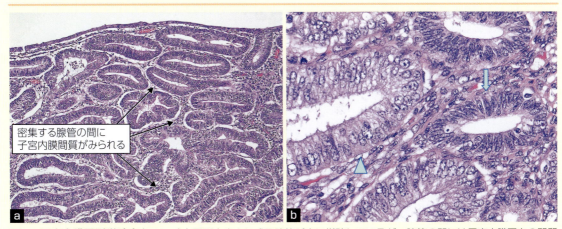

図4　子宮内膜異型増殖症/EIN． (a)異型上皮より成る腺管が密に増殖しているが，腺管の間には子宮内膜固有の間質が見られる．(b)核異型の有無は病変の腺管上皮（△）と非病変部の腺管上皮（⇨）と比較することで評価する．

た間質浸潤の所見はみられない（図4a）．

- 子宮内膜異型増殖症/EINの上皮には，核の腫大，円形化，多形性，クロマチンの凝集や増量，核小体の腫大といった核異型がみられる．核異型はときに軽度で評価困難なことがあるが，周囲の非病変部内膜の腺管上皮の形態と対比すると明らかであることが多い（図4b）．
- Mutter GLらが提唱した定義では，病変の広がりが1mmを超えることが子宮内膜異型増殖症/EINの診断に必要である．
- 子宮内膜異型増殖症/EINの30〜40％は，診断時に類内膜癌を合併していると考えられている．

4　鑑別診断

- **子宮内膜ポリープ**：限局性の病変であること，間質が線維性であったり壁の厚い血管がみられたりすることが特徴的である（→各論2.2.参照）．
- **異型ポリープ状腺筋腫 atypical polipoid adenomyoma**：異型上皮より成る腺管が増殖し，子宮内膜異型増殖症との鑑別を要するが，間質が平滑筋様細胞で構成されることで区別される．
- **類内膜癌**：腺管の間の間質の消失，篩状構造，複雑な乳頭状構造，間質の線維芽細胞増生といった間質浸潤の所見がみられる（→各論2.4.参照）．

5.　免疫組織化学

- 子宮内膜異型増殖症/EINでは，上皮細胞にPTENの消失やPAX2の消失がみられることが多い．

（永瀬 智，柳井 広之）

4 子宮内膜癌：類内膜癌
endometrial carcinomas：endometrioid carcinoma

1. 疾患のポイント

- エストロゲン依存性の腫瘍であり，子宮内膜癌のⅠ型に分類される．
- 子宮内膜増殖症・子宮内膜異型増殖症/類内膜上皮内腫瘍(atypical endometrial hyperplasia/endometrioid intraepithelial neoplasia：EIN) を前癌病変とする．
- 充実性増殖が占める割合によって3段階のGradeに分けられる．
- 50歳台，60歳台に多く，肥満，月経周期異常，多嚢胞性卵巣症候群や排卵障害，エストロゲン単独補充療法などが危険因子である．

2. 臨床診断

- 双合診：子宮は腫大していることが多い．
- 超音波断層法検査：子宮内膜が肥厚し，周囲が不整形を呈し，筋層浸潤を疑う所見が認められる．
- MRI検査：子宮内膜が肥厚し，一部に子宮筋層への浸潤所見が認められる(図1)．

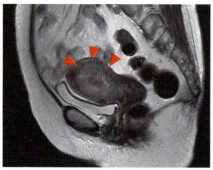

図1　子宮内膜癌，骨盤MRI T2強調像（矢状断）．子宮内膜が不整に肥厚し，筋層浸潤(▲)が認められる．

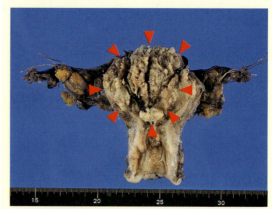

図2　類内膜癌．子宮体部内腔面に表面不整な隆起性腫瘍(▲)がみられる．

3. 病理診断

[肉眼像]

- 多くの症例で，子宮内腔に表面不整な隆起性腫瘍を形成している(図2)．
- 子宮摘出前に搔爬が行われているときは，手術標本で肉眼的に腫瘍が確認できないこともある．

[組織像]

- 増殖期内膜の腺上皮細胞に似た円柱状の腫瘍細胞が，腺管状および乳頭状，充実性に増殖する．
- 充実性に増殖する成分が占める割合が5%以下のものをGrade 1 (G1) (図3a)，5%を超え50%以下のものをGrade 2 (G2)，50%を超えるものをGrade 3 (G3) (図3b)とする．
- 核異型は漿液性癌にみられるような高度なものではない．ときに腫瘍の一部が扁平上皮への分化を示す症例がある(図3c)．
- 類内膜癌の中には分泌初期の子宮内膜腺上皮に似て核下空胞を有する腫瘍細胞が増殖する分泌型類内膜癌(endometrioid carcinoma with secretory differentiation) (図3d)，腫瘍細胞が細く直線的な間質を囲んで絨毛状に増殖する絨毛腺管型類内膜癌(endmetrioid carcinoma with villoglandular pattern) (図3e) などの組織学的な亜型が存在する．
- Gradeの低い類内膜癌と未分化癌が混在することがある．そのような腫瘍を脱分化癌(dedifferentiated carcinoma)とよぶ(図3f)．

4. 鑑別診断

- **子宮内膜異型増殖症/類内膜上皮内腫瘍atypical endometrial hyperplasia/endometrioid intraepithelial neoplasia (EIN)**：鑑別はいわゆる間質浸潤と呼ばれる所見の有無に基づき，間質浸潤のあ

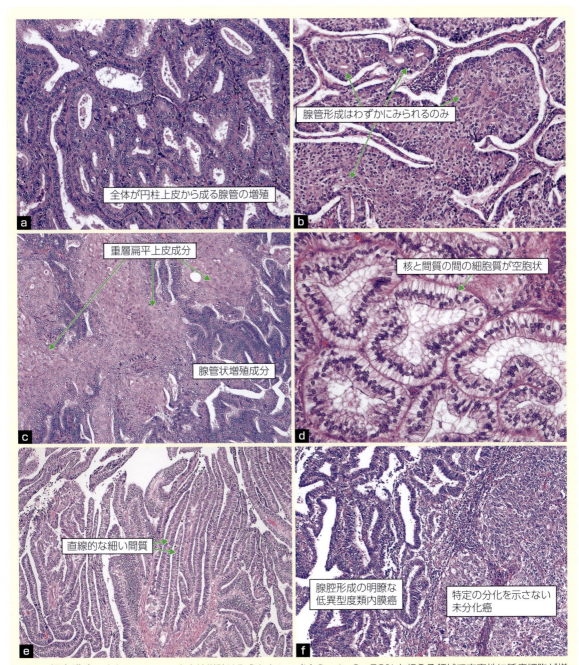

図3 類内膜癌. (a) Grade 1：充実性増殖はみられない. (b) Grade 3：50%を超える領域で充実性に腫瘍細胞が増殖する. (c) 扁平上皮への分化がときにみられる. (d) 分泌型：核下空胞がみられ, 分泌初期の子宮内膜上皮に似る. (e) 絨毛腺管型：細く直線的な間質を芯として腫瘍細胞が絨毛状に増殖する. (f) 脱分化癌：Gradeの低い類内膜癌成分（左）と未分化癌成分（右）が混在する.

るものが類内膜癌と診断される（→各論2.3.参照）.

- **漿液性癌**：高度な核異型がみられること, p53の異常発現がみられることは漿液性癌を示唆する（→各論2.5.参照）.
- **子宮頸部原発腺癌**：発生部位の情報が最も重要である. p16陽性であるなどヒトパピローマウイルス（human papillomavirus：HPV）が関与していることが示唆されれば, 子宮頸部原発の腫瘍であると考えられる.

5. 免疫組織化学

- 多くの症例でvimentin, ER, PgRが陽性であるが, Gradeの高い腫瘍ではER, PgRの陽性率は低い.

（永瀬 智，柳井 広之）

5 子宮内膜癌：漿液性癌
endometrial carcinomas：serous carcinoma

1. 疾患のポイント

- エストロゲン非依存性の腫瘍で，子宮内膜癌のⅡ型に分類される．
- 類内膜癌よりも高い年齢の女性に発生する傾向があり，予後は類内膜癌より不良である．
- 高度な核異型を示す腫瘍細胞が主に乳頭状を呈して増殖し，卵巣漿液性癌に類似する．
- ほとんどの症例で p53 遺伝子の変異がみられる．
- 漿液性腫瘍は間質浸潤がなくても子宮外病変の併存や転移のリスクが高いため，漿液性子宮内膜上皮内癌（serous endometrial intraepithelial carcinoma：SEIC）も漿液性癌と同様に管理する．

2. 臨床診断

- **超音波断層法検査**：子宮内膜の肥厚が認められない場合もあるため，臨床症状がある場合は，子宮内膜細胞診または子宮内膜組織診断を行う．早期から子宮外病変が認められることがあり，子宮付属器の腫大の有無，ダグラス窩腹膜の播種病変の有無を確認する．
- **MRI 検査**：漿液性癌と類内膜癌を区別する特徴的な所見はない．著明な子宮内膜肥厚や筋層浸潤を伴わずに，腹膜病変を併発していることがあるため，播種像や腹膜肥厚などの所見に注意する（図1）．

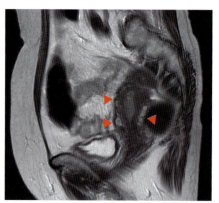

図1 漿液性癌，骨盤 MRI T2 強調像（矢状断）．子宮内膜の肥厚は軽度であるが，子宮漿膜面への播種像（▲）が認められる．

3. 病理診断

[肉眼像]

- 漿液性癌に特徴的な肉眼所見はなく，子宮内腔面に隆起性病変がみられる．
- 漿液性子宮内膜上皮内癌（serous endometrial intraepithelial carcinoma：SEIC）のみの症例では肉眼的に病変が確認できない．

[組織像]

- 背景の子宮内膜は萎縮性であることが多い．
- 高度な核異型を示す立方状あるいは円柱状の上皮が，複雑な乳頭状構造を呈して増殖し，細胞が積み重なるように増殖する像もみられる（図2a, b）．
- 浸潤部分では腺管状あるいは充実性増殖をとることもまれではない．
- ときに砂粒小体がみられる．
- SEIC では，既存の内膜腺の構造を保ったまま，漿液性腺癌と同様な異型細胞が増殖する（図2c）．

4. 鑑別診断

- **類内膜癌**：腺管構造が目立つ場合に鑑別を要する．核異型の程度，p53 の免疫染色が参考になる（→各論2.4. 参照）．
- **明細胞癌**：明るい細胞質を有する腫瘍細胞がみられる場合には，明細胞癌との鑑別が問題となる．明細胞癌では組織構築に特徴があること，napsin A が陽性となることを参考にする．

5. 免疫組織化学

- p53 遺伝子の変異を反映して，免疫染色でも p53 の異常発現（ほぼすべての細胞が p53 強陽性となるか，すべての細胞が陰性となる）がみられる（図2d）．
- p16 がほぼすべての細胞の核および細胞質に陽性となる．
- ER，PgR は多くの症例で陰性である．

（永瀬 智，柳井 広之）

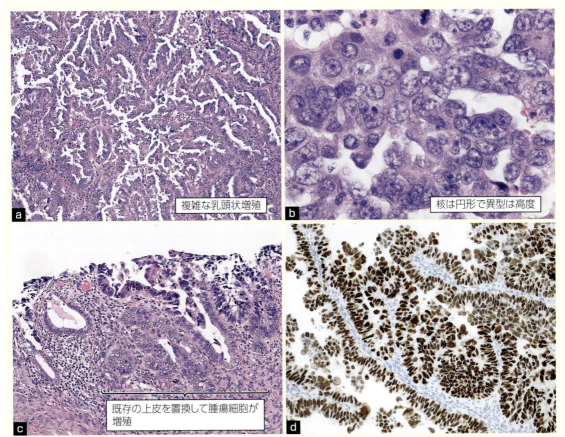

図2 漿液性癌．(a) 複雑な乳頭状増殖を示す腫瘍である．(b) 腫瘍細胞は高度な核異型を示す．(c) 漿液性子宮内膜上皮内癌（右側）の腺管上皮には漿液性癌と同様な高度な核異型がみられるが，間質には浸潤していない．(d) 漿液性癌ではほとんどの腫瘍細胞にp53の過剰発現がみられる．

> **Memorandum** 子宮内膜癌のその他の組織型
>
> **粘液性癌**（mucinous carcinoma）：粘液を産生する細胞が50％を超えるもので，類内膜癌と共にみられることが多い．一般に高分化型の腫瘍である．
>
> **明細胞癌**（clear cell carcinoma）：グリコーゲンに富む淡明な細胞質，あるいは好酸性細胞質を有する腫瘍細胞やホブネイル［鋲釘（hobnail）］様細胞が増殖する．一般に高度な核異型を示す．乳頭状，充実性，管状嚢胞状などの組織構築を示す．
>
> **神経内分泌腫瘍**（neuroendocrine tumors）：神経内分泌細胞の性格を示す腫瘍で，多くは高異型度の腫瘍である．免疫組織化学的にCD56，クロモグラニンA，シナプトフィジンが陽性となる．
>
> **混合癌**（mixed cell carcinoma）：複数の組織型が混在し，特にⅡ型に分類される組織型（漿液性癌，明細胞癌）が5％以上含まれるものを指す．
>
> **未分化癌**（undifferentiated carcinoma）：いかなる分化もみられない癌腫である．類内膜癌G1，G2に伴うものは脱分化癌（dedifferentiated carcinoma）と診断する（→各論2.4.参照）．

Column

Lynch症候群　Lynch syndrome

■疾患概念

　大腸癌のほか子宮内膜，卵巣，胃，小腸，肝胆道系，腎盂・尿管癌などの発症リスクが高まる遺伝性腫瘍の一つである．大腸に腺腫を多発する家族性大腸腺腫症familial adenomatous polyposis(FAP)と区別するために，hereditary non-polyposis colorectal cancer(HNPCC，遺伝性非ポリポーシス大腸癌)とも呼ばれるが，最近は疾患名としてLynch症候群(Lynch syndrome)の方が多く使われている．

■原因遺伝子と疫学

　全大腸癌の2〜5％程度に認められるとされ，DNAミスマッチ修復遺伝子の胚細胞性変異が原因である．これまでの報告では，8割が*MSH2*あるいは*MLH1*遺伝子の変異で，*MSH6*遺伝子の変異が1割，*PMS2*遺伝子の変異が数％程度とされる．生涯発症リスクは，大腸癌が男性で54〜74％，女性で30〜52％，子宮体癌が28〜60％，卵巣癌が6〜13％と報告されている．

■臨床的特徴

　発症年齢が若いこと，異時性・同時性に癌が多発することが大きな特徴である．子宮内膜癌では，高分化の類内膜癌が多いものの肥満の関与は少なく，通常に比べて子宮峡部からの発生が多い．大腸癌では，右側結腸(盲腸・上行結腸・横行結腸)に発生する頻度が高いこと，粘液癌，低分化腺癌の頻度が高いこと，予後は比較的良好であることが報告されている．

■診断

　遺伝性大腸癌診療ガイドラインでは，3つのステップ(第一次スクリーニング，第二次スクリーニング，確定診断のための検査)により診断を行うことが推奨されている．まず，アムステルダム基準Ⅱあるいは改訂ベセスダ基準(表)を満たすかを確認し(第一次スクリーニング)，続いてマイクロサテライト不安定性(microsatellite instability：MSI)検査または免疫組織学的検査を行う(第二次スクリーニング)．第二次スクリーニングで異常が認められた場合には，MMR遺伝子(*MSH2*，*MLH1*，*MSH6*，*PMS2*遺伝子)の生殖細胞系列の遺伝子検査を考慮する(自費)．遺伝子検査が本症候群の確定診断になる．

■リスク低減手術とサーベイランス

　一般的には発症前の大腸全摘出術は行われていない．大腸癌を発症した際には，多発癌の発症を考慮して大腸亜全摘出術を検討するが，現状で統一した見解はなく，リスク低減のための子宮摘出に関してもコンセンサスは得られていない．サーベイランスについて遺伝性大腸癌診療ガイドラインでは，定期検診として，大腸内視鏡検査を20〜25歳より1〜2年に1回，婦人科検査として経腟超音波断層法検査と子宮内膜細胞診を30〜35歳から1〜2年に1回，胃内視鏡検査を30〜35歳から1〜2年に1回，腹部超音波断層法検査と尿細胞診を30〜35歳から1〜2年に1回推奨している．

(関根　正幸)

表　アムステルダム基準Ⅱと改訂ベセスダ基準

アムステルダム基準Ⅱ
血縁者3名以上がLynch症候群関連腫瘍(大腸癌，子宮内膜癌，小腸癌，腎盂・尿管癌)に罹患しており，かつ，以下のすべての条件に合致していること． (1) 罹患者の1名は他の2名の第1度近親者であること (2) 少なくとも継続する2世代にわたり罹患者がいること (3) 罹患者の1名は50歳未満で診断されていること (4) 家族性大腸腺腫症が除外されていること (5) 癌が，病理検査により確認されていること

改訂ベセスダ基準
以下のうち1つでも当てはまる症例は，MSI検査をするべきである． (1) 50歳未満で診断された大腸癌 (2) 年齢にかかわらず，大腸癌およびLynch症候群関連腫瘍の同時性・異時性重複癌がある症例 (3) 60歳未満で診断され，MSI-Hの病理所見を呈する大腸癌 (4) 第1度近親者が1人以上50歳未満でLynch症候群関連腫瘍と診断されている患者の大腸癌 (5) 年齢にかかわらず，第2度近親以内の血縁者が2人以上Lynch症候群関連腫瘍と診断されている患者の大腸癌

Column

Cowden症候群　Cowden syndrome

■疾患概念

　乳癌，子宮内膜癌や甲状腺癌の発症リスクが高まる常染色体優性遺伝の疾患であるが，家族歴を有さず孤発性に発生することもある．Cowden症候群は，1963年に最初に報告されているが，1997年にPTEN遺伝子が同定されると共に，同症候群のPTEN生殖系列変異が報告されている．Cowden症候群は，PTEN生殖系列変異が高率（85％）に認められることから，PTEN過誤腫症候群とも呼ばれる．また，Bannayan-Riley-Ruvalcaba（BRR）症候群やLhermitte-Duclos（LD）病といった遺伝性疾患もPTEN変異との関連が知られており，これらの疾患は一連のものとして位置づけられている．

■頻度と臨床的特徴

　Cowden症候群の発症頻度は，20～25万人に1人とされるが，臨床的に診断されていない症例が多い．粘膜皮膚病変や多発性の過誤腫ポリープを臨床的特徴とし，LD病（小脳腫瘍）や巨頭症，自閉症スペクトラム障害，精神発達遅延，顔面の外毛根鞘腫を伴うことがある．消化管に小さな過誤腫性ポリープを合併することが多いが，臨床症状を呈することはまれである．また，甲状腺腫や乳腺の良性腫瘍，子宮内膜ポリープや子宮内膜増殖症がみられる．合併する代表的な悪性腫瘍と生涯発症リスクは，乳癌25～50％，子宮内膜癌19～28％，甲状腺癌3～10％である．

■診断と対応

　Cowden症候群/PTEN過誤腫症候群の臨床診断は，改定診断基準（表1）の中で，巨頭症，LD病もしくは消化管過誤腫のいずれか1つを含めた3つの主疾患を有するもの，もしくは，2つの主疾患と3つの副疾患を有するものとし，これに該当するものには遺伝カウンセリングを行い，希望を有する場合，生殖系列のPTEN変異について検索を行う．ま

表1　Cowden症候群/PTEN過誤腫症候群 改定診断基準

主疾患
乳癌
子宮内膜癌
甲状腺濾胞癌
多発性消化管過誤腫（神経節腫を含む）
Lhemitte-Duclos病
巨頭症（97％以上：成人女性 58cm，成人男性 60cm）
陰茎亀頭の斑状色素沈着
多発性粘膜皮膚病変（以下のいずれか）
生検で証明された1つの外毛根鞘腫
複数の掌蹠角化症
多発性または広範な口腔粘膜乳頭腫症
複数の顔面皮膚丘疹（しばしば疣状）

副疾患
自閉症スペクトラム障害
結腸癌
3つ以上の食道 glycogenic acanthosis
脂肪腫
知的障害（IQ75以下）
甲状腺癌（乳頭癌またはその濾胞亜型）
甲状腺の構造的病変（腺腫，小結節など）
腎細胞癌
単一の消化管過誤腫または神経節腫
精巣脂肪腫症
血管異常（多発性の頭蓋内静脈奇形を含む）

臨床診断基準
・3つ以上の主疾患（巨頭症，Lhemitte-Duclos病，消化管過誤腫のいずれか1つを含む）
・2つの主疾患と3つの副疾患

た，同一家系の血縁者ですでに本遺伝子変異を有するもの，既往歴としてBRR症候群，LD病，自閉症スペクトラム障害と巨頭症，もしくは，外毛根鞘腫を有するもの，さらには，表1にある主疾患や副疾患を複数有する場合にも本遺伝子検査が考慮される．一般的にはリスク低減手術に関するコンセンサスは得られていないが，生殖系列PTEN変異を有する場合には，悪性腫瘍のリスクを説明したうえで，30歳台（30～35歳）から，もしくは，家系内で最も早い発症者の年齢より5～10年早い時期から，関連する悪性疾患のスクリーニング検査を受けることが奨められる．

（田代浩徳）

1 上皮性腫瘍：漿液性腫瘍
epithelial tumors : serous tumors

1. 疾患のポイント

- 卵管上皮類似の形態あるいは表現型を示す腫瘍細胞から成る上皮性腫瘍である．
- 良性腫瘍（漿液性囊胞腺腫，漿液性腺線維腫など），境界悪性腫瘍，悪性腫瘍（漿液性癌）に分類される．
- 卵巣腫瘍の中で最も発生頻度が高く，卵巣腫瘍全体の20～40％を，癌は悪性上皮性腫瘍の50％を占める．
- 癌は低異型度と高異型度の2型があり，発生起源が異なる（➡ *Memorandum*）．

2. 臨床診断

- **双合診**：子宮付属器領域に腫瘤として触知される．
- **超音波断層法検査**：子宮付属器領域に腫瘤が認められた場合，囊胞内に充実性部分を含むか否かを観察し，その他腹水やダグラス窩の播種結節の有無を確認する．
- **MRI検査**：囊胞内に大小不同の乳頭状の充実性部分が認められ，同部位に一致して造影効果が認められる場合には悪性を疑う（図1）．

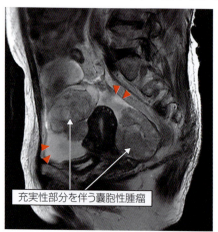

充実性部分を伴う囊胞性腫瘤

図1 漿液性癌，骨盤MRI T2強調像（矢状断）．両側付属器に充実性部分を伴う囊胞性腫瘤がみられ，多量の腹水（▶）が認められる．

3. 病理診断

(a) 漿液性囊胞腺腫 serous cystadenoma
[肉眼像]
- 良性漿液性腫瘍の多くは囊胞状で，囊胞腺腫や腺線維腫の構築を示すことがある．
- 囊胞は通常単房性で，表面は平滑で緊満感があり，透光性を示す．
- 内容液は無色透明あるいは淡黄色で水様である．

[組織像]
- 囊胞あるいは腺管の内腔面は，卵管上皮の形態を模倣する上皮で被覆される．すなわち線毛細胞，分泌細胞，栓細胞で構成される．核異型は認められない．内腔に向かって粗大な乳頭状隆起を伴うことがある．

(b) 漿液性境界悪性腫瘍 serous borderline tumor/atypical proliferative serous tumor
[肉眼像]
- 囊胞性で，内部に乳頭状あるいは顆粒状の隆起を伴う．乳頭状増生は比較的均一で，充実性結節とはならない．

[組織像]
- 豊富な線維性間質で構成される乳頭状隆起を示す．
- 軽度から中等度の核腫大，核大小不同を示す細胞が重積して増殖する．原則的には破壊性間質浸潤は認められないが，5mm未満の微小浸潤を伴う腫瘍を含む．

(c) 漿液性癌 serous carcinoma
[肉眼像]
- 充実性部分を伴う囊胞性腫瘤として発育し，乳頭状増生や充実性の結節部分を伴う．
- 割面の充実部は脆弱で，高異型度漿液性癌では出血，壊死が認められることが多い（図2）．

[組織像]
- 乳頭状，微小乳頭状増殖や裂隙様空隙の形成を特徴とする．
- 癌細胞は卵管上皮を構成する分泌細胞の形態，免疫組織化学的表現型を示す．癌細胞は円形ないし類円形で，強い細胞重積を示す．
- 細胞質は乏しく，核異型はさまざまである．
- 低異型度漿液性癌，高異型度漿液性癌は核異型の程度，核分裂の数により鑑別する．低異型度癌の核異型は軽度で，核分裂も少ない（図3a, b）．

- 高異型度癌では核の多形性が顕著で，核分裂が多数認められる（図4a, b）．

4. 鑑別診断

- **高異型度類内膜癌**：高異型度漿液性癌との鑑別が困難な場合があり，両者は遺伝子レベルでも相同性が高い（→各論3.3.参照）．
- **明細胞癌**：高異型度漿液性癌では腫瘍細胞の細胞質が狭く，ホブネイル［鋲釘（hobnail）］様の構造を呈するものがある（→各論3.4.参照）．

5. 免疫組織化学

- **p53**：高異型度漿液性癌での高発現が顕著である一方，低異型度では発現がみられない．
- **WT-1**：類内膜癌と比べ，漿液性癌において陽性率が高い．
- **ER，PgR**：明細胞癌や粘液性癌と比較して，漿液性癌と類内膜癌で陽性率が高い．

（本原 剛志，三上 芳喜）

> **Memorandum**
> **漿液性癌の2型**：漿液性癌には低異型度，高異型度の異なる2種類の腫瘍が存在する．従来，漿液性癌の起源は卵巣表層上皮あるいは封入嚢胞とされてきた．近年では，低異型度癌は漿液性境界悪性腫瘍を背景として発生し，高異型度癌の多くは卵管采の漿液性卵管上皮内癌（serous tubal intraepithelial carcinoma：STIC）を起源としていることが示されている（→各論4.1.Memorandum参照）．

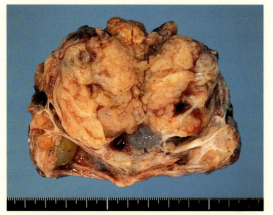

図2　漿液性癌．嚢胞の内腔に向かって乳頭状増殖から連続した充実性部分がみられる．

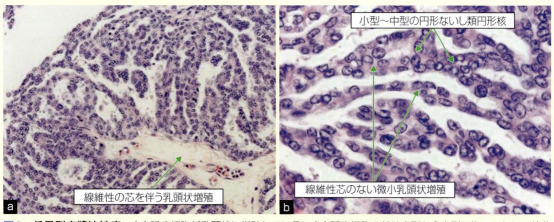

図3　**低異型度漿液性癌**．（a）腫瘍細胞が乳頭状に増殖している．（b）腫瘍細胞の核は小型から中型で均一であり，核分裂も少ない．

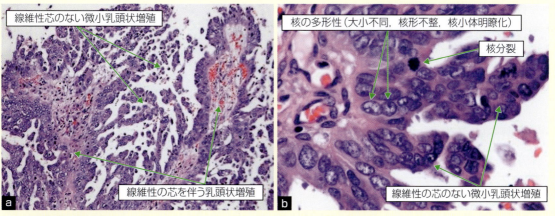

図4　**高異型度漿液性癌**．（a）乳頭状，微小乳頭状に増殖する異型細胞で構成される．（b）腫瘍細胞は多形性が顕著で，多数の核分裂像が認められる．

2 上皮性腫瘍：粘液性腫瘍
epithelial tumors : mucinous tumors

1. 疾患のポイント

- 細胞質内に粘液を有する粘液性細胞の増殖から成る上皮性腫瘍である．
- 良性腫瘍（粘液性囊胞腺腫，粘液性腺線維腫），境界悪性腫瘍（漿液性境界悪性腫瘍），悪性腫瘍（粘液性癌）に分類される．
- 粘液性腫瘍は卵巣腫瘍全体の10〜15％を占め，そのうち80％は良性であり，境界悪性と悪性がそれぞれ10％程度である．
- 従来，良性および粘液性境界悪性腫瘍は腸型と内頸部型にタイプ分類されていたが，2014年のWHO分類では，従来の腸型のみから構成されるようになった．

2. 臨床診断

- **双合診**：子宮付属器領域から腹腔内を占拠する巨大な腫瘤として触知されることが多い．
- **超音波断層法検査**：多房性囊胞性腫瘤の形態を示し，囊胞内の充実性部分の有無によって悪性度を推定することができる．
- **MRI検査**：腹腔内を占める巨大な多房性囊胞性腫瘤がみられ，隔壁の肥厚や充実性部分を伴う場合，悪性を疑う必要がある（図1）．

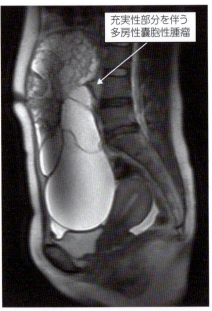

図1 粘液性癌，骨盤MRI T2強調像（矢状断）．腹腔内を占拠する多房性囊胞性腫瘤がみられ，壁肥厚および充実性部分を伴っている．

3. 病理診断

(a) 粘液性囊胞腺腫 mucinous cystadenoma

[肉眼像]
- 良性粘液性腫瘍の大部分は多房性囊胞状の形態を呈し，表面は平滑で，白色，不透明である．囊胞内には淡黄色あるいは混濁した粘液を豊富に含む．

[組織像]
- 胃腺窩上皮あるいは腸上皮に類似した細胞から成る粘液性細胞が管腔を形成し，囊胞の内腔面を覆っている．
- 上皮細胞の核は基底側に位置し，核異型はみられない．

(b) 粘液性境界悪性腫瘍 mucinous borderline tumor/atypical proliferative mucinous tumor

[肉眼像]
- 多房性囊胞性腫瘤を形成し，やや厚い隔壁を伴うことが多い（図2）．
- 小囊胞の集簇が結節状にみえることがある．
- 内容液は粘液状あるいはゼリー状である．

[組織像]
- 胃腺窩上皮あるいは腸上皮に類似した細胞から成る粘液性細胞が複雑な腺管構造を形成し，上皮の多層化や乳頭状増殖を示す（図3）．
- 上皮細胞は軽度から中等度までの核異型を示す．
- 上述した上皮細胞の変化が腫瘍組織の10％以上に認められる場合は境界悪性と診断し，10％未満である場合には良性と判断される．

(c) 粘液性癌 mucinous carcinoma

[肉眼像]
- 粘液を含む多房性囊胞性腫瘤として発育し，大小の囊胞と共に充実性の結節を伴う（図4）．充実部の割面には，しばしば出血，壊死が認められる．

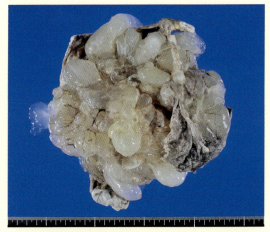

図2 **粘液性境界悪性腫瘍**．粘液やゼリー状物を含む多房性の囊胞を形成している．

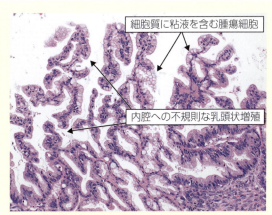

図3 **粘液性境界悪性腫瘍**．粘液性上皮細胞が内腔に向かって不規則な乳頭状増殖を示している．

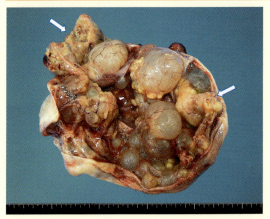

図4 **粘液性癌**．粘液を含む多房性の囊胞形成を背景として，一部に結節状の充実性部分（⇨）がみられる．

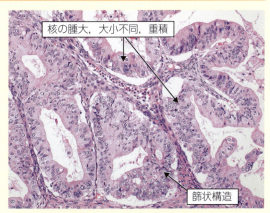

図5 **粘液性癌**．高度の異型を示す腫瘍細胞が乳頭状，管状，篩状構造を示して増殖する．細胞質の粘液は境界悪性粘液性腫瘍（図3）に比べて目立たなくなっている．

[組織像]

- 同一腫瘍において粘液性囊胞腺腫，粘液性境界悪性腫瘍，粘液性癌の混在が認められることが多い．
- 高度の核異型を示す粘液性上皮が，乳頭状，管状，あるいは篩状構造を示して増殖する（図5）．
- 癌細胞の浸潤は，圧排性浸潤（expansile invasion）と侵入性浸潤（infiltrative invasion）に分けられるが，前者の頻度が圧倒的に高い（図6a, b）．

4. 鑑別診断

- **転移性粘液性癌**：卵巣原発の粘液性癌の診断に際しては，転移性腫瘍（消化管や膵・胆管原発など）を必ず鑑別する必要がある（→各論3.14.参照）．
- **類内膜癌**：粘液性癌において腫瘍細胞質内の粘液の減少あるいは消失が認められる場合，粘液性上皮への分化を伴う類内膜癌との鑑別を要することがある（→各論3.3.参照）．

5. 免疫組織化学

- **CK7・CK20**：卵巣原発の粘液性癌の腫瘍細胞の

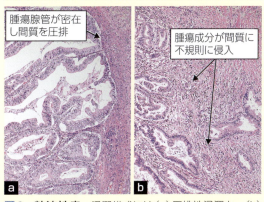

図6 **粘液性癌**．浸潤様式には（a）圧排性浸潤と，（b）侵入性浸潤がある．

多くはCK7およびCK20いずれも陽性を示すが，その一方で直腸や虫垂を原発とする転移性腫瘍ではCK7陰性，CK20陽性を呈する．

（本原 剛志，加藤 哲子）

3 上皮性腫瘍：類内膜腫瘍
epithelial tumors：endometrioid tumors

1. 疾患のポイント

- 子宮内膜腺に類似した腺上皮から成る腫瘍である．
- 良性腫瘍（子宮内膜症性嚢胞，類内膜嚢胞腺腫，類内膜腺線維腫），境界悪性腫瘍（類内膜境界悪性腫瘍），悪性腫瘍（類内膜癌）に分類される．
- 類内膜癌は卵巣悪性腫瘍全体の約15％を占め，類内膜境界悪性腫瘍は境界悪性腫瘍全体の約2％を占める．
- 2014年のWHO分類において，子宮内膜症性嚢胞（卵巣チョコレート嚢胞）は良性類内膜腫瘍に分類された．

2. 臨床診断

- **双合診**：子宮付属器領域に弾性軟の嚢胞性腫瘤として触知されるが，その周囲に子宮内膜症の硬結や癒着を伴うことが多い．
- **超音波断層法検査**：子宮内膜症性嚢胞に発生する類内膜癌では，嚢胞性腫瘤の内部に結節状の隆起が認められる．
- **MRI検査**：子宮内膜症性嚢胞に発生する類内膜癌では，血液成分を含む子宮内膜症性嚢胞において，嚢胞壁の内腔面に結節状の隆起性病変が認められる（図1）．

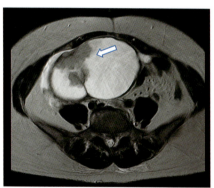

図1　類内膜癌，骨盤MRI T2強調像（横断）． 骨盤腔内の子宮内膜症性嚢胞の内部に，充実性の隆起性病変（⇨）が認められる．

3. 病理診断

(a) 子宮内膜症性嚢胞 endometriotic cyst
[肉眼像]
- 子宮内膜症性嚢胞は，子宮内膜症のうち卵巣に嚢胞状形態を示すもので，チョコレート様の濃縮した血液成分を含む（図2a）．

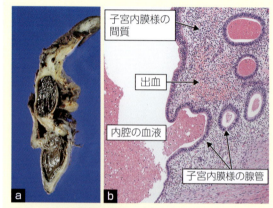

図2　子宮内膜症性嚢胞．（a）嚢胞内腔にはチョコレート状の血液成分を含む．（b）嚢胞壁には子宮内膜に類似した腺と間質がみられる．

[組織像]
- 嚢胞は子宮内膜に類似した腺上皮および間質によって構成され，間質には出血やヘモジデリン沈着を伴う（図2b）．
- 腺上皮はしばしば化生や反応性異型を伴う．

(b) 類内膜境界悪性腫瘍 endometrioid borderline tumor/atypical proliferative mucinous tumor
[肉眼像]
- 類内膜境界悪性腫瘍の頻度はきわめて低いが，典型的には充実性形態を示し，子宮内膜症性嚢胞内に発育する場合もある．

[組織像]
- 子宮内膜腺に類似した異型腺上皮の増殖から成る．
- 背景に子宮内膜症や類内膜腺線維腫をしばしば伴う．
- 径5mmを超える癒合性ないし侵入性浸潤がみられないことで類内膜癌とは区別される．

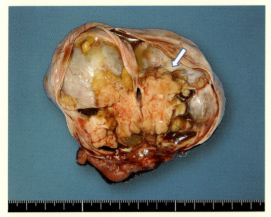

図3 **類内膜癌の肉眼像.** 子宮内膜症性嚢胞の内腔面に結節状の隆起性病変（⇨）が認められる.

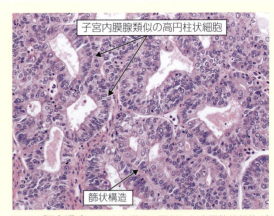

図4 **類内膜癌.** 子宮内膜腺に類似した高円柱状細胞が癒合腺管や篩状構造を示して増殖する.

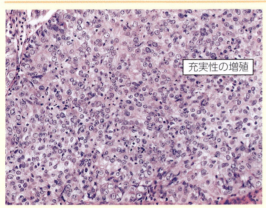

図5 **類内膜癌.** 異型度が高くなるにしたがって充実性部分が増す.

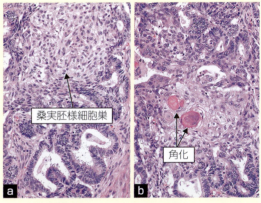

図6 **類内膜癌.** (a) 桑実胚様細胞巣（morule），あるいは (b) 角化を伴う扁平上皮への分化を示している.

(c) 類内膜癌 endometrioid carcinoma

[肉眼像]
- 子宮内膜症性嚢胞を背景に発生するものが多く，嚢胞の内腔面に結節状あるいは乳頭状の隆起性病変としてみられる（図3）.
- 割面では充実性成分と嚢胞性成分が種々の割合で混在してみられる.
- 充実性成分は白色あるいは黄色不透明で，軟らかく脆弱であり，広範囲に出血，壊死を伴う.

[組織像]
- 子宮体部に発生する類内膜癌に類似する.
- 高円柱状の腺上皮が癒合腺管や篩状構造，乳頭状構造を形成して増殖し（図4），異型度が高くなるに従って充実性部分が増える（図5）.
- 組織学的異型度は子宮体部の類内膜癌に準じて，充実性増殖部分が5%以下のものを Grade 1，5%を超え50%以下のものを Grade 2，50%を超えるものを Grade 3 とし，前2者で核異型が高度の場合は Grade を1段階上げる.
- 扁平上皮への分化［桑実胚様細胞巣（morule），角化］がしばしば認められる（図6a, b）.
- 粘液性上皮への分化や分泌期内膜腺に類似した像を示すこともある.

4. 鑑別診断

- **高異型度漿液性癌**：充実性成分が多い高異型度類内膜癌では，漿液性癌との鑑別を要する.
- **粘液性癌**：粘液性上皮への分化が目立つ類内膜癌では，粘液性癌との鑑別が問題になることがある.
- **大腸癌の転移**：両側性で壊死が目立つ場合は，大腸癌の転移との鑑別を要する.

5. 免疫組織化学

- **CK7, CK20**：CK7陽性，CK20陰性のパターンを示す.
- **ER, PgR**：多くの症例で ER 陽性，PgR 陽性となる.

（本原 剛志，加藤 哲子）

4 上皮性腫瘍：明細胞腫瘍
epithelial tumors : clear cell tumors

1. 疾患のポイント

- グリコーゲンを含む淡明細胞, あるいはわずかな細胞質とホブネイル［鋲釘（hobnail）］様の大型核を有する腫瘍細胞から成る上皮性腫瘍である.
- 良性腫瘍（明細胞嚢胞腺腫, 明細胞腺線維腫）, 境界悪性腫瘍（明細胞境界悪性腫瘍）, 悪性腫瘍（明細胞癌）に分類されるが, 前2者はきわめてまれである.
- わが国において明細胞癌は卵巣悪性腫瘍全体の15〜25％を占めており, 欧米と比較して高率である.
- 子宮内膜症を背景に発生することが多い.

2. 臨床診断

- **双合診**：子宮付属器領域に嚢胞性腫瘤として触知されるが, 多くの症例では周囲に子宮内膜症の硬結や癒着を伴う.
- **超音波断層法検査**：子宮内膜症性嚢胞に発生する明細胞癌では, 嚢胞性腫瘤の内部に隆起性病変の突出がみられる.
- **MRI検査**：子宮内膜症性嚢胞に発生する明細胞癌では, 血液成分を含む嚢胞の内腔面に結節状の隆起性病変が認められる（図1）.

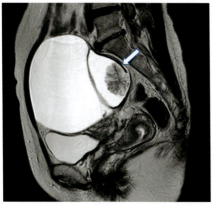

図1 明細胞癌, 骨盤MRI T2強調像（矢状断）. 骨盤腔内に子宮内膜症性嚢胞が認められ, その内部には充実性の結節部分を伴っている（⇨）.

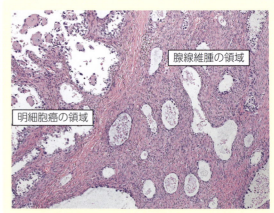

図2 腺線維腫成分を伴う明細胞癌. 腺線維腫の領域が明細胞癌と隣接している.

- 割面では多数の小嚢胞を伴い, スポンジ状である.

[組織像]

- 豊富な線維性間質内に, 淡明細胞やホブネイル［鋲釘（hobnail）］様細胞が, 腺管や嚢胞状構造をなす腺線維腫の形態をとる.
- 上皮細胞の核異型は, 良性で軽度, 境界悪性で中等度である
- 良性, 境界悪性は共に, 純型はきわめてまれであるが, 腺線維腫成分が明細胞癌に伴って認められることは少なくない（図2）.
- 間質浸潤あるいは明細胞癌の領域を少しでも伴っている場合は, 明細胞癌と診断する.

3. 病理診断

(a) 明細胞腺線維腫 clear cell adenofibromaおよび明細胞境界悪性腫瘍 clear cell borderline tumor/atypical proliferative clear cell tumor

[肉眼像]

- 表面平滑で弾性硬, 分葉状の充実性腫瘤を形成する.

(b) 明細胞癌 clear cell carcinoma

[肉眼像]

- 子宮内膜症性嚢胞内に結節を形成するものが多いが（図3）, 大部分が充実性腫瘤から成るものもある.
- 割面では充実性成分において出血, 壊死を伴うこ

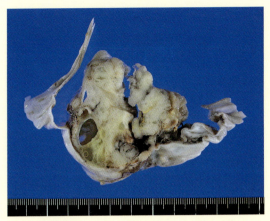

図3 明細胞癌．子宮内膜症性嚢胞の内腔に向かって，結節状に隆起している．

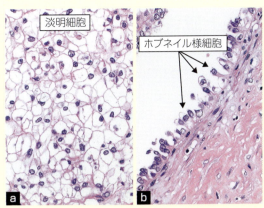

図4 明細胞癌．(a)細胞質が明るい淡明細胞，(b)核が釘の頭のように突出するホブネイル様細胞が特徴的である．

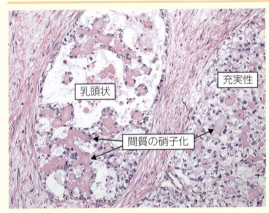

図5 明細胞癌．乳頭状および充実性の増殖パターンがみられる．間質の硝子化を伴っている．

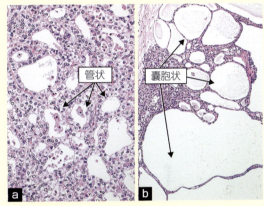

図6 明細胞癌．(a)管状，(b)嚢胞状の増殖パターンもみられる．

とが多い．

[組織像]

- 核異型の強い淡明細胞やホブネイル様細胞から成る上皮性悪性腫瘍である（図4a, b）．
- 乳頭状，管状，嚢胞状，充実性の増殖パターンがあり，同一腫瘍内においても通常，これらのパターンが混在している（図5, 6a, b）．
- しばしば間質の硝子化を伴う（図5）．
- 核分裂像は他の上皮性悪性腫瘍に比べると目立たない．

4．鑑別診断

- **高異型度漿液性癌**：高異型度漿液性癌の充実性増殖部分に，細胞質が淡明化した腫瘍細胞がみられることがある（→各論3.1.参照）．
- **卵黄嚢腫瘍**：卵黄嚢腫瘍において細胞質が淡明化した細胞が出現すると，明細胞癌に酷似する．年齢や血清AFP値が鑑別に重要である（→各論3.10.参照）．

5．免疫組織化学

- **CK7，CK20**：類内膜癌と同様に，CK7陽性，CK20陰性のパターンを示す．
- **HNF-1β**：明細胞癌に特異的なマーカーとして知られている．

（本原 剛志，加藤 哲子）

5 上皮性腫瘍：漿液粘液性腫瘍
epithelial tumors：seromucinous tumors

1. 疾患のポイント

- 複数のミュラー管型上皮を模倣する腫瘍であり，2014年のWHO分類において独立した腫瘍群として取り扱われるようになった．
- 良性腫瘍（漿液粘液性嚢胞腺腫，漿液粘液性腺線維腫），境界悪性腫瘍（漿液粘液性境界悪性腫瘍），悪性腫瘍（漿液粘液性癌）に分類されるが，ほとんどが境界悪性腫瘍であり，悪性の頻度はきわめて低い．
- 子宮内膜症との関連性が示唆されている．

2. 臨床診断

- **双合診**：子宮付属器領域に弾性軟の嚢胞性腫瘤として触知される．
- **超音波断層法検査**：漿液粘液性境界悪性腫瘍では単房性嚢胞性腫瘍の形態を示し，嚢胞の内腔面には乳頭状の隆起が認められる．
- **MRI検査**：漿液粘液性境界悪性腫瘍では約40％が両側性であり，骨盤腔内に単房性の嚢胞性腫瘍を形成し，嚢胞の内腔面には多発する乳頭状の隆起性病変が認められる（図1）．

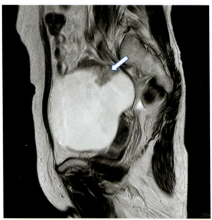

図1　漿液粘液性癌，骨盤MRI T2強調像（矢状断）．骨盤腔内に単房性嚢胞性腫瘍がみられ，内腔面には乳頭状の隆起が認められる（⇨）．

3. 病理診断

(a) 漿液粘液性嚢胞腺腫 seromucinous cystadenoma

[肉眼像]
- 良性の漿液粘液性腫瘍の多くは単房性嚢胞状の形態を呈する．
- 内容液は粘液状を示す．

[組織像]
- 主に漿液性上皮と子宮内頸部様の粘液性上皮が種々の程度に混在あるいは移行してみられる．
- 類内膜上皮，扁平上皮，移行上皮などへの分化も認められることがある．
- 上皮細胞の核異型はみられない．

(b) 漿液粘液性境界悪性腫瘍 seromucinous borderline tumor／atypical proliferative seromucinous tumor

[肉眼像]
- 平均8〜10cmの単房性の嚢胞性腫瘍を形成する．
- 嚢胞の内腔面には軟らかい乳頭状の隆起が多発してみられる．
- 内容液は粘液状である．

[組織像]
- 漿液性境界悪性腫瘍に類似した豊富な線維性間質から成る乳頭状構築を示す（図2a）．
- 頸管腺上皮を構成する円柱上皮細胞に類似した腫瘍細胞が増殖する．
- 腫瘍細胞は軽度から中等度の核異型を示す．
- 間質はしばしば浮腫状であり，好中球や好酸球などの浸潤が目立ち，上皮細胞間にも多数の多核白血球が浸潤する（図2b）．
- 漿液粘液性上皮に加えて，類内膜上皮や扁平上皮，あるいは明細胞に類似した上皮が混在することがある（図2c）．

(c) 漿液粘液性癌 seromucinous carcinoma

[肉眼像]
- 半数以上が両側性であり，粘液を含む嚢胞性腫瘍として発育する（図3）．

[組織像]
- 漿液性癌を模倣した乳頭状構造に加え，粘液性癌の性格を有する．

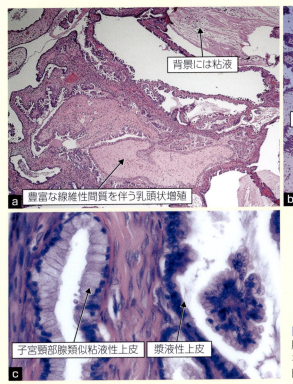
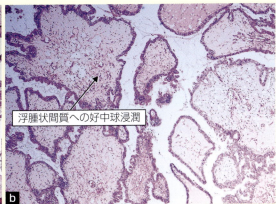

図2 漿液粘液性境界悪性腫瘍．(a, b) 漿液性境界悪性腫瘍に類似した豊富な線維性間質で構成される乳頭状構築を示す．(c) 上皮の核異型は軽度〜中等度で，頸管腺様高円柱上皮，漿液性上皮などが混在する．

- 2003年のWHO分類における頸管腺型の粘液性上皮から成る腺癌ならびに混合上皮性悪性腫瘍の一部，すなわち漿液性上皮および頸管腺型の粘液性上皮を主な成分とする腺癌が本疾患に相当する．
- 漿液粘液性境界悪性腫瘍ならびに子宮内膜症を伴うことが多いため，子宮内膜症から境界悪性腫瘍を経て段階的に癌へと進展する可能性が示されている．

4. 鑑別診断

- **漿液性境界悪性腫瘍**：肉眼像や画像所見は酷似している．粘液性上皮への分化の有無，背景に子宮内膜症性嚢胞がみられるか，などが鑑別点である（→各論3.1.参照）．
- **類内膜癌**：類内膜癌では粘液性上皮や卵管上皮への化生が認められることから，漿液粘液性癌の診断においては粘液性上皮への分化を伴う類内膜癌との鑑別を要することがある（→各論3.3.参照）．

5. 免疫組織化学

- **CK7, CK20**：漿液粘液性境界悪性腫瘍では，CK7陽性，CK20陰性を呈し，類内膜腫瘍に類似した表現型を示す．

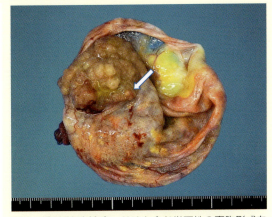

図3 漿液粘液性癌．粘液を含む単房性の嚢胞形成を背景として，一部に乳頭状の隆起性病変（⇨）が認められる．

- **ER, PgR**：漿液粘液性境界悪性腫瘍では，ER陽性，PgR陽性を示す一方で，粘液性境界悪性腫瘍ではいずれも陰性を呈する．
- **ARID1A**：漿液粘液性境界悪性腫瘍の約1/3の症例では，ARID1Aの蛋白発現の消失がみられる．

（本原 剛志，南口 早智子）

6 性索間質性腫瘍：線維腫，莢膜細胞腫
sex cord-stromal tumors : fibroma, thecoma

1. 疾患のポイント

- 性索間質性腫瘍のうち，純粋型間質性腫瘍（pure stromal tumors）に属する間質への分化を基本とする良性腫瘍である．
- 線維腫は性索間質性腫瘍の中で最も発生頻度が高く，卵巣腫瘍全体の約4％を占める．中年以降に多い．
- 線維腫に胸腹水貯留が合併し，かつ腫瘍の切除により胸腹水が消失する病態をMeigs症候群という．
- 莢膜細胞腫は卵巣腫瘍全体の1％未満である．多くが閉経後に発症し，しばしばエストロゲン，まれにアンドロゲン産生による内分泌学的徴候を呈する．

2. 臨床診断

- **双合診**：子宮付属器領域に可動性良好な腫瘤として触知される．
- **超音波断層法検査**：子宮付属器領域に子宮筋層と同程度の輝度のエコー像を呈する，境界明瞭な充実性腫瘤として描出される．線維腫ではしばしば腹水の貯留がみられることから，ダグラス窩の腹水の有無を確認する．
- **骨盤MRI検査**：周囲組織との境界が明瞭な片側性の充実性腫瘤として認められることが多く，子宮筋層と同等な信号を呈する（図1）．

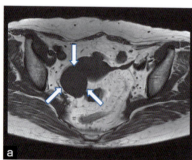
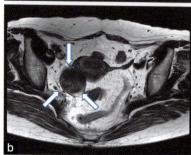

図1　線維腫，骨盤MRI所見（水平断；a：T1強調像，b：T2強調像）．右側付属器領域にT1強調像，T2強調像で共に低信号を呈する充実性腫瘤（⇨）がみられる．

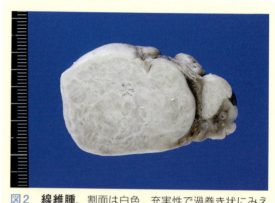

図2　線維腫．割面は白色，充実性で渦巻き状にみえる．

3. 病理診断

(a) 線維腫 fibroma

[肉眼像]

- 多くは片側性だが，約8％は両側性である．大きさはさまざまであるが，平均は6cm程度である．
- 表面平滑で硬い腫瘤である．
- 割面は白色～黄白色調，充実性で，しばしば渦巻き状にみえる（図2）．部分的に石灰化や嚢胞化がみられることもある．

[組織像]

- 紡錘形細胞が膠原線維を伴いながら束状，花むしろ状に増殖する．紡錘形細胞と膠原線維の割合は場所によりさまざまである（図3，4）．
- 核異型や核分裂像はほとんどみられない．
- しばしば硝子化や石灰化を伴う．

(b) 莢膜細胞腫 thecoma

[肉眼像]

- 通常片側性で，10cm未満の大きさで見つかることが多い．

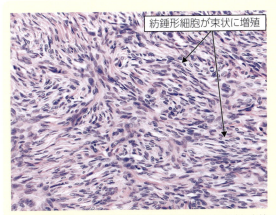

図3 線維腫．紡錘形細胞が膠原線維を伴いながら束状に増殖している．

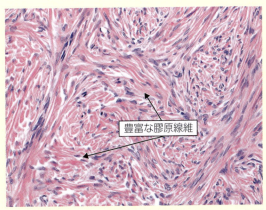

図4 線維腫．紡錘形細胞と膠原線維が束を作って交錯している．図3に比べて膠原線維が豊富である．

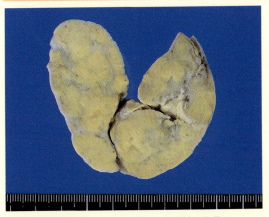

図5 莢膜細胞腫．割面は黄色，充実性である．

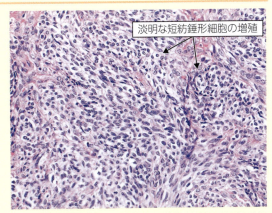

図6 莢膜細胞腫．淡明な細胞質を有する短紡錘形細胞が束状に増殖する．

- 充実性腫瘍である．割面は典型的には黄色調である（図5）．

[組織像]
- 淡明で豊富な細胞質を有する短紡錘形細胞が束状，シート状に増殖する（図6）．
- 核は類円形〜紡錘形で，核異型や核分裂像はみられない．
- 場所によりさまざまな程度で膠原線維を含み，硝子化や石灰化を伴うこともある．

4．鑑別診断

- **成人型顆粒膜細胞腫**：びまん性増殖を示す成人型顆粒膜細胞腫との鑑別が問題となることがある（→各論3.7．参照）．
- **クルケンベルグ(Krukenberg)腫瘍**：二次性腫瘍（転移性腫瘍）の代表的なこの腫瘍は一見，線維腫様にみえ，印環細胞（signet-ring cells）が目立たないことがある（→各論3.14．参照）．
- **線維肉腫**：線維腫と比較して細胞密度が高く，核異型が認められ，核分裂像も高倍率10視野あたり4個以上確認される．
- **硬化性間質性腫瘍 sclerosing stromal tumor**：紡錘形細胞と淡明で豊富な細胞質を有する類円形細胞から成り，線維腫や莢膜細胞腫に類似するが，細胞密度の高い領域と低い領域が混在して偽分葉状構造を呈するのが特徴である．

5．免疫組織化学

- **α-インヒビン，カルレチニン**：莢膜細胞腫で陽性となり，線維腫でもときに陽性となる．

（齋藤 文誉，加藤 哲子）

7 性索間質性腫瘍：顆粒膜細胞腫
sex cord-stromal tumors : granulosa cell tumors

1. 疾患のポイント

- 性索間質性腫瘍のうち，純粋型性索腫瘍（pure sex cord tumors）に属し，顆粒膜細胞への分化を示す腫瘍である．
- 卵巣腫瘍全体の約1％であり，成人型と若年型に分類される．うち成人型が95％を占める．
- エストロゲン産生により，若年発生では思春期早発症，成人発生では月経異常や不正性器出血をきたす．子宮内膜増殖症や子宮内膜癌を合併することもある．
- 大部分は卵巣に限局し予後良好であるが，進行例や再発例もあり，境界悪性，悪性腫瘍に分類される．成人型では10～20年単位での晩期再発もある．

2. 臨床診断

- **双合診**：子宮付属器領域に腫瘤として触知される．
- **超音波断層法検査**：子宮付属器領域に充実性腫瘤あるいは充実成分と嚢胞成分が混在した腫瘤として描出される．嚢胞形成の程度はさまざまである．
- **骨盤MRI検査**：充実性腫瘤あるいは充実成分と嚢胞成分が混在した腫瘤として認められ，一部に出血を伴うことがある（図1）．

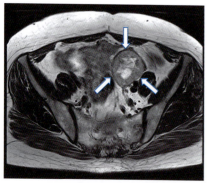

図1　成人型顆粒膜細胞腫，骨盤MRI所見（T2強調像，水平断）．左側付属器領域に，充実成分の内部に多房性嚢胞性病変を有する腫瘤（⇨）が認められる．

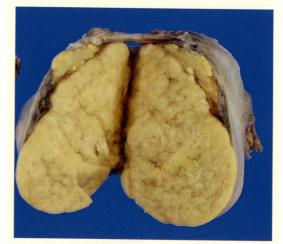

図2　成人型顆粒膜細胞腫．黄色，充実性の腫瘤を形成している．

［組織像］
- 小濾胞状，大濾胞状，索状，島状，びまん性などの多彩な組織パターンを示す（図3）．小濾胞状パターンでは，好酸性基質を取り囲むCall-Exner body（図3挿入図）が特徴的である．
- 顆粒膜細胞様の小型均一な細胞の増殖から成る．核所見（核溝，くびれ）が特徴的である（図4）．
- 核分裂数は症例により異なる．

(b) 若年型顆粒膜細胞腫 juvenile granulosa cell tumor
［肉眼像］
- 片側性の充実嚢胞状腫瘤である（図5）．
- 充実部は灰白色～黄白色調で，しばしば出血，壊死を伴う．

［組織像］
- 濾胞構造とびまん性パターンが混在し，濾胞内に

3. 病理診断

(a) 成人型顆粒膜細胞腫 adult granulosa cell tumor
［肉眼像］
- 通常片側性で，10cm前後の大きさで見つかることが多い．
- 黄白色調の充実性腫瘤で（図2），しばしば嚢胞形成や出血を伴う．

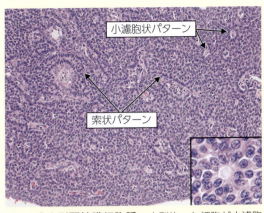

図3 **成人型顆粒膜細胞腫**．小型均一な細胞が小濾胞状，索状に増殖している．Call-Exner body（挿入図）もみられる．

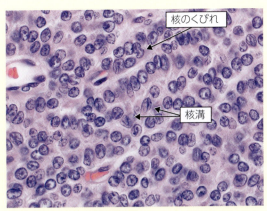

図4 **成人型顆粒膜細胞腫**．コーヒー豆のような核溝，核のくびれが特徴的である．

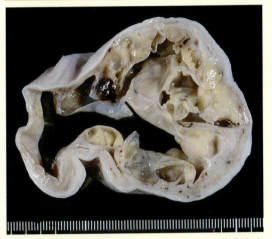

図5 **若年型顆粒膜細胞腫**．嚢胞状の部分と黄白色充実性の部分が混在する．

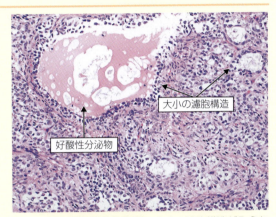

図6 **若年型顆粒膜細胞腫**．大小の濾胞構造がみられる．好酸性分泌物を入れる濾胞もある．

は通常，好酸性ないし好塩基性の分泌物を入れている（図6）．
- 類円形核と豊富な細胞質を有する細胞の増殖から成る．核溝はみられないが，核の多形性や多数の核分裂像を伴うことがある．

4．鑑別診断
- **未分化癌**：紡錘形から類円形の細胞の増殖から成る癌との鑑別が問題となることがある．
- **セルトリ・ライディッヒ細胞腫 Sertori-Leydig cell tumors**：混合型性索間質性腫瘍の中で分化度の低いセルトリ・ライディッヒ細胞腫との鑑別を要する．
- **線維腫，莢膜細胞腫 fibroma, thecoma**：細胞密度が高い線維腫／莢膜細胞腫との鑑別が問題となることがある（→各論3.6.参照）．

5．免疫組織化学
- **α-インヒビン，カルレチニン**：通常陽性となる．
- **cytokeratin，EMA**：cytokeratinはときに陽性となるが，EMAは通常陰性である．

（齋藤 文誉，加藤 哲子）

> **Memorandum** **成人型顆粒膜細胞腫のFOXL2遺伝子変異**：成人型顆粒膜細胞腫の90％以上で*FOXL2*遺伝子の点突然変異が特異的に認められ，診断の補助となる．

8 性索間質性腫瘍：セルトリ・ライディッヒ細胞腫，セルトリ細胞腫 sex cord-stromal tumors：Sertoli-Leydig cell tumor, Sertoli cell tumor

1. 疾患のポイント

- セルトリ・ライディッヒ細胞腫は混合型性索間質性腫瘍（mixed sex cord-stromal tumors）に属し，さまざまな分化段階のセルトリ細胞，ライディッヒ細胞，および未熟な性索間質細胞から成る腫瘍である．セルトリ細胞腫は純粋型性索腫瘍に属する．
- 卵巣腫瘍全体の0.5％未満で，その大部分がセルトリ・ライディッヒ細胞腫であり，セルトリ細胞腫はまれである．前者は高分化型，中分化型，低分化型などに分けられ，予後はそれぞれ良性，境界悪性，悪性に相当する．
- どの年齢層にも発生しうるが，比較的若年女性に多い．
- 約半数がアンドロゲン産生性で，無月経や男性化徴候をきたす．

2. 臨床診断

- **双合診**：子宮付属器領域に腫瘤として触知される．
- **超音波断層法検査**：子宮付属器領域に充実性腫瘤，あるいは充実成分と囊胞成分が混在した腫瘤として描出される．
- **骨盤MRI検査**：片側性の充実性腫瘤，あるいは充実成分と囊胞成分が混在した腫瘤として認められることが多い（図1）．

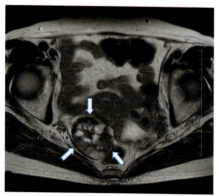

図1　セルトリ・ライディッヒ細胞腫，骨盤MRI T2強調像（水平断）．右側付属器領域に充実成分と囊胞成分が混在する腫瘤（⇨）が認められる．

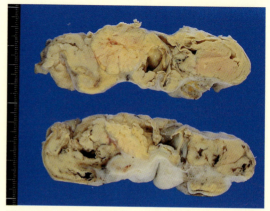

図2　セルトリ・ライディッヒ細胞腫．割面は黄色充実性で，一部囊胞状である．

ある（図2）．

[組織像]

- 高分化型では，セルトリ細胞類似の円柱状細胞が管状構造をつくる（図3）．間にライディッヒ細胞が分布する．
- 中分化型では，性索様の索状，胞巣状増殖が主体で，管状構造は少なくなる．間にライディッヒ細胞が分布する（図4）．
- 低分化型では，小型類円形から紡錘形の細胞のびまん性増殖が主体で，ライディッヒ細胞はほとんど確認できなくなる．紡錘形細胞が束状に配列すると肉腫様を呈し，核分裂像も多数認められる（図5）．
- 約20％の症例では粘液上皮，軟骨，骨格筋などの異所性成分を伴う．

3. 病理診断

(a) セルトリ・ライディッヒ細胞腫 Sertoli-Leydig cell tumor

[肉眼像]

- 通常片側性で，発見時の大きさは平均10cm前後である．
- 多くは黄色充実性であるが，囊胞状になることも

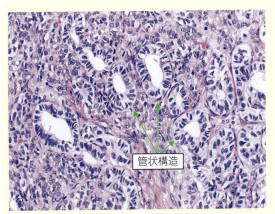

図3 セルトリ・ライディッヒ細胞腫(高分化型).
円柱状細胞から成る管状構造が出現している.

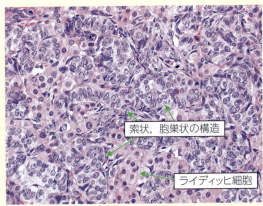

図4 セルトリ・ライディッヒ細胞腫(中分化型).
索状,胞巣状の構造が主体である.間には好酸性のライディッヒ細胞が分布している.

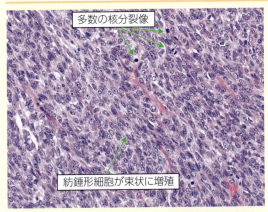

図5 セルトリ・ライディッヒ細胞腫(低分化型).
紡錘形細胞が束状に増殖し,肉腫様にみえる.核分裂像も目立つ.

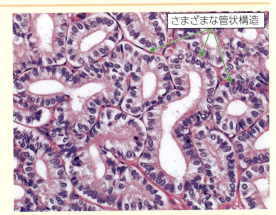

図6 セルトリ細胞腫.セルトリ細胞類似の円柱状細胞が,さまざまな管状構造をつくる.

(b) セルトリ細胞腫 Sertoli cell tumor

[肉眼像]

- 通常片側性で,10cm未満の腫瘤であり,被膜破綻はみられない.
- 充実性腫瘤で,割面は黄色調,分葉状を呈する.

[組織像]

- セルトリ細胞類似の円柱状細胞が,さまざまな管状構造をつくる(図6).

4. 鑑別診断

- 類内膜癌：類内膜癌で性索様の索状配列や,セルトリ管様の小腺管が目立つことがある.
- カルチノイド carcinoid：索状,管状配列を示すカルチノイドとの鑑別を要する.
- 成人型顆粒膜細胞腫：びまん性増殖や黄体化を示す成人型顆粒膜細胞腫との鑑別が問題となることがある(→各論3.7.参照).

5. 免疫組織化学

- α-インヒビン,カルレチニン：通常陽性となる.
- cytokeratin,EMA：cytokeratinは管状構造で陽性となるが,EMAは通常陰性である.

(齋藤 文誉,加藤 哲子)

> **Memorandum** 性索間質性腫瘍の分類：性索間質性腫瘍は,間質への分化のみを示す純粋型間質性腫瘍,性索への分化のみを示す純粋型性索腫瘍に分類される.また,セルトリ・ライディッヒ細胞腫のように性索および間質の両方向への分化を示すものは,混合型性索間質性腫瘍に分類される.

9 胚細胞腫瘍：未分化胚細胞腫/ディスジャーミノーマ
germ cell tumors：dysgerminoma

1. 疾患のポイント

- 始原生殖細胞に類似した大型の腫瘍細胞から成る悪性の胚細胞腫瘍である．
- 小児期または若年層に多い．
- 卵巣悪性胚細胞腫瘍の中では頻度が高く，卵巣腫瘍全体の1〜2％を占める．
- 肉眼的に約10％が両側性で，肉眼的病巣がない場合にも約10％に腫瘍が認められる．
- 腹痛や腹部膨満感を主訴とすることが多い．
- 多くの症例に血清LDH値の上昇，および3〜5％にhCG値の軽度上昇を伴う．
- 化学療法や放射線治療への感受性が高く，予後は良好である．

2. 臨床診断

- **双合診**：多くは片側性であるが，ときに両側性に大きな充実性腫瘤として触知される．
- **超音波断層法検査**：一部に囊胞性部分を伴う充実性腫瘤で，分葉構造を呈する．
- **MRI検査**：分葉状構造を伴った内部が均一な充実性腫瘤であり，T2強調像で低信号を呈する隔壁が，造影後に早期から造影される線維血管性隔壁として描出される（図1）．

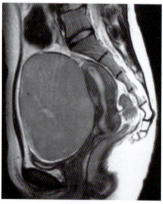

図1 未分化胚細胞腫，骨盤MRI T2強調像（矢状断）．分葉状の充実性腫瘤を形成し，内部に線維血管性隔壁を伴っている．
（国立がん研究センター中央病院婦人腫瘍科 加藤友康科長より供与）

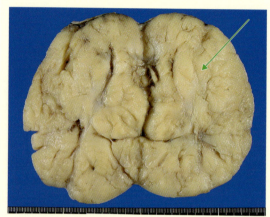

図2 未分化胚細胞腫/ディスジャーミノーマ．灰白色〜乳白色調の一様な充実性腫瘤を呈する（→）．出血，壊死はみられない．

の可能性を考える．

[組織像]

- 腫瘍細胞は，始原生殖細胞に類似した大型で核小体の明瞭な腫大した類円形核と，淡明な細胞質を有する．
- 細胞境界は明瞭で，敷石状配列を示す．
- しばしば線維性結合組織に区画され，胞巣状，索状配列もみられる．
- 結合組織内にはさまざまな程度のリンパ球浸潤が認められ，腫瘍細胞とリンパ球のtwo cell patternが特徴像とされる（図3）．

3. 病理診断

[肉眼像]

- 割面は灰白色〜乳白色調の一様な充実性腫瘤を呈する（図2）．
- 出血，壊死はみられない．みられる場合は，卵黄囊腫瘍，胎芽性腫瘍，絨毛癌などとの混合性腫瘍

4. 鑑別診断

- **他の胚細胞腫瘍の合併**：十分な切り出しによる検索と，肉眼的に出血，壊死などの所見の異なる部位の標本作製が重要である．
- **卵巣小細胞癌**：臨床像と組織型により，高カルシウ

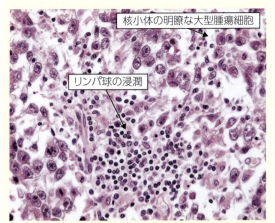

図3 未分化胚細胞腫/ディスジャーミノーマ. 始原生殖細胞に類似した大型で核小体の明瞭な腫大した類円形核と,淡明な細胞質を有する.さまざまな程度のリンパ球浸潤が認められ,腫瘍細胞とリンパ球の two cell pattern が特徴像とされる.

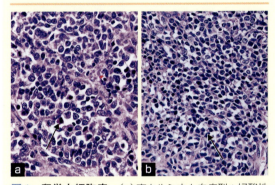

図4 卵巣小細胞癌. (a) 高カルシウム血症型:好酸性の細胞質を有するN/C比の高い腫瘍細胞が充実性に増殖する.核小体も散見される.(b) 肺型小細胞癌:小型で細胞質が確認できないほどN/C比は高く,クロマチン増量が目立ち,核小体はみられない.

ム血症を伴う高カルシウム血症型(hypercalcemic type)と肺の小細胞癌に類似した肺型小細胞癌(pulmonary type)の2つのタイプに分けられる(図4a, b).小型でクロマチンの増量したN/C比の高い細胞が充実性,索状配列,ロゼット形成などを呈して増殖する.高カルシウム血症型では好酸性の細胞質を有し,上皮様配列や横紋筋肉腫様(rhabdoid)な細胞や,核小体も散見されることもある.肺小細胞癌型では,未分化胚細胞腫/ディスジャーミノーマの腫瘍細胞にみられる明瞭な大型核小体はみられない.クロモグラニンAやシナプトフィジンなどの神経内分泌マーカーが陽性を示す.

- **悪性リンパ腫**:腫大した大型類円形核を有する一様な細胞が充実性に増殖する点で,びまん性B細胞性リンパ腫などと鑑別を要する.リンパ球浸潤が少ない場合に注意が必要である.各種リンパ腫マーカーが陽性となる.

- **悪性黒色腫**:多形性に富む異型細胞が充実性に増殖する.メラニン顆粒がみられる場合には肉眼像も異なり,鑑別は容易であるが,メラニン顆粒のない場合には注意が必要である.S-100,MelanA,HMB45,MART-1,MITFなどが陽性を示す.

5. 免疫組織化学

- 腫瘍細胞は,PLAP,KIT,D2-40,OCT3/4,SALL4に陽性を示し,特に他の胚細胞腫瘍との鑑別においては,KIT,D2-40が未分化胚細胞腫/ディスジャーミノーマに特異的である.

(坂口 勲,南口 早智子)

Memorandum **Teilumの説**(図5):Teilum Gが胚細胞腫瘍の組織発生を提唱して約50年が経過した.未熟な胚細胞から未分化胚細胞腫/ディスジャーミノーマが発生する経路とは別に,未熟な胚細胞から多分化能を有する tumors of totipotential cells を経て胎芽性癌が発生する.さらに胎芽外成分の腫瘍として卵黄嚢腫瘍や絨毛癌が発生するが,一方で胎芽性の三胚葉性成分へ分化した腫瘍として奇形腫が存在する.このTeilumの胚細胞腫瘍の組織発生に関する概説は今日も高く評価されている.

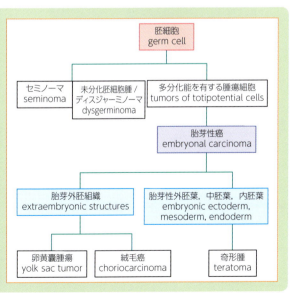

図5 Teilumの説

10 胚細胞腫瘍：卵黄嚢腫瘍
germ cell tumors：yolk sac tumor

1. 疾患のポイント
- 卵黄嚢の発達過程でみられる種々の組織学的形態に類似した悪性の胚細胞腫瘍である．
- 30歳以下の若年女性に好発する．
- 腹痛，腹部膨満感を主訴とすることが多く，腫瘍の被膜破綻や茎捻転による急性腹症で見つかる場合もある．
- AFP値が著明な高値となる．
- 化学療法に感受性が高く，予後は良好である．

2. 臨床診断
- **双合診**：多くは片側性の大きな充実性腫瘤として触知される．
- **超音波断層法検査**：充実性部分と囊胞性部分が混在する．
- **MRI検査**：充実性の腫瘤像を呈し，大小の囊胞性部分が混在する．充実性部分の造影効果は高い（図1）．

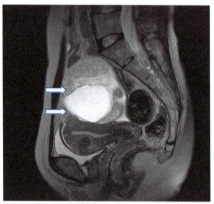

図1 混合型胚細胞腫瘍（卵黄嚢腫瘍，成熟奇形腫）骨盤MRI T2強調像（水平断）．
不整な充実部を有する囊胞性病変が認められる（⇨）．

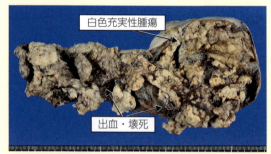

図2 卵黄嚢腫瘍．白色〜淡褐色充実性病変と出血，壊死が混在する．

3. 病理診断
[肉眼像]
- 直径10cm以上の表面平滑な大型卵巣腫瘍であることが多い．
- 白色充実性病変と共に出血，壊死などが混在する．

[組織像]（図3a〜e）
- 類洞様，迷路模様など，多彩で複雑な腫瘍細胞の増殖パターンを呈するのが特徴である．
- 日常診断で最も多く経験される微小囊胞/網状型は，小型囊胞を形成し，びまん性に増殖すると網目状の構造を呈する（図3a, b）．
- 扁平あるいは立方状の細胞が大小の囊胞を形成する（図3c）．
- 子宮内膜や胎児腸管を模倣する腺型配列を呈する．
- 肝様癌（hepatoid carcinoma）（図3d）は，2014年のWHO分類からyolk sac tumorの亜型として統合された．
- Schiller-Duval body（図3e）は卵黄嚢腫瘍に特徴的な所見であるが，必ずしも出現頻度は高くない．
- 好酸性硝子球（eosinophilic hyaline globule）（図3e）も特徴像の一つであるが，明細胞癌にもみられる．

4. 鑑別診断
- **明細胞癌**：淡明な細胞質，腫大した異型核を持つ腫瘍細胞が管状，乳頭状構造を示して増殖し，好酸性硝子球がみられる点でも組織像は類似する．患者年齢，子宮内膜症性囊胞合併やAFPの上昇がないなど臨床像は異なり，免疫染色で鑑別可能である（→各論3.4.参照）．

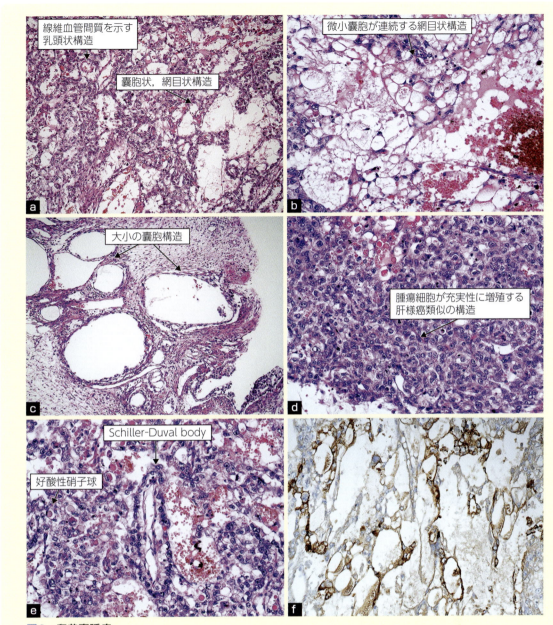

図3 卵黄嚢腫瘍.
(a) 弱拡大で多彩な組織像がみられることが特徴である．ここでは微小囊胞/網目状，乳頭状構造が混在する．
(b) 微小囊胞構造が連続する網目状構造を示す．
(c) 大小の囊胞構造が目立つ場合もある．腫瘍細胞は囊胞壁に単層性〜多層性にみられる．
(d) 充実性に腫瘍細胞が増殖し，肝様癌（hepatoid carcinoma）類似の構造を示す．
(e) Schiller-Duval bodyは卵黄嚢腫瘍に特異的な所見であり，線維血管間質を腫瘍細胞が取り囲むように同心円状に配列した構造物である．また，細胞内外に好酸性硝子球が認められる．
(f) 免疫染色でAFPが陽性を示す．

- 他の胚細胞腫瘍：各組織学的特徴と特異的な免疫組織化学マーカーを利用する．

5. 免疫組織化学

- AFP：卵黄嚢腫瘍に特異的なマーカーである（図3f）． （坂口 勲，南口 早智子）

11 胚細胞腫瘍：胎芽性癌
germ cell tumors：embryonal carcinoma

1. 疾患のポイント

- 大型の未熟な腫瘍細胞が充実性，乳頭状あるいは腺腔を形成して増殖する胚細胞腫瘍で，精巣に発生するものと同様である．
- 小児期から若年層にみられる．
- 卵巣原発の純粋型はきわめてまれであり，他の胚細胞腫瘍と混在することが多い．
- 骨盤痛や腹痛を主訴とし，月経異常や思春期早発症を伴う場合がある．
- hCG-β値が上昇を伴う場合がある．

2. 臨床診断

- **双合診**：充実性腫瘍として触知される．
- **超音波断層法検査**：充実性腫瘍として描出されるが，特徴的な所見はない．
- **MRI検査**：出血と壊死性成分を伴う充実性腫瘍であるが，特徴的な所見を有さない（図1）．

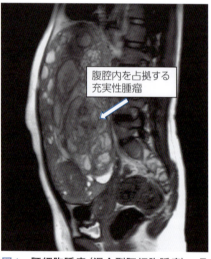

図1 胚細胞腫瘍（混合型胚細胞腫瘍），骨盤MRI T2強調像（矢状断）．片側付属器領域より発育する充実性腫瘍が認められる（⇨）．この症例では，組織学的に腫瘍の10％に胎芽性癌の成分が認められた．

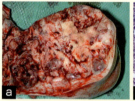

図2 混合性胚細胞腫瘍．
(a) 肉眼像：出血を伴い，ここでは組織学的に胎芽性癌や卵黄嚢腫瘍の成分が認められた．
(b) 組織像：大型の核小体の明瞭な上皮様異型細胞が乳頭状，管状（⇨），充実性構造を形成し，未分化な成分が介在する．

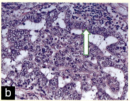

図3 混合性胚細胞腫瘍．
(a) 免疫染色：CD30は腫瘍細胞の細胞膜に陽性を示す．
(b) 免疫染色：OCT3/4は核に陽性となる．

3. 病理診断

[肉眼像]
- 大型の卵巣腫瘍であることが多い．
- 白色充実性病変と共に出血，壊死などが混在する（図2a）．

[組織像]
- 大型の上皮様異型細胞が乳頭状，管状，充実性構造を形成する（図2b）．

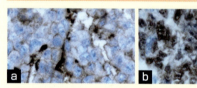

- 腫瘍細胞は大型高円柱状，細胞境界は不明瞭で核小体明瞭である．核分裂像も多い．
- まれに合胞体トロホブラスト類似細胞が散見され，この部位ではhCG陽性となる．

4. 鑑別診断

- **胚細胞性腫瘍の他の組織型，特に未分化胚細胞腫/ディスジャーミノーマ**：胎芽性癌の方が核の大小不同や核分裂像が多い．

5. 免疫組織化学

- **CD30**：他の胚細胞腫瘍では陽性を示さず，胎芽性癌に特異的なマーカーである（図3a）．
- **OCT3/4**：未分化胚細胞腫/ディスジャーミノーマ以外では胎芽性癌に陽性像を示す（図3b）．

（坂口 勲，南口 早智子）

12 胚細胞腫瘍：非妊娠性絨毛癌
germ cell tumors：non-gestational choriocarcinoma

1. 疾患のポイント
- 胎生期の胎盤絨毛組織に類似した悪性の胚細胞腫瘍である．
- 主に小児期から若年層に多く，まれに閉経後にみられる．
- hCG-β値が種々の程度に上昇する．

2. 臨床診断
- **双合診**：片側性が多く，大きな充実性腫瘤として触知される．
- **超音波断層法検査**：嚢胞性部分を伴う充実性腫瘤である．
- **MRI検査**：小さい嚢胞性部分を伴う造影効果の高い充実性腫瘤として描出される．腫瘍内部に出血や壊死像を伴う場合がある．

3. 病理診断
[肉眼像]
- 大型腫瘍のことが多い．割面において赤褐色から黒褐色の著明な出血，壊死を呈する（図1）．
- 混合性胚細胞腫瘍の部分像としてみられることが多い．混合性胚細胞腫瘍の場合も出血性病変部に存在する．

[組織像]
- 腫瘍細胞は直接血液と接して，洞を形成しており背景には出血，壊死が目立つ．
- 間質成分や血管構造が介在しない（図2）．
- 大型で円形の核を有する細胞性トロホブラスト類似細胞と，多核で好酸性の比較的広い細胞質を有する合胞体トロホブラスト類似細胞から成るtwo cell patternを示す（→各論6.2.参照）．
- 細胞性トロホブラスト類似細胞の周囲を取り囲むように，辺縁に合胞体トロホブラスト類似細胞が存在することが多い．
- 中間型トロホブラスト類似細胞も混在しているが，形態的に同定することは難しい．

4. 鑑別診断
- 妊娠性絨毛癌の転移とは，組織学的には鑑別困難である．
- 上記の鑑別には年齢（卵巣原発は思春期前に多く，妊娠性絨毛癌よりも若い），臨床像（先行妊娠や胞状奇胎の既往）や父系組織適合抗原やDNA検

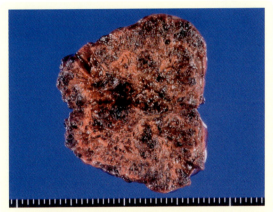

図1 絨毛癌．赤褐色から黒褐色を呈する．（国立がん研究センター中央病院 婦人腫瘍科 加藤友康科長より供与）

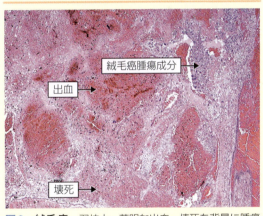

図2 絨毛癌．弱拡大．著明な出血，壊死を背景に腫瘍集塊がみられる．間質成分や血管の介在は明らかでない．

査にて，妊娠性絨毛癌を除外する必要がある．
- 卵巣癌の他の組織型においてもhCG-β高値を示すことがある．
- 多形性の目立つ高異型度癌との鑑別が必要である．

5. 免疫組織化学
- **hCG**：合胞体トロホブラスト類似細胞に強陽性を示す．細胞性トロホブラスト類似細胞にも一部陽性を示す（→各論6.2.参照）．
- **hPL**：中間型トロホブラスト類似細胞に陽性像を示す．

（坂口 勲，南口 早智子）

13 胚細胞腫瘍：奇形腫
germ cell tumors：teratoma

1. 疾患のポイント

成熟奇形腫 mature teratoma
- 2胚葉あるいは3胚葉由来の成熟した組織から成る胚細胞腫瘍である．
- 生殖年齢に多いが，発生年齢には幅がある．
- 卵巣腫瘍全体の約20％を占める．
- 血清CA19-9値の上昇を伴う場合がある．
- 良性腫瘍であるが，1～2％に悪性転化をきたす．悪性転化の発生年齢は50～60歳台で，片側性で約80％が扁平上皮癌である．

未熟奇形腫 immature teratoma
- 未熟組織（多くが未熟な神経外胚葉成分）を含む奇形腫である．
- 小児期や若年層に多く，閉経後はまれである．
- 卵巣悪性胚細胞腫瘍の中では未分化胚細胞腫/ディスジャーミノーマと並び多く，奇形腫全体の中では約3％を占める．
- 未熟な腸管や肝組織を含む症例ではAFP値が上昇するが，卵黄嚢腫瘍のような高値ではない．
- 化学療法に感受性があるが，悪性度や腫瘍径により予後が異なる．

2. 臨床診断

(1) 成熟奇形腫 mature teratoma
- 双合診：多くは片側性の充実性腫瘤として触知されるが，茎捻転をきたしている場合には圧痛を伴う．
- 超音波断層法検査：腫瘍内容が脂肪成分であり，ときに毛髪，骨，歯，軟骨などを含むため多彩な像を呈する．
- MRI検査：腫瘍内容の脂肪成分はT1強調像にて高信号を呈し，選択的脂肪抑制法にて脂肪抑制される．また脂肪成分は他成分との間にchemical shiftを伴う（図1a）．

(2) 未熟奇形腫 immature teratoma
- 双合診：多くは片側性であり，大きな充実性腫瘤として触知される．
- 超音波断層法検査：成熟奇形腫とは異なり，多くの症例で腫瘍内に血流が確認される．
- MRI検査：多房性嚢胞性部位と充実性部位が混在し，著明な造影効果を示す．充実性部位の内部にT1強調像で高信号を呈する脂肪成分が点在する（図1b）．

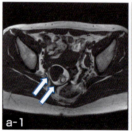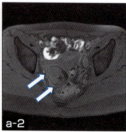

図1a 成熟奇形腫，骨盤MRI．(a-1) T2強調像（水平断）で右側卵巣に境界明瞭な腫瘤が認められ（⇨），(a-2) T1強調像脂肪抑制（水平断）で腫瘍内部は脂肪抑制にて抑制される（⇨）．

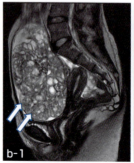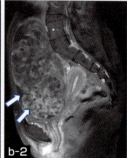

図1b 未熟奇形腫，骨盤MRI．(b-1) T2強調像（水平断）で子宮腹側に多数の嚢胞性病変を伴った充実性腫瘤が認められ（⇨），(b-2) T造影1強調像（水平断）で腫瘤は高信号で脂肪抑制が認められ，充実部は強い造影効果を示す（⇨）．

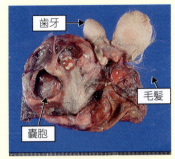

図2 成熟奇形腫. 単房性の囊胞性病変に複数の充実性腫瘤がみられる. 毛髪や歯牙が認められる.

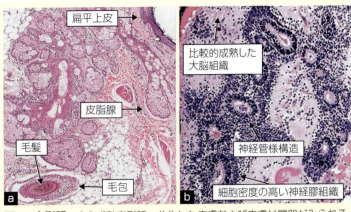

図3 奇形腫. (a) 成熟奇形腫：分化した皮膚および皮膚付属器がみられる. (b) 未熟奇形腫：成熟した大脳組織を背景に, クロマチンの増量した神経上皮ロゼットや, 核分裂像の目立つ細胞密度の高い神経膠組織を伴う神経管様構造を示す. この成分のみを未熟奇形腫の組織学的異型度分類の判断とする.

3. 病理診断

(a) 成熟奇形腫 mature teratoma

[肉眼像] (図2)

- 多くは囊胞状, 数〜40 cm, 平均は15 cmと大きな腫瘤である場合が多い.
- 表面は平滑, 割面では単房性が多房性より多い.
- 内腔には毛髪成分や, 角化物と分泌された皮脂様成分が混在した泥状内容物を含むことが多い.
- 充実部には歯芽や骨組織, 皮膚様構造, 中枢神経組織の混在を示唆する白色充実性病変, 黄色透明でやや硬化したコロイド様内容物を有する甲状腺様組織など多彩である.

[組織像]

- 最も多い成分は外胚葉成分であり, 表皮, 毛髪, 毛包, 皮脂腺, 歯牙, 汗腺, 大脳, 小脳, 脈絡叢などがみられる (図3a).
- 内胚葉由来として, 気管支様構造や消化管, 甲状腺組織がみられる.
- 中胚葉由来として, 平滑筋, 骨格筋, 脂肪組織, 骨, 軟骨がみられる.
- まれに副腎, 下垂体, 膵臓, 腎臓, 乳腺, 前立腺などもある.
- 1つの構成成分のみが増殖する単胚葉性奇形腫 (monodermal teratoma) として, 卵巣甲状腺腫 (struma ovarii), カルチノイド腫瘍 (carcinoid tumor) などがある.

(b) 未熟奇形腫 immature teratoma

[肉眼像]

- 大型の腫瘤であることが多く, 約半数で腫瘤破裂が認められる.
- 出血, 壊死, 白色充実性の神経性の組織を含む部位が目立つ.

[組織像]

- 成熟した組織とは別に, 神経上皮ロゼットや核分裂像の目立つ, 細胞密度の高い神経膠組織を伴う神経管様構造を示す (図3b).
- 未熟な軟骨組織や骨組織, 筋組織も混在するが, 未熟奇形腫の組織学的異型度分類は, 神経上皮成分を量的に評価することで決まる.
- 組織学的異型度分類については総論3.5.を参照されたい.

4. 鑑別診断

- **未熟な胎児性組織を有する成熟奇形腫**：胎児性の軟骨組織や核分裂像の目立つ中枢神経組織のみでは, 未熟奇形腫とはしない. 神経管様構造のある場合に未熟奇形腫と診断し, 組織学的異型度分類を行う.
- **他の胎児性腫瘍の成分**：胚細胞腫瘍は混合性腫瘍の頻度が高く, 未熟奇形腫は卵黄囊腫瘍や未分化胚細胞腫/ディスジャーミノーマの成分の有無も注意深く検討する.

5. 免疫組織化学

- 成熟奇形腫の診断に免疫染色を用いることはまずない.
- 未熟奇形腫の場合は, 神経外胚葉組織には, GFAP, S100蛋白, シナプトフィジンなどの神経系マーカーが陽性となる.
- 腸管様の腺管構造にAFPが陽性を示すことがある.

（坂口 勲, 南口 早智子）

14 転移性卵巣腫瘍
metastatic ovarian tumors

1. 疾患のポイント

- 婦人科以外の悪性腫瘍では胃癌，大腸癌，虫垂癌，乳癌からの転移が多く，肉眼像の形状や組織像は原発臓器により特徴がある．
- 両側性の腫瘍であることが多い．
- 印環細胞（signet-ring cells）が間質の増生を伴う組織像を呈するものは，クルケンベルグ（Krukenberg）腫瘍と呼ばれる．
- 診断には原発臓器となりうる腫瘍の有無についての情報が重要である．
- 腹膜偽粘液腫に伴う卵巣腫瘍の多くは虫垂癌の卵巣転移である（→各論11．Column腹膜偽粘液腫参照）．

2. 臨床診断

- **MRI検査**：両側性の充実性腫瘤が認められる場合には，まず本疾患が鑑別にあげられる．典型的なクルケンベルグ（Krukenberg）腫瘍はT2強調像で低信号強度を呈する両側性・充実性腫瘤として描出される（図1）．一方，大腸癌の転移は壊死，出血を反映したさまざまな信号強度で充実性部分を伴った多房性囊胞性腫瘤を呈し，卵巣原発の粘液性癌や類内膜癌との鑑別が困難である（図2）．
- **腫瘍マーカー**：上昇する腫瘍マーカーは原発臓器によりさまざまである．特に消化管が原発の場合はCEA値の上昇が特徴的である．

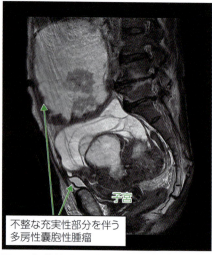

図2　転移性卵巣腫瘍（大腸癌原発），骨盤MRI T2強調像（矢状断）．両側付属器に不整な充実性部分を伴う単房性・多房性囊胞性腫瘤が認められる．

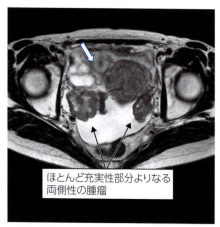

図1　転移性卵巣腫瘍（胃癌原発），骨盤MRI T2強調像（水平断）．両側付属器にほとんどが充実性部分よりなる腫瘤がみられ，腹水貯留（⇨）を伴っている．

3. 病理診断

[肉眼像]
- 両側性の腫瘍であることが多い．
- クルケンベルグ腫瘍では充実性で，割面に光沢がある（図3a）．
- 大腸癌の転移では多房性の囊胞を形成することがある（図4a）．

[組織像]
- しばしば多結節性の腫瘍を形成する．
- 腫瘍は原発巣の組織像とおおむね同じ組織像を示す（図3b，図4b）．

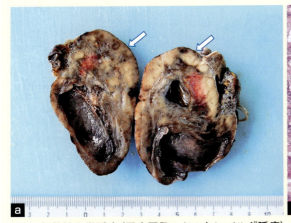

図3 転移性卵巣腫瘍(胃癌原発:クルケンベルグ腫瘍). (a) 卵巣皮質(⇨)に複数の結節が癒合したようにみえる白色調病巣がみられる. (b) 組織学的に細胞質内が粘液に富み,核が偏在する印環細胞(→)が特徴的である.

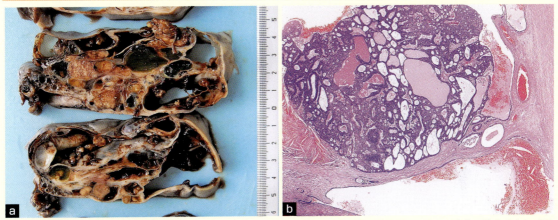

図4 転移性卵巣腫瘍(大腸癌原発). (a) 充実性部分と大小の囊胞より成る多房性腫瘍である. (b) 円柱上皮より成る腺管が密に増殖する部分(上)と囊胞性部分(下)がみられる.

- クルケンベルグ腫瘍では,印環細胞(signet-ring cells)の形態を示す腫瘍細胞が間質細胞の増生を伴っている(図3b)(→各論3.6.参照).

4. 鑑別診断

- **原発性卵巣癌**:大腸癌の転移はときに粘液性腫瘍,類内膜癌に似た組織像を呈する.既往歴,免疫染色の結果を参考にする.
- **硬化性間質性腫瘍 sclerosing stromal tumor**:若年者に多い.多結節性パターン,細胞質内に空胞を持つ印環細胞様の細胞の出現はクルケンベルグ腫瘍との鑑別を要する.細胞質内空胞には粘液は含まれない.

5. 免疫組織化学

- 原発病変,鑑別の対象となる癌により選ぶべきマーカーが決まる.
- 上皮性腫瘍ではCK7,CK20の発現パターンは原発推定のヒントになるが絶対的な指標ではない.

(宮原 陽,柳井 広之)

婦人科病理学の偉人たち (3)

Gunnar Teilum
(1902～1980)

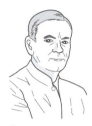

　WHOが1973年に上梓した通称"Blue Book"と呼ばれる中の『Histological Typing of Ovarian Tumours』は，1960年代に国際産科婦人科連合(FIGO)が後援し組織されたInternational Study Group on the Classification of Ovarian Tumorsによって作成されたものである．Teilumはその9人のメンバーのひとりであり，同時に精巣腫瘍のWHO組織分類に加わったのは彼とScully REの2人だけであった．

　Teilumは，1902年8月18日，デンマーク東部に位置するジーランド島のヘルシンゲルで生まれている．この町には，シェイクスピアの戯曲『ハムレット』の舞台として有名なクロンボー城がある．両親の姓はデンマークではよくあるPedersonであったが，彼が十代後半のときに珍しいTeilumに変えている．1921年，コペンハーゲン大学医学部に進学し，卒業後は5年間の臨床研修に従事した後，法医学のプロセクターとして3年間勤めた．1938年に病理学に籍を移し，「性ステロイドホルモンが血中コレステロールに及ぼす影響からみたコレステリン血症」のテーマで学位を取得し，これがTeilumのその後の研究の礎となっている．彼が主任教授になったのは遅く，60歳の時であった．彼の父親が美術館館長であったことからか，芸術は彼の生涯に大きな影響を及ぼし，特にクラシック音楽をこよなく愛した．皮肉にも，1980年5月23日，しばしば足を運んでいたコンサート会場で77歳で亡くなった．

　Teilumの研究は，リウマチやアミロイドーシス，妊娠中の肝生検，骨の好酸球性肉芽腫など多岐にわたるが，性腺腫瘍の世界的第一人者という評価は論をまたない．それは，彼が名づけたendodermal sinus tumorの物語をたどれば明らかである．現在ではyolk sac tumorに名を変えた卵黄嚢腫瘍は，1939年，Schiller Wによって，中腎管に由来するmesonephroma ovariiとして初めて報告された．Teilumは，この種の腫瘍が精巣にも認められることを過去の論文から見出し，卵巣と精巣にみられるこれらの腫瘍を病理学的に比較し，1940年代から1950年代にかけて精力的に論文を発表した．1950年代の中頃，彼はラットの胎盤を研究していたパリの発生学者を訪ね，彼が心血を注いで研究していた腫瘍が，組織学的にラットの内胚葉洞と類似していることをみつけるに至った．その構造は，1891年にDuval Mが初めて報告し，Schillerが正に中腎管の性格として指摘していたものであった．1959年，彼はこの一連の腫瘍をendodermal sinus tumorの名前で発表し，その特異な構造は現在もSchiller-Duval bodyと呼ばれている．その後，彼はこの腫瘍を4つの組織パターンに分類し，これは現在の組織診断の基本となっており，さらに硝子小体の存在も指摘している．この腫瘍は，1970年代に入って，AFPを産生することが明らかとなり，卵巣の胚細胞腫瘍の一つとして確立した．一方，Schillerの論文の中に出てくる一群の明るい細胞の腫瘍成分をTeilumはmesonephic carcinomaと表現している．これは後にScully RE & Barlow JFによってミュラー管由来であることが示され，現在の卵巣癌の組織型の一つである明細胞癌として認識されるに至った．卵巣腫瘍の分類が混乱していたこの時代，わが国では，樋口・加藤の分類が胚細胞腫瘍の独自の分類として長く使用されていたことを記憶にとどめておきたい．

　彼が引退して4年後，1976年に設立されたInternational Society of Gynecological Pathologistsは，名誉会員の称号を直ちにTeilumに与えた．また，同じ年に新しく建てられたコペンハーゲン大学の病理学の建物には，彼の栄誉を讃え"Teilumbygningen (Teilum Building)"の名がつけられている．

（片渕 秀隆）

【参考文献】
1) Young PH, Teilum D, Talerman A. History of Gynecologic Pathology. XXV. Dr. Gunnar Teilum. Int J Gynecol Pathol. 2013；32：520-527.

婦人科病理学の偉人たち (4)

Robert E. Scully
(1921～2012)

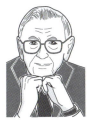

　婦人科病理学の巨人としてScullyを挙げることに異論を挟む者は誰ひとりいないだろう．彼が膨大な鏡検に明け暮れる日々から解放されるひとときは，世界中の国々を訪れ，友人たちと出会い，また再会することであった．朝鮮戦争の頃日本に住んでいた彼は大の親日家で，幾度となく日本を訪れている．そのときの一葉の写真が，彼の高弟のひとりであるR.H. Youngによる追悼文が掲載された *International Journal of Gynecological Pathology* の2014年7月号の表紙を飾っている．

　Scullyは，1921年8月31日，米国マサチューセッツ州の西端に位置するピッツフィールドで，弁護士の父親，教師の母親の2人兄弟の次男として生まれたが，父親は彼が生後3ヵ月のときに亡くなった．マサチューセッツ州ウースターのホーリークロス大学を卒業後に入学したハーバード大学医学部を1944年に卒業した．Scullyの若い頃は社会になじめない無口な性格であったため，皮肉にも，その後長年の良き上司となるCastleman Bは，彼のその性格を理由にマサチューセッツ総合病院での研修を不採用とした．彼は，ピーター・ベント・ブリガム病院で病理学の研修を終え，ボストン・ライング・イン病院のHertig Aの下で1年間の研鑽を積み，これが婦人科病理学への道の第一歩となった．その後，ハーバード大学で教鞭を執り，マサチューセッツ総合病院にも勤務した．間もなく，米国空軍に入隊，2年間を日本で過ごし，1954年にボストンに戻り，その後54年間マサチューセッツ総合病院に奉職した．生涯結婚することはなく，ボストン・コモンを臨むビーコン・ストリートに面したマンションを自宅とし，甥や姪たち，そしてその子どもたちを可愛がった．2012年10月30日，脳卒中のために91歳の生涯を閉じた．

　彼の最初の興味は精巣であったが，生涯を通して性腺病理から離れることはなく，1960年代には精巣腫瘍のWHO組織分類に関わった．そして，彼を世界の檜舞台へと登場させたのが，1973年にWHOから刊行された『Histological Typing of Ovarian Tumours』，通称 "Blue Book" であった．当時の外科病理学を牽引していたAckerman LVが彼を推薦し，彼とロシアのSerov SFを中心に数年の歳月をかけ，混乱していた卵巣腫瘍の組織分類が理路整然としたものへと導かれた．一方，世界のトップジャーナルである *New England Journal of Medicine* に毎週掲載されるマサチューセッツ総合病院症例報告のClinicopathological Exercisesの編集主任を27年間担当したが，これは彼の卓越した診断病理学が臨床の視点から深く掘り下げられていた由縁である．Scullyは，感謝祭やクリスマス以外，週末も休日も終日顕微鏡から離れることはなかった．その結果，新しい疾患概念の提唱は年々加速度的に増え，その一部を挙げるだけでも，硬化性間質性腫瘍，ウォルフ管遺残を起源とする可能性のある女性付属器腫瘍，甲状腺腫性カルチノイド，高カルシウム血症型小細胞癌，若年型顆粒膜細胞腫，ミュラー管型粘液性境界悪性腫瘍，ミュラー管型腺肉腫など多彩である．

　Scullyは，1976年のInternational Society of Gynecological Pathologists創設の最大の功労者で，初代理事長を務めた．数々の受賞の中で，彼にとって忘れることができないのは，1992年に担当した米国・カナダ病理学会（USCAP）のモード・アボット記念講演とされ，同学会から1998年に表彰されている．そして，1996年に授与された英国王立病医会協会の名誉会員の称号は，アイルランドの血を引く彼にとって名誉だったに相違ない．現在，ハーバード大学には彼の名を冠した教授職がある．また，2012年3月には，マサチューセッツ医学会から病理学者で初めての特別賞が授与され，その授賞式では出席者のすべてが立ち上がり，最大限の賛辞として惜しみない拍手を送った．

（片渕　秀隆）

【参考文献】
1) Young RH. Obituary Robert E. Scully, M.D. Int J Gynecol Pathol. 2013；32：242-245.

II章 各論 ── 4. 卵管腫瘍・疾患

1 卵管癌
tubal carcinomas

1. 疾患のポイント

- 卵管癌は，女性生殖器に発生する悪性腫瘍の約1％を占めるにすぎないまれな疾患である．
- 40～60歳台に好発し，50歳台で最も頻度が高い．
- 卵巣癌と比較して下腹痛や不正性器出血，水様帯下などの症状がみられることが多い．
- 病変の進展様式は，卵巣癌と同様に隣接臓器や組織への播種を主体とする．ほとんどが卵管膨大部に発生し，10～30％に両側性の発生をみる．初期病変では腫瘍が内腔を充満するため卵管がソーセージ状に腫大する．
- 進行期分類は2015年の『卵巣腫瘍・卵管癌・腹膜癌取り扱い規約 臨床編 第1版』において決定する．
- 組織型は漿液性癌が全体の60～80％を占める．

2. 臨床診断

- 腟鏡診・双合診：水様帯下や不正性器出血がみられることがあり，早期例では子宮付属器領域に腫瘤として触知される．
- 超音波断層法検査・MRI検査：早期例では子宮付属器領域に管状の実性の嚢胞と，その内部に充実性の腫瘤が認められる（図1）．

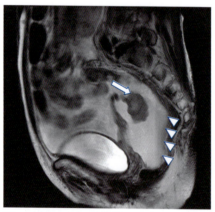

図1 卵管癌（漿液性癌），骨盤MRI T2強調像（矢状断）．片側付属器に充実性腫瘤がみられ（⇨），多量の腹水が認められる（▷）．

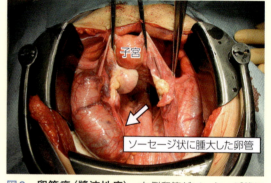

図2 卵管癌（漿液性癌）．左側卵管がソーセージ状に腫大している．

3. 病理診断

ほとんどが漿液性癌であり，まれに類内膜癌，粘液性癌，明細胞癌などが発生する．ここでは漿液性癌について記載する．

(a) 漿液性卵管上皮内癌 serous tubal intraepithelial carcinoma（STIC）

[肉眼像]

- 肉眼的に病変を確認することはできない．まれに1～2 mmの結節が卵管膨大部にみられることはある．

[組織像]

- 上皮細胞は多層化し，周囲と比較して明らかな核腫大，核異型，クロマチン増量，核分裂像の増加などの高異型度漿液性癌と同様の組織像を示す腫瘍細胞が，周辺の非腫瘍性上皮と明瞭なフロント形成を示して増殖する．
- 間質浸潤はない．

(b) 漿液性癌 serous carcinoma

[肉眼像]

- 初期は卵管内に限局し，ソーセージ状の腫大を示す（図2）．
- 多発性病変，腹膜播種，周囲臓器への浸潤も認められる．

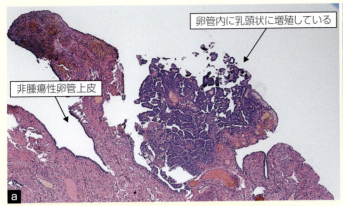
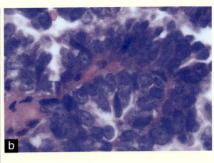

図3 卵管癌，高異型度漿液性癌．(a) 卵管内に乳頭状に増殖している．(b) 核腫大とクロマチン増量が目立ち，中心に線維血管間質を有する乳頭状構造を呈する．

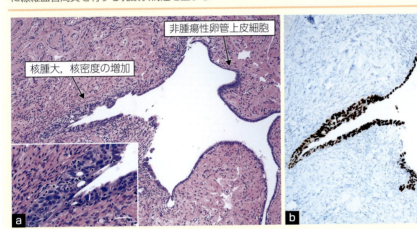

図4 STIC．(a) 上皮側の核が腫大し，核密度の増加（挿入図）が認められる．(b) 異型上皮に一致してp53の核陽性を示す．

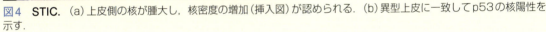

[組織像]
- 卵管内や卵管膨大部に充実性，乳頭状病変が増殖してみられる（図3a）．
- 高異型度漿液性癌は，核異型，核腫大の著明な異型細胞が乳頭状，管状構造を示し，浸潤性に増殖する（図3b）．
- 低異型度漿液性癌は比較的異型に乏しい．
- 核分裂像が多く，砂粒小体は低異型度漿液性癌に目立つ傾向にある．
- 背景にSTICが認められることもある（図4a）．

4. 鑑別診断
- まれに類内膜癌や明細胞癌であることもある．これらの組織型との鑑別は卵巣腫瘍と同様である．
- 進行例では卵巣癌との鑑別は困難である．

5. 免疫組織化学
- STIC，高異型度漿液性癌は，p53の90％以上の核陽性とKi-67の明らかに増加した核陽性が特徴的である（図4b）．
- 低異型度漿液性癌では，p53はwild type（散在性の核陽性）を示す．

（大竹 秀幸，南口 早智子）

> **Memorandum** STIC：2015年の『卵巣腫瘍・卵管癌・腹膜癌取扱い規約 臨床編 第1版』の「複数の臓器に同じ組織型の癌が存在する場合の診断基準」では，原則として腫瘍の主座が存在する臓器を原発巣とし，卵管に高異型度漿液性癌ないしSTICが存在していても，卵巣病変が卵管からの転移あるいは直接浸潤であることを示唆する所見がなければ，卵巣原発とすることになっている．すなわち，STICの存在がそのまま卵管原発であることを示すわけではない（→各論3.1. Memorandum参照）．

2 骨盤内感染症 (PID)
pelvic inflammatory disease (PID)

1. 疾患のポイント

- 子宮や子宮付属器，S字状結腸，直腸などの小骨盤腔の臓器や，それらを覆う臓側腹膜や壁側腹膜にみられる非特異的な炎症の総称である．
- 婦人科領域では，卵管炎や卵巣周囲炎，骨盤腹膜炎，卵管卵巣膿瘍などが含まれる．
- 主な感染経路は，クラミジアに代表される病原菌の子宮を介した上行性感染であるが，その他，虫垂炎や結腸憩室炎などの隣接臓器の炎症波及による感染や，結核などの血行性・リンパ行性感染がある．

2. 臨床診断

- **臨床症状**：発熱や下腹部痛，帯下の増加がみられる．クラミジア感染症では，無症状で経過することが少なくない．
- **双合診**：子宮頸部の可動性痛，子宮や付属器の圧痛を伴う．
- **超音波断層法検査**：卵管の腫大や骨盤内に腫瘤形成がみられる．
- **MRI検査**：骨盤臓器辺縁の不明瞭化や周囲靱帯の肥厚がみられる．膿瘍壁は造影で増強され，拡散強調画像で内容液は強い異常信号を呈する（図1）．
- **起炎菌同定**：淋菌やクラミジアの子宮頸管内感染の存在が診断に役立つ．クラミジアは，PCRなどの核酸増幅法の感度が高く，血性抗体価測定法なども用いられる．

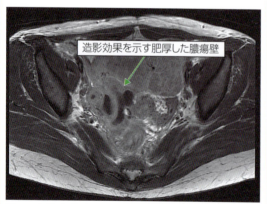

図1 卵管卵巣膿瘍．骨盤MRI造影T1強調像（水平断）．子宮の背側右側に多房性囊胞様の膿瘍がみられる．膿瘍壁は著明に肥厚し，造影効果を伴う．

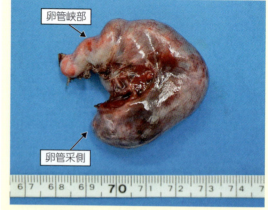

図2 卵管留膿腫．卵管采が閉鎖し，卵管全体がソーセージ状に腫大している．

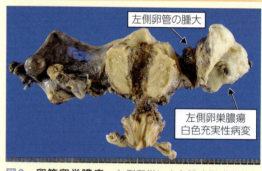

図3 卵管卵巣膿瘍．左側卵巣に白色膿瘍形成を伴う充実性病変が認められ，卵管腫大を伴っている．

3. 病理診断

(a) 卵管炎 salpingitis，卵管留膿腫 pyosalpinx，卵管・卵巣膿瘍 tubo-ovarian abscess

[肉眼像]

- 卵管留膿腫では，卵管采が閉鎖して卵管がソーセージ状に拡張し，出血，壊死を示唆する赤色調を呈する（図2）．
- 膿瘍壁は肥厚し，充実性病変がみられることがある（図3）．

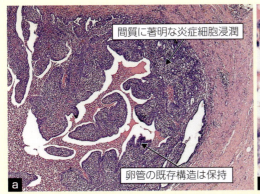
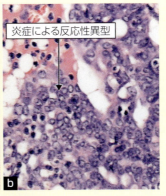

図4 卵管炎．(a) 卵管の既存構造は保たれているが，間質に好中球，リンパ球の著しい浸潤が認められる．(b) 上皮内にも炎症細胞浸潤が認められる．核重積，核腫大，核小体など反応性異型が軽度に認められるが，核分裂像はない．
腺管が癒合するなどの構造異型がみられるが，弱拡大の所見が重要であり，腫瘍性病変と過剰診断してはならない．

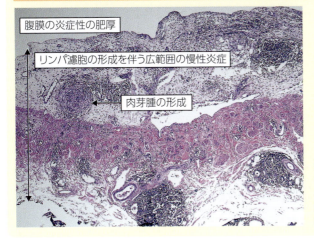

図5 不妊症で来院し，腹腔鏡にて採取されたPIDの腹膜．類上皮肉芽腫の形成が一部に認められ，リンパ球，形質細胞主体の炎症細胞浸潤と腹膜の肥厚が広範囲にみられる．本症例は，結核，クラミジアは陰性であった．

- 内腔には白色壊死巣や膿汁や出血性内容物を含むこともある．
- 線維化や周囲との癒着もみられる．

[組織像]
- 好中球を含む形質細胞やリンパ球の浸潤が，卵管内腔，上皮から間質まで広範囲に認められる（図4a）．
- 卵管上皮には反応性の過形成性変化や，核腫大，核小体の明瞭化がみられることがある（図4b）．
- 留膿腫や膿瘍の起炎菌は，淋菌，クラミジアよりは，グラム陰性桿菌，嫌気性菌，免疫不全状態や長期IUD挿入では緑膿菌，セラチア，カンジダなどの頻度が高い．
- 細菌塊など起炎菌を組織学的に確認できることはまれである．

(b) 骨盤内感染症 pelvic inflammatory disease（PID）
[肉眼像]
- 切除された場合は，部分的に出血を示唆する肥厚した腹膜が提出される．

[組織像]
- 線維性肥厚を示す間質内に，形質細胞，リンパ球主体の著しい炎症細胞浸潤や肉芽腫の形成をみる（図5）．
- 子宮内膜症に関連する場合は，腹膜に子宮内膜間質や内膜腺をみる．
- 結核性骨盤腹膜炎ではLanghans型巨細胞や類上皮性肉芽腫，乾酪壊死像などがみられる．

4. 鑑別診断
- **卵管・卵巣上皮性腫瘍**：肉芽組織による腫瘤の形成や腹膜結節は，腫瘍・癌の腹膜播種との鑑別が問題となる．組織学的には卵管上皮の過形成や核小体が目立ち，類内膜腫瘍や漿液性腫瘍が鑑別に挙がる．背景に著しい炎症細胞浸潤がある場合には，核分裂像や浸潤性病変の有無などを確認する．

5. 免疫組織化学
- PIDを診断するための抗体はないが，上皮性腫瘍の除外のためにp53やKi-67陽性細胞の著しい増加がないことを確認するなど，診断補助的な役割として利用できる．

（伊藤 史子，南口 早智子）

II章 各論 —— 5. 腹膜腫瘍・疾患

1 腹膜癌
peritoneal cancer

1. 疾患のポイント

- 卵巣癌と同様の病態を示し，高異型度漿液性癌(high-grade serous carcinoma)がほとんどを占める．これまで原始体腔上皮から発生する腹膜がその発生母地であると考えられていたが，近年では卵管采遠位端の漿液性卵管上皮内癌(serous tubal intraepithelial carcinoma：STIC)が起源であるという説が提唱されている．
- 進行期分類は2015年の『卵巣腫瘍・卵管癌・腹膜癌取り扱い規約 臨床編 第1版』において決定する．
- 腹膜癌の診断には米国Gynecologic Oncology Group (GOG)の基準が最も広く用いられている(→*Memorandum*)．
- 診断時には進行例がほとんどで，大量の腹水や胸水の貯留により全身状態不良の症例が多い．
- 腫瘍マーカーはCA125が診断や経過観察に有用である．
- 特徴的な画像所見は，omentum cake，上腹部腹膜・腸間膜・骨盤内腹膜の腫瘤性肥厚，腸管壁の肥厚，多量の腹水，正常大の卵巣が挙げられる．

2. 臨床診断

- **双合診**：ダグラス窩に板状の抵抗として触知される．
- **超音波断層法検査**：子宮付属器領域に腫瘍はなく，ダグラス窩や膀胱子宮窩の腹膜肥厚，大量の腹水がみられる．
- **MRI検査**：子宮付属器には腫瘍が認められない．大量の腹水，ダグラス窩や膀胱子宮窩に腹膜病変，omentum cakeがみられる．充実性部分はガドリニウムで造影され，強い拡散制限を伴っている(図1)．

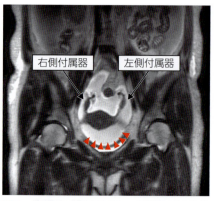

図1 腹膜癌(漿液性癌)，骨盤MRI T2強調像(冠状断像)． 腹腔内に多量の腹水がみられるが(▶)，両側付属器に明らかな異常は認められない．この症例では，腹腔内に多数の播種結節を伴っていた．

3. 病理診断

組織学的には，高異型度漿液性癌(high-grade serous carcinoma)が最多である．

[肉眼像](図2)

- 卵巣，卵管，子宮には肉眼的に明らかな腫瘍はみられない．播種巣と考えられる多発する小型の乳頭状病変が漿膜にみられる．
- 大網にはomentum cakeと呼ばれる肥厚した腫瘤の形成が複数認められ，割面では境界不明瞭な白色充実性病変を示す．

[組織像]

- 卵巣高異型度漿液性癌と同様で，核異型，核腫大の著明な異型細胞が乳頭状，管状構造を示し，浸潤性に増殖する(図3a)．
- 核分裂像が多く，砂粒小体もみられる．
- 卵管に漿液性卵管上皮内癌(serous tubal intraepithelial carcinoma：STIC)(→各論4.1.参照)が確認されることもある．

4. 鑑別診断

- **腹膜悪性中皮腫**：免疫染色にて中皮腫マーカーをパネルに加えて除外する．
- **卵巣・卵管境界悪性腫瘍のインプラントや他臓器癌の播種**：組織学的に播種ではない卵巣や卵管由来の腫瘍がないことを確認する．STICは卵管にみられることがあるが，腫瘤を形成する浸潤性病変がない場合は，腹膜癌とする．

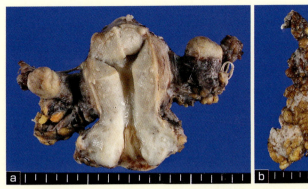
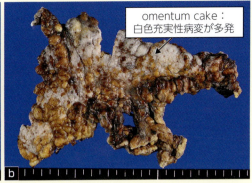

図2 腹膜癌.（a）卵巣，卵管には明らかな腫瘤はみられない.（b）大網には白色充実性腫瘤が大網を置き換えるように結節性に増殖し，omentum cakeを形成する.

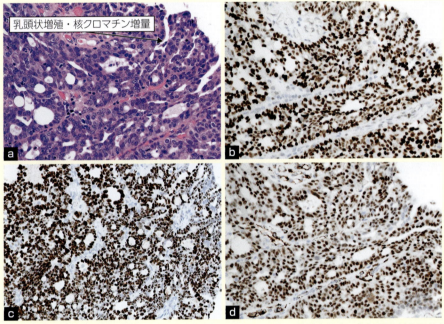

図3 腹膜高異型度漿液性癌.（a）乳頭状増殖と核クロマチン増量を示す.（b）p53が90％以上に陽性率を示す.（c）PAX8がびまん性に核に陽性を示す.（d）WT-1は中皮腫でも陽性になるので注意が必要である.

- 線維形成性小型円形細胞腫瘍 desmoplastic small round cell tumor：線維性間質内に小型のN/C比の高い腫瘍細胞が浸潤増殖する．免疫染色にてWT-1（C末端，核陽性），desmin，CK20などが陽性となる．

5. 免疫組織化学（図3）

- **p53**：90％以上の陽性率を示す（図3b）．
- **PAX8**：ミュラー管由来の腫瘍では核陽性となり，腹膜漿液性癌でも陽性を示す．他臓器癌の転移との鑑別に有用である（図3c）．
- **Ki-67**：高異型度漿液性癌では高い陽性率を示す．
- **カルレチニン，D2-40，CD146などの中皮腫マーカー**：WT-1は腹膜悪性中皮腫，漿液性腺癌で共に陽性となるので，他の中皮腫マーカーで鑑別を行う（図3d）．

（大竹秀幸，南口早智子）

Memorandum 米国GOGによる原発性腹膜癌の診断基準

1. 両側卵巣の大きさは正常大，もしくは良性変化による腫大を示す．
2. 卵巣外の病巣が卵巣表層の病巣より大きい．
3. 顕微鏡的に卵巣の病巣は以下の1つを満たす．
   ①卵巣に病巣はない．
   ②病巣は卵巣表層上皮に限局し，間質への浸潤はない．
   ③卵巣表層上皮および間質に病巣があるが病巣は5×5mm以内である．
   ④卵巣表層の病巣の有無にかかわらず，卵巣実質内の病巣が5×5mm以内である．
4. 腫瘍の組織学的および細胞学的特徴は卵巣漿液性腺癌と類似もしくは同一である．

2 子宮内膜症
endometriosis

1. 疾患のポイント

- 子宮内膜に類似する組織が，子宮以外で発育し増殖する疾患である．
- 好発部位は，卵巣，骨盤腹膜やダグラス窩，直腸腟中隔などの女性の骨盤臓器とその支持組織である．
- 2014年のWHO分類において，卵巣チョコレート囊胞は良性類内膜腫瘍に分類された（→各論3.3.参照）．
- 部位によって症状は多彩で，月経困難症や不妊などが挙がるが，臨床的に鑑別が重要な悪性腫瘍が，まれに子宮内膜症に続発することもある．

2. 臨床診断

- **双合診**：子宮の可動性の制限や後傾後屈，圧痛，ダグラス窩の硬結，腫大した卵巣が触知される．
- **超音波断層法検査**：囊胞性病変では，肥厚した壁を有する単房性または多房性腫瘤を呈し，均一なびまん性，または輝度の低い点状の内部エコー像を示す．
- **MRI検査**：卵巣チョコレート囊胞は，T1強調画像で高信号，T2強調画像で高信号もしくはshadingと呼ばれる不均一な低信号域を含む囊胞性病変として認められる（図1）．

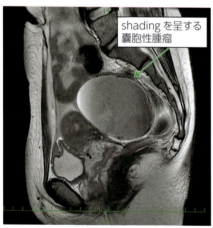

図1 卵巣チョコレート囊胞，骨盤MRI T2強調像（矢状断）．子宮の背側にshadingを呈する単房性囊胞性腫瘤が認められる．

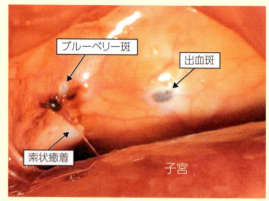

図2 腹膜子宮内膜症．膀胱子宮窩腹膜にブルーベリー斑や出血斑の色素性変化，子宮漿膜との癒着がみられる．

点状出血，非色素性病変の小水疱などが観察される．二次性変化の癒着やひだ状瘢痕がみられることもある（図2）．

- 直腸腟中隔の病巣や腸管子宮内膜症などの一部の稀少部位子宮内膜症では，硬い結節性腫瘤を呈する．また，子宮内膜症の特殊な病態の一つであるpolypoid endometriosisは，暗赤色調や灰白色調，血腫様のやや軟らかい腫瘤である（➡ *Memorandum*）．

[組織像]

- いずれの肉眼像を示す病巣においても，子宮内膜類似の腺上皮によって構成され，その周囲に子宮内膜間質類似の間質細胞がみられることで診断される（図3a, b）．間質内に二次性の出血や線維化，ヘモジデリン沈着を伴うことがある．二次性変化が主体となることもある．
- 直腸腟中隔病巣では，子宮内膜類似の腺管構造の

3. 病理診断

- 発生する部位によって，その肉眼像や組織所見が異なる．

[肉眼像]

- 腹膜病巣として，色素性変化のブルーベリー斑や

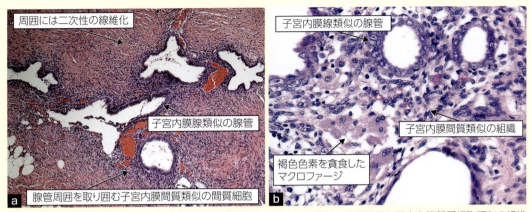

図3 S字状結腸漿膜側にみられた子宮内膜症．(a) 子宮内膜腺類似の腺管周囲に子宮内膜間質細胞類似の組織が認められる．(b) 子宮内膜症強拡大像．子宮内膜腺類似の腺管と間質には褐色色素を貪食したマクロファージ，子宮内膜間質細胞類似の間質が認められる．

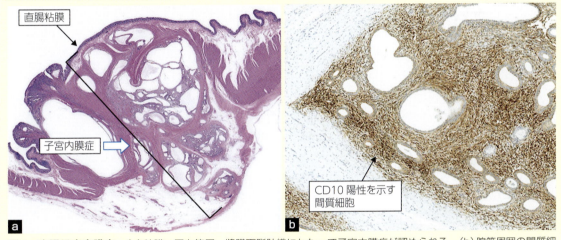

図4 直腸子宮内膜症．(a) 粘膜，固有筋層，漿膜下脂肪織にわたって子宮内膜症が認められる．(b) 腺管周囲の間質細胞にCD10が陽性を示す．

周囲に，線維化や平滑筋増生が認められる（図4a）．
- 妊娠時には間質が脱落膜様変化を呈し，病変部の急速な腫大や消化管穿孔の原因になることがある．

4. 鑑別診断
- **腺癌**：妊娠合併例では，アリアス-ステラ反応を示す腺管が腺癌との鑑別に挙がる．前者では間質に脱落膜変化を伴う．稀少部位子宮内膜症では，原発性腺癌との鑑別が必要である．

5. 免疫組織化学
- **CD10**：上皮細胞が乏しい非定型的な症例で有用である（図4b）．
- **ER，PgR**：陽性であることが多い．
- **CK7，20**：腸管子宮内膜症と腸管原発の腺癌との鑑別に有用である．子宮内膜症ではCK7陽性，CK20陰性である．

（伊藤 史子，南口 早智子）

> **Memorandum** polyploid endometriosis：
> 子宮内膜症の特殊な病態の1つで，ポリープ状の腫瘤を形成し進展することを特徴とする．組織学的には，大小に拡張した子宮内膜腺類似の腺管構造と，間質には線維化や拡張した筋性血管が認められ，子宮内膜ポリープに類似した像を呈する．ときとして腫瘤は大きく，充実成分を伴うことから，術前に悪性腫瘍との鑑別を要する．

婦人科病理学の偉人たち (5)

Thomas Stephen Cullen
（1868〜1953）

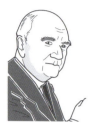

　異所性妊娠によって腹腔内に貯留した多量の血液は臍部腹壁を通して青紅色にみえ，Cullen徴候と呼ばれてきた．その名で知られるCullenは，婦人科医を志す中で身を投じることになった病理学の研究室での日々が，結果として不幸中の幸い "a blessing in disguise" となり，彼の婦人科医としての人生を大きく変えた．

　Cullenは，1868年11月20日，カナダのオンタリオ州にあるブリッジウォーターで，メソジスト教牧師の家庭の長男として生まれた．彼が13歳のときにトロントに移住し，1886年にトロント大学医学部に入学した．卒業後に外科研修をしていたトロント総合病院をKelly Hが訪問したことが，彼の医師としての最初の大きな転機となった．Kellyは，1889年に創設された米国ボルチモアにあるジョンズ・ホプキンス病院の婦人科学の初代教授で，当時すでに高名な婦人科医であった彼は，Kelly鉗子にその名を後世に残している．Kellyの下での婦人科研修が約束され1年余を過ごしたが，彼の意に反して，その後の在籍の継続は叶わず，3年間を病理学の研究室で研究に没頭することになった．その間の業績によって，ヴァンダービルト大学病理学やエール大学婦人科学の教授の席が用意されたが，いずれも断っている．1919年，Kellyの後任として，婦人科学の教授に就任した．1938年に退職し，その後もさまざまな社会活動を続け，1953年3月4日，心筋梗塞のために85歳で亡くなった．ボルチモアの自宅は，その夫人によって米国癌学会に寄贈されている．

　彼の最大の業績は，4つの書籍の執筆に集約される．最初の書籍は1900年に出版された27章，310の図譜からなる693頁の大書『Cancer of the uterus』である．続いて，1908年に，『Adenomyoma of the uterus』を著しているが，これは今日の子宮腺筋症に関するものである．その序文には，初めて目にした子宮腺筋症の子宮が通常の4倍に増大し，子宮壁が子宮筋腫様腫瘤によってびまん性に占拠され肥厚している様を驚きをもって記している．3つ目は，1909年，Kellyとの共著による『Myomata of the uterus』である．この中には，子宮筋腫と腹水についての記述があるが，それに関連して，卵巣の線維腫でしばしば腹水を伴うことが指摘されている．これは，Meigs JV & Cass JWが1937年にMeigs症候群の基となる論文を発表したときより28年も遡る．最後が，1916年に上梓した『Embryology, anatomy, and diseases of the umbilicus』で，この中に冒頭で述べたCullen徴候の症例が紹介され，この症例報告は，ジョンズ・ホプキンス大学のOsler Wの70歳の誕生日に捧げられている．これらの偉大な遺産に加えて，Cullenは1895年に凍結病理診断法についても最初に報告していることを忘れてはならない．

　Cullenは，1893年から病理学を学んだ貴重な3年間の経験を振り返って，"the time of my life" と表現し，加えて，外科医になる前に病理医であることの必要性を述べている．

（片渕　秀隆）

【参考文献】
1) Young RH. History of Gynecologic Pathology. I. Dr. Thomas S. Cullen. Int J Gynecol Pathol. 1996 ; 15 : 181-186.

婦人科病理学の偉人たち（6）

John Albertson Sampson
（1873〜1946）

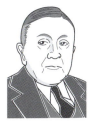

　子宮内膜症の最初の学術的記載は，1860年のvon Rokitansky KFによるとされている．1896年，Cullen TSによってadenomyomaという語が用いられ，現在のendometriosisという用語は，1925年，Sampsonによって鼠径部子宮内膜症の報告で初めて世に出た．彼が今日，"Father of Endometriosis"と呼ばれる由縁である．

　Sampsonは，1873年8月17日，米国ニューヨーク州東部のレンセリア郡，トロイ近郊のブランズウィックで生まれた．マサチューセッツ州ウィリアムズタウンにあるウィリアムズ大学を卒業した後，ジョンズ・ホプキンス大学に進学し，1899年に医師の資格を得た．婦人科学のKelly Hの下で研修を始め，その間，病理学のWelch Wの指導も受けた．KellyとWelchは共にジョンズ・ホプキンス病院創生期の4天王と呼ばれるが，他の2人はHalsted WSとOsler Wである．また，そのときの婦人科学の准教授はCullen TSであり，彼の研修環境はまさに羨望としか言い表せない．1905年，彼はニューヨーク州の州都オールバニーに移り，オールバニー医科大学で40年間を産婦人科の臨床医として，また同時に研究にいそしむ生活を過ごしている．1911年に教授に昇進し，1937年に名誉教授の称号を得ている．彼は生涯を独身で通し，愛犬のPrinceとフランクリン社の空冷式第1号自動車が共に過ごした家族であった．1946年1月，交通事故で受けた膝蓋骨骨折の回復が思わしくなく，婦人科の診療を断念して間もない12月23日に73歳で亡くなった．

　オールバニーでの最初の15年間の研究は，小腸憩室，腎臓の実験的切除による組織変化，子宮頸癌，卵巣・子宮の血行など多岐にわたる．この中で，摘出子宮腔にビスマスやバリウムを注入したとき，子宮内膜が月経期，瘙爬や分娩などで損傷を受けている場合には，注入物が子宮静脈に到達することを見出しており，これが後に子宮内膜症の転移発生説に繋がることになる．

　1921年が彼の後半の研究生活のマイルストーンとなった．その最初の論文が，「Perforating hemorrhagic (chocolate) cysts of the ovary」で，79頁に及び，74の図譜が含まれている．その後，1945年まで絶え間なく子宮内膜症の手術所見や病理学的所見に関する数多くの論文を発表したが，そのほとんどが単名であった．さらに，80頁を越える大作や，図譜が100を越える論文もあり，当時の学術雑誌の編集者は，彼に十分な紙面を用意したとされる．これら一連の業績によって，卵巣チョコレート囊胞は組織学的に子宮内膜に類似した性格であることが明らかとなった．そして，その起源について，当初，卵胞囊胞が卵巣表層表皮や卵巣表面の子宮内膜型上皮で置換され，卵巣外の病巣は，卵巣チョコレート囊胞の穿孔によって上皮が流出・生着すると仮説をたてている．Sampsonは，後に，これが"implantation theory"子宮内膜移植説に発展する第一歩だったと述懐している．その後，月経時に摘出された卵管腔に子宮内膜の組織片が存在することを証明し，月経血の逆流による子宮内膜症の"implantation theory"に辿り着くことになる．しかし，この中で，彼は唯一，卵管采の子宮内膜症に限っては，卵管上皮が損傷と修復を繰り返す過程の中で化生したものとしている．彼のこれら一連の子宮内膜症の発生に関する業績は，その後，卵巣子宮内膜症の癌化へと発展していく．

　Sampsonは，1923年に行われた米国婦人科学会の会長講演で，「医学部を卒業した最近の臨床医の多くが，基礎医学で最も重要な病理学に興味を示さないのは嘆かわしい」と述べている．婦人科病理学がまだ婦人科医の領域にあった時代が，Sampsonという偉大な学者をして，今日の子宮内膜症の臨床と病理の礎を築かせたのである．

（片渕　秀隆）

【参考文献】

1) Clement PB. History of Gynecologic Pathology. IX. Dr. John Albertson Sampson. Int J Gynecol Pathol. 2001；20：86-101.

1 胞状奇胎，侵入胞状奇胎
hydatidiform mole, invasive hydatidiform mole

1. 疾患のポイント
- 胞状奇胎の基本的な組織像は，絨毛間質の浮腫性変化とトロホブラストの異常増殖である．
- 近年われわれが遭遇する妊娠早期の胞状奇胎は，典型的な臨床および病理組織学的所見に乏しい．
- 妊娠早期の全胞状奇胎は，組織学的に不整な絨毛の形態をとり，免疫染色ではp57^{Kip2}が陰性になる．

2. 臨床診断

(a) 胞状奇胎
理学所見
- 古典的な所見は無月経に続発する不正性器出血や妊娠悪阻などである．
- 妊娠早期には典型的な臨床所見を欠くことが多い．

超音波断層法検査
- 典型的な所見はmultivesicular pattern（図1a）であるが，妊娠早期にはこの所見を呈さないことも多い．妊娠早期胞状奇胎の臨床像については各論6．Column妊娠早期胞状奇胎を参照されたい．

(b) 侵入胞状奇胎
臨床所見
- 大部分は胞状奇胎に続発する．
- 奇胎娩出後の一次管理において血中hCG値が経過非順調型を呈した場合は本疾患を疑う．
- 本来，侵入胞状奇胎と絨毛癌は病理組織学的所見により鑑別されるが，妊孕性温存を考慮して化学療法が第一選択とされることが多く，ほとんどの症例はまず画像診断で病巣を確認し，絨毛性癌診断スコアにより臨床診断される（→各論6．Column存続絨毛癌参照）．

画像診断
- 侵入胞状奇胎では，カラードプラ法やMRI検査により病巣周囲の豊富な血流を検出することが画像診断の契機となる．
- dynamic MRI検査では腫瘍内あるいは筋層内に豊富な血流が認められる．絨毛癌では病巣中心部に壊死や凝血塊を伴うことが多い．

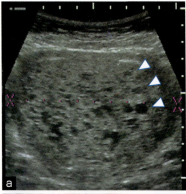
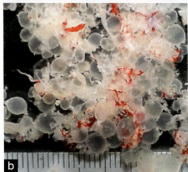

図1　全胞状奇胎．（a）経腟超音波断層法検査．子宮内腔を満たす奇胎嚢胞が大小の嚢胞（△）として描出され，multivesicular patternあるいはmulti-bubble patternと表現される．胎芽，胎児は認められない．（b）肉眼像．子宮内容の肉眼像では絨毛がびまん性にブドウの房状の浮腫性変化をきたす．一般に浮腫性絨毛の径は2mmを超える．胎児成分や胎嚢は認められない．

3. 病理診断

(a) 全胞状奇胎 complete hydatidiform mole
[肉眼像]
- 絨毛がびまん性にブドウの房状の浮腫性変化をきたす（図1b）．
- 一般に浮腫性絨毛の径は2mmを超える．
- 通常は胎児成分や胎嚢は認められない．

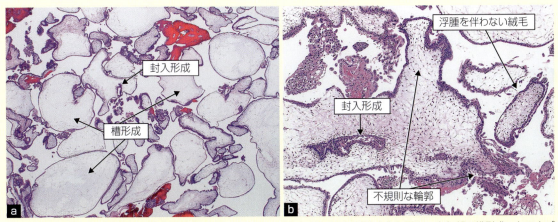

図2　古典的完全胞状奇胎, 部分胞状奇胎. (a) 大部分の絨毛が著明な浮腫性変化を示し, 中心部で槽形成, トロホブラストの封入形成が認められる. (b) 浮腫性変化は軽度であるが, 不整形の間質の輪郭, トロホブラスト類似細胞の封入形成がみられる.

[組織像]

- 胞状奇胎の基本像は絨毛間質の浮腫性変化とトロホブラストの異常増殖である.
- 古典的な全胞状奇胎では, 大部分の絨毛が浮腫性変化を示し, 楕円形, 貝殻模様の不整形を示し, 中央に槽形成が認められる (図2a).
- トロホブラストの増殖は, 広範囲, 全周性で, しばしば核異型や変性, 壊死も伴う. 胎児血管はほとんど目立たず, 胎児血球成分はみられない.
- 妊娠早期 (10週前後) の全胞状奇胎は, 浮腫性変化が弱く, 槽形成もみられないことが多い. 絨毛の形が八頭状の不整形で, 絨毛を取り囲むトロホブラストの異常増殖がみられるが, 必ずしも全周性ではない.

(b) 部分胞状奇胎 partial hydatidiform mole

[肉眼像]

- 全胞状奇胎がびまん性に浮腫性変化をきたすのに対して, 部分的に絨毛の浮腫性変化が認められる. また浮腫性変化も全胞状奇胎と比べて弱い.
- しばしば胎児と共存する.

[組織像]

- 正常と考えられる絨毛と, 胞状奇胎と診断できるトロホブラストの異常増殖を示す大型の絨毛が混在する (図2b). 全胞状奇胎と比べて, 浮腫性変化は弱いが, 絨毛の不整は強い. トロホブラストの増殖は, しばしば多発性に細長く増生する. 胎児赤芽球を伴う毛細血管が認められる.

(c) 侵入胞状奇胎 invasive hydatidiform mole

[肉眼像]

- 子宮筋層内に絨毛組織が認められる病変であるが, 肉眼的にはしばしば血腫様変化としてみられる.

[組織像]

- 胞状奇胎成分が子宮筋層内, 静脈内に侵入する像を示す. 組織像は全胞状奇胎と同様の所見を示すものがほとんどである.

4. 鑑別診断

- **水腫性流産**: 絨毛に水腫性変化を示すが, その程度はさまざまである. 絨毛の輪郭は円形または楕円形である. トロホブラストの異常増殖はない. p57^{Kip2}は陽性を示す.
- **絨毛癌**: 侵入胞状奇胎との鑑別は絨毛組織の有無である. 鑑別が困難な場合は, 複数切片を作製することが必要となる.

5. 免疫組織化学

- **p57^{Kip2}**: 全胞状奇胎では, 細胞性トロホブラスト, 間質細胞は陰性となり, 部分胞状奇胎, 正常二倍体の流産組織では陽性となる.
- **cytokeratin**: 絨毛組織では陽性となる. 少数の絨毛組織を探す場合や, 絨毛組織との鑑別に有用である.
- **p53, Ki-67 (MIB-1)**: 全胞状奇胎で高い発現を示すとの報告もある.

（大場 隆, 佐藤 勇一郎）

Memorandum **p57^{Kip2}**: cyclin-dependent kinase inhibitorであるp57^{kip2}は11番染色体短腕 (11p15) に存在し, 父親由来のアレルはメチル化により転写が抑制されている. 全胞状奇胎は父親由来のアレルのみのため, 免疫染色をすると蛋白発現がないため, 陰性となる.

2 絨毛癌
choriocarcinoma

1. 疾患のポイント
- 異型性を示すトロホブラスト類似細胞の異常増殖から成る悪性腫瘍で，胎盤内絨毛癌を除いて絨毛成分はない．
- 妊娠性絨毛癌と胚細胞腫瘍に伴う非妊娠性絨毛癌（→各論3. 12. 参照）に大きく分類される．

2. 臨床診断
- 先行妊娠としては，正常妊娠が約50％，流産が35％，胞状奇胎が15％である．子宮に病巣がある場合は，不正性器出血が最も多く，転移病巣での出血を契機として他科で発見されることも少なくない．化学療法の感受性が高く，転移を有することが多いため，メトトレキサート，アクチノマイシンD，エトポシドを中心とした多剤併用化学療法が治療の主体となる．
- **血液検査**：血中hCG値が高値となる．
- **超音波断層法検査**：病巣部の凝血塊の存在と豊富な血流である．
- **CT，MRI検査**：全身の検索を行い，病巣の検出に努める（図1, 2）．

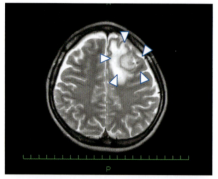

図1　絨毛癌の脳転移（頭部造影MRI検査）．周囲白質内に浮腫を伴った出血性の腫瘍性病変が認められる（▷）．

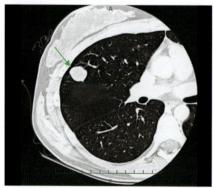

図2　絨毛癌の肺転移（CT）．肺右中葉に境界明瞭な石灰化を有しない腫瘍性病変（→）がみられる．

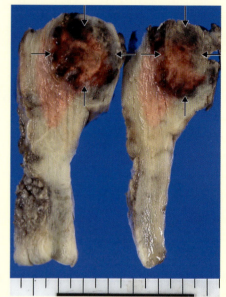

図3　絨毛癌の割面像．子宮体部の筋層深くに浸潤する腫瘍（→）が認められ，著明な出血，壊死像がみられる．（大阪府立呼吸器・アレルギー医療センター　河原邦光部長より供与）．

3. 病理診断
[肉眼像]
- 出血，壊死の強い充実性腫瘍で，単発の症例も，多発する症例もある．
- 割面はさまざまな肉眼像を示すが，灰白色調から，血腫，出血様の像を示す（図3）．
- 転移巣においても腫瘍様の灰白色調から血腫様の像をとる．
- まれな胎盤内絨毛癌の場合，胎盤全体は高度の貧血を示し，この中に胎盤梗塞様の白色調の結節としてみられる．

[組織像]
- 細胞性トロホブラスト類似細胞，合胞体トロホブラスト類似細胞，さらに中間型トロホブラスト類似細胞がさまざまな割合でみられるが，大部分は中間型トロホブラスト類似細胞である．
- 絨毛組織はみられない．
- 腫瘍の中心部は出血，壊死のことが多く，腫瘍の

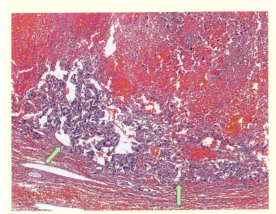

図4 **絨毛癌．**弱拡大像．中心部は高度の出血，壊死を示し，腫瘍成分は主に腫瘍辺縁部にみられる（⇨）．絨毛成分は認められない．

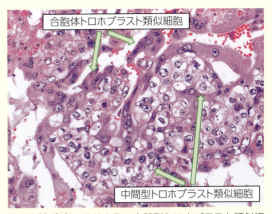

図5 **絨毛癌．**強拡大像．中間型トロホブラスト類似細胞と合胞体トロホブラスト類似細胞で構成される．核異型，多数の核分裂像を示す．

辺縁部に腫瘍成分が認められることが多い（図4）．
- 中間型トロホブラスト類似細胞はやや大型で，核小体が目立ち，核不整，クロマチンも造粒し，顆粒状または明るい細胞質を有する．核分裂像も多数認められる（図5）．
- 合胞体トロホブラスト類似細胞は，腫瘍集塊の辺縁に位置することが多く，ときに多核様の大型核の核と好酸性の細胞質を有する．核分裂像は目立たない（図5）．
- 中間型トロホブラスト類似細胞を中心に周囲組織や血管内へ浸潤する．

4．鑑別診断

- **過大着床部** exaggerated placental site：反応性のトロホブラストが子宮筋層や血管内に侵入増殖する病変である．肉眼所見や，画像所見で腫瘍と認識できず，また組織学的にもシート状増殖が認められない．絨毛の確認，核分裂像がないことも鑑別点となる．
- **侵入胞状奇胎**：絨毛成分の有無が重要で，生検では困難なこともある．Ki-67（MIB-1）陽性率は絨毛癌と比べて低い．
- **胎盤部トロホブラスト腫瘍** placental site trophoblastic tumor（PSTT）：絨毛癌と比べて単調で，合胞体トロホブラスト類似細胞は少なく，出血，壊死，核分裂像は目立たない（→各論6.3.参照）．
- **類上皮性トロホブラスト腫瘍** epithelioid trophoblastic tumor（ETT）：細胞境界が明瞭で，扁平上皮癌のような好酸性細胞質を有する．壊死，石灰化を伴うが，出血は目立たない．核分裂像も絨毛癌と比べて少ない（→各論6.3.参照）．

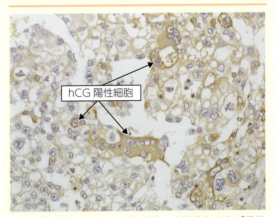

図6 **絨毛癌．**hCG免疫染色像．合胞体トロホブラスト類似細胞により強い染色性を示す．

5．免疫組織化学

- **hCG-β**：合胞体トロホブラスト類似細胞を中心として陽性である（図6）．中間型や細胞性トロホブラスト類似細胞は弱陽性を示す．
- **cytokeratin**：すべての腫瘍細胞で陽性である．
- **Ki-67（MIB-1）**：中間型・細胞性トロホブラスト類似細胞は高い陽性率を示すが，合胞体トロホブラスト類似細胞の陽性率は低い．

（髙石 清美，佐藤 勇一郎）

> **Memorandum　妊娠性絨毛癌か非妊娠性絨毛癌か**：妊娠性絨毛癌か非妊娠性絨毛癌かは，治療法や予後に関係するため重要であるが，純粋型絨毛癌の場合，その鑑別はしばしば困難である．DNAによる個人識別により，腫瘍組織，患者またはパートナーのDNAパターンと比較し，妊娠性か非妊娠性かが鑑別可能となってきているため，絨毛癌を疑う場合は，生検体，凍結検体の保存が重要となる．

3 胎盤部トロホブラスト腫瘍（PSTT），類上皮性トロホブラスト腫瘍（ETT）
placental site trophoblastic tumor（PSTT），epithelioid trophoblastic tumor（ETT）

1. 疾患のポイント

- 胎盤部トロホブラスト腫瘍（placental site trophoblastic tumor：PSTT）は，着床部の中間型トロホブラスト由来の腫瘍細胞の増殖により，子宮に腫瘤を形成する絨毛性疾患である．
- 類上皮性トロホブラスト腫瘍（epithelioid trophoblastic tumor：ETT）は，絨毛性疾患の中で最も新しく，まれな疾患であり，絨毛膜部の中間型トロホブラストが腫瘍化した絨毛性疾患である．

2. 臨床診断

(a) 胎盤部トロホブラスト腫瘍（placental site trophoblastic tumor：PSTT）：正期産後の発症が50〜70％と多く，次いで流産や妊娠中絶後が15〜20％，胞状奇胎後の発症は10％前後である．治療は手術療法が第一選択となる．

- **血液検査**：hCGの産生が低く，血中hCG値は1,000 mIU/mL以下と低いことが多いが，病勢を反映する有用なマーカーである．血中hPL値は高値にならないことが多い．
- **画像検査**：充実性または一部嚢胞性の混在する子宮筋層内腫瘤像やhypervascularity所見を呈することが多い．絨毛癌に類似している．

(b) 類上皮性トロホブラスト腫瘍（epithelioid trophoblastic tumor：ETT）：正期産後の発症が40〜70％と多く，次いで流産や妊娠中絶後が15％，胞状奇胎後の発症は15〜40％である．治療は手術療法が第一選択となる．

- **血液検査**：血中hCG値が有用なマーカーであるが，2,500 mIU/mL以下のことが多い．
- **画像検査**：原発部位は子宮頸部から体部下部が30〜50％と多く，子宮頸癌との鑑別を要する．約35％に転移が認められ，肺転移が最も多い（図1）．

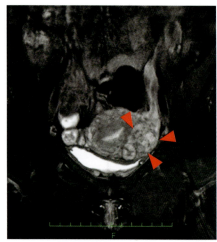

図1　ETTの骨盤造影MRI検査（T2強調冠状断像）． 子宮体部筋層左側から前壁筋層内に多血性の結節影が認められる（▶）．

3. 病理診断

(a) 胎盤部トロホブラスト腫瘍 placental site trophoblastic tumor（PSTT）

[肉眼像]

- 割面で子宮筋層内に比較的境界明瞭な腫瘍が認められることが多いが，ときに子宮内腔にポリープ状に発育するものもある（図2）．
- 腫瘍径の平均は5 cm大である．色調は灰白色から軽度黄色，ときに暗赤色調を呈する．まれに出血，壊死を伴うこともある．

[組織像]

- 胎盤着床部の中間型トロホブラスト類似細胞がシート状または索状に増殖する．
- 辺縁部で孤在性または索状に子宮筋層内に分け入るような浸潤像が目立つ（図3）．出血，壊死は少ない．

(b) 類上皮性トロホブラスト腫瘍 epithelioid trophoblastic tumor（ETT）

[肉眼像]

- 腫瘍径は0.5〜4 cm大で，子宮頸部または筋層深部に浸潤する．

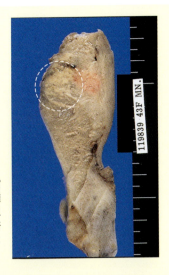

図2 PSTT. 子宮筋層に2cm大の腫瘤性病変が認められる（点線）.（県立宮崎病院 島尾義也医長より供与）

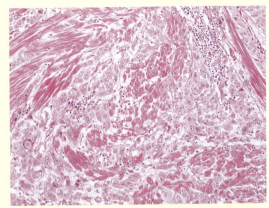

図3 PSTTの腫瘍辺縁像. 腫瘍細胞が筋組織を分け入るように増殖している. 腫瘍細胞は中間型トロホブラストに類似しており, 核異型は弱く, 核分裂像はほとんどみられない.

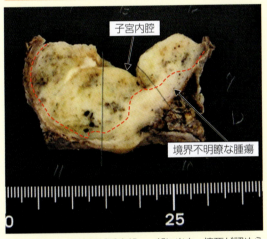

図4 ETT. 点線部が腫瘍部. 一部に出血, 壊死が認められる.（石巻赤十字病院病理診断科 高橋 徹先生, 板倉裕子部長より供与）

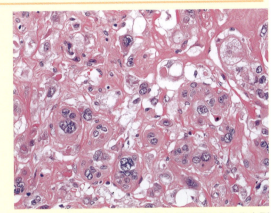

図5 ETT（中拡大）. 腫瘍細胞は類円形からやや大型不整核と好酸性の細胞質を有する.（石巻赤十字病院病理診断科 高橋 徹先生, 板倉裕子部長より供与）

- 割面では充実性, 灰白色から茶褐色調で, さまざまな程度の出血, 壊死を伴う（図4）.

［組織像］
- 比較的境界明瞭な腫瘍であるが, ときに浸潤性増殖を伴うことがある. PSTTと比べると膨張性の発育が主体である.
- 腫瘍細胞は小型で円形の核と好酸性からやや淡明な細胞質を有し, 細胞境界が明瞭で, 細胞性トロホブラストと着床部トロホブラストとの中間の大きさを示し, 絨毛膜のトロホブラストに類似している（図5）.
- 少数の核分裂像を示す.

4. 鑑別診断

- **過大着床部 exaggerated placental site**：画像, 肉眼的に腫瘍と認識できず, 核分裂像もない.
- **絨毛癌**：合胞体トロホブラスト類似細胞がより多く認められ, 核異型も強く, 核分裂像, 出血, 壊死が目立つ.
- **PSTTとETT**：PSTTが浸潤性の増殖を示し, ETTは膨張性の増殖を示す. 壊死, 石灰化はETTで目立つ. ETTは扁平上皮類似の組織像を示す（→各論1.4. 参照）.

5. 免疫組織化学

- **hPL**：PSTTでびまん性に陽性で, ETTでは一部にのみ陽性である.
- **p63**：ETTで陽性である.
- **hCG**：わずかに単核細胞に陽性を示すことがあるが, 絨毛癌のように典型的な合胞体トロホブラスト類似細胞には強い染色性は示さない.

（髙石 清美, 佐藤 勇一郎）

Column

妊娠早期胞状奇胎　early stage hydatidiform mole

■疾患概念

鋭敏かつ簡便なhCG測定法と経腟超音波断層法検査の普及により，産婦人科医はより初期の妊娠，初期の胞状奇胎に遭遇するようになった．この時期の胞状奇胎を指す語は定まっていないが，2011年の『絨毛性疾患取扱い規約　第3版』では便宜上，妊娠早期胞状奇胎と呼んでいる．

■臨床診断

おおよそ妊娠10週までの妊娠早期胞状奇胎は，不正性器出血や妊娠悪阻などの典型的な臨床所見を欠き，母体血中hCG値も必ずしも異常高値ではない．奇胎絨毛の胞状化が不十分であるため，multivesicular patternと呼ばれる典型的な画像所見を呈さず，子宮内の液体貯留像を伴って，肥厚した絨毛が子宮内腔に向けて不規則に膨隆した像を示す（図1）．画像上の確定診断は困難でも，胎児が観察できず血中hCG値が10,000 mIU/mLを超えていれば正常妊娠は否定できるので，確定診断は絨毛の病理組織学的検査に委ねることになる．

これに対して妊娠早期部分胞状奇胎の超音波断層法検査所見は多彩で，胎芽を伴わないこともあり，画像で全胞状奇胎や水腫様流産と鑑別することは難しい．一方で，正常妊娠の絨毛膜の辺縁に観察されるエコーフリースペースが胞状奇胎として誤診されることがあり，少なくとも胎芽・胎児心拍が存続しているあいだは，経過観察とせざるを得ない．

■病理診断

妊娠早期全胞状奇胎は，浮腫性変化が弱く，槽形成もみられないことが多い．絨毛の形が八頭状の不

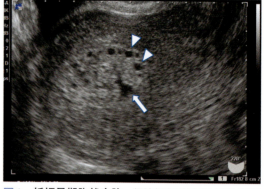

図1　妊娠早期胞状奇胎．経腟超音波断層法検査（妊娠9週3日，最終月経起算）
子宮内には不整形の液体貯留像（⇨）を伴って，肥厚した絨毛が子宮内腔に向けて不規則に膨隆した像を呈する．絨毛内の囊胞（▷）は認められたとしても小さく，散在するに留まる．胎芽・胎児は認められない．

整形で，絨毛を取り囲むトロホブラスト類似細胞の異常増殖がみられるが（図2a），必ずしも全周性ではない．間質には核破砕産物・崩壊像やアポトーシスが目立つが，胎児血球成分の間質の線維化はみられない．父親由来のアレルでは発現しない$p57^{kip2}$の免疫染色を行うと，全胞状奇胎では細胞性トロホブラスト類似細胞，間質細胞で陰性となり，部分胞状奇胎，正常二倍体の流産組織では陽性となる（図2b）．妊娠早期部分胞状奇胎と水腫様流産との鑑別は，病理組織学的評価によっても容易ではないが，部分胞状奇胎から絨毛癌が続発することは全胞状奇胎に比べるときわめて少ないため，免疫染色を含めた病理組織学的検討によって全胞状奇胎が否定でき，さらに流産後の母体血中hCGの消失によって絨毛存続症が否定できれば，臨床上の支障は少ないと思われる．

（大場　隆・佐藤勇一郎）

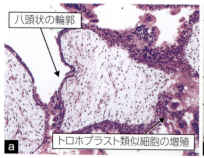
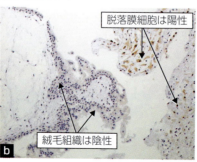

図2　妊娠早期完全胞状奇胎（a）と$p57^{kip2}$の免疫染色（b）．浮腫性変化は軽度だが八頭状の不整な輪郭で，トロホブラスト類似細胞の異常増殖もみられる（a）．$p57^{kip2}$では細胞性トロホブラスト類似細胞は陰性，脱落膜細胞は陽性を示す（b）．

存続絨毛症　persistent trophoblastic disease

■疾患概念

存続絨毛症(persistent trophoblastic disease)は，2011年の『絨毛性疾患取扱い規約　第3版』に基づく絨毛性疾患の臨床的分類として，①胞状奇胎，②侵入胞状奇胎(侵入奇胎)，③絨毛癌，④胎盤部トロホブラスト腫瘍(placental site trophoblastic tumor：PSTT)，⑤類上皮性トロホブラスト腫瘍(epithelioid trophoblastic tumor：ETT)と共に6番目のカテゴリーとして分類され，さらに(1)奇胎後hCG存続症，(2)臨床的侵入奇胎，(3)臨床的絨毛癌の3つに分けられている．

その病態は，「胞状奇胎後だけではなく，正常分娩，流産，異所性妊娠などの様々な妊娠の終了後に，hCG値の測定や画像検査により侵入奇胎または絨毛癌などが臨床的に疑われるが，病巣の組織学的確認が得られない状態」とされる．

絨毛癌は侵入奇胎に比べてきわめて予後不良であり，治療開始前に両者を判別して適切な治療方針を選択することが重要である．本来，両者の鑑別には病理組織学的診断が必要だが，妊孕性温存などの理由から，化学療法のみで治療を開始し組織学的所見が得られない場合が多く，その観点から臨床的に「存続絨毛症」を分類する意義がある．一方，2014年のWHO分類は病理学的診断が重視された分類となっており，「存続絨毛症」の病態に該当する分類はない．

■診　断

画像診断で病巣が確認できる場合には，絨毛癌診断スコアを用いて，合計4点以下を臨床的侵入奇胎，5点以上を臨床的絨毛癌と診断する．胞状奇胎後hCG値の下降が非順調型であるが画像で病巣が確認できない場合には，奇胎後hCG存続症と診断する．2000年のFIGO分類では，これらを(gestational trophoblastic neoplasia：GTN)と称して包括的に捉え，FIGO staging and risk factor scoring systemを用いて，合計スコア6点以下をlow risk，7点以上をhigh riskに分類している．わが国における臨床的侵入奇胎および奇胎後hCG存続症はFIGO分類のlow risk GTNに，臨床的絨毛癌はhigh risk GTNにおおむね相当するが，両者の間で診断が異なる場合は，わが国では絨毛癌診断スコアを優先していることが多い．

■管理方針と治療

奇胎後hCG存続症では自然寛解が期待できる可能性が示されており，hCG値が低値で自然下降が認められている場合には経過観察も考慮できるため，下垂体性hCGおよびfalse-positive (phantom) hCGとの鑑別が必要である．下垂体性hCGは，閉経や化学療法による卵巣機能抑制に伴い上昇するが，エストロゲンとプロゲステロンの配合薬投与により抑制される．false-positive hCGは，hCG測定に用いる抗体と誤って結合する血清中の抗体が原因で検出されるが，別キットでの測定や尿中hCG測定により鑑別が可能である．これらの鑑別を行った後，real hCG持続症例に対しては，超音波カラードプラ検査，骨盤MRI検査，胸腹部CT検査，頭部MRI検査による詳細な画像診断を行うことが望ましい．病巣が確認できない場合には，定期的なhCG測定(1回/1〜2ヵ月)による厳重な経過観察を行うことが推奨され，少なくとも2種類の検査法によりhCG上昇が連続して認められた場合には治療を行うことが提案される．

治療は，侵入奇胎と同様にメトトレキサートあるいはアクチノマイシンDによる単剤療法が奨められる．いずれのレジメンによっても20〜30%程度が薬剤抵抗性あるいは有害事象のため薬剤変更が必要となるが，セカンドラインでは，ファーストラインがメトトレキサートであればアクチノマイシンDに，アクチノマイシンDであればメトトレキサートに変更する．ファーストライン(あるいはセカンドライン)により，ほぼ100%の寛解率が期待できる．追加化学療法に関しては，化学療法によりhCGが正常値に下降した後，1〜3コース程度の追加化学療法を行うことが一般的である．

〈関根　正幸〉

1 子宮筋腫
uterine myoma

1. 疾患のポイント

- 生殖年齢女性の多くに発生し，平滑筋由来細胞の増生から成る良性の子宮の間葉系腫瘍である．
- 発生部位（漿膜下，筋層内，粘膜下）ごとに臨床所見が異なり，挙児希望などにより治療適応も異なる．
- 種々の変性や子宮を超えた発育をきたすこともあり，画像診断を用いた悪性疾患との鑑別を行う．

2. 臨床診断

- **問診**：治療介入の決め手となるのは自覚症状の有無である．過多月経，月経困難，不正性器出血，挙児希望の有無を詳細に聞きとる．
- **双合診**：子宮は形状不整で，硬く腫大して触知される．子宮体部から突出する弾性硬い腫瘤が触知されることもある．圧痛部位も確認する．
- **超音波断層法検査**：類円形で境界明瞭な低エコー像を呈するが，変性を起こすと多様な像を示す．粘膜下筋腫は，子宮腔内に生理食塩水を注入して観察することで突出度を測ることができる．
- **MRI検査**：定型的にはT1強調画像で低信号，T2強調画像で境界明瞭な低信号を示すが（図1），細胞密度，浮腫，変性に応じて信号強度が変化する．出血像，周囲組織への浸潤を示す不明瞭像，造影効果や拡散強調画像での高信号像が認められれば悪性も疑う．
- **子宮鏡検査**：粘膜下筋腫の突出度や位置の評価，子宮内膜癌や子宮内膜ポリープとの鑑別に用いられる．
- **血液検査**：血算，生化学，CRP，内分泌学的検査を行う．貧血や炎症所見を評価し，LDH値上昇の有無を確認する．多血症の場合にはエリスロポエチン産生子宮筋腫も念頭において検査項目を追加する．

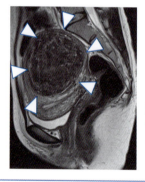

図1 子宮筋腫，骨盤MRI T2強調像（矢状断像）．子宮体部腹壁筋層内に境界明瞭な低信号腫瘤（▷）が多数認められる．

3. 病理診断

(a) 平滑筋腫 leiomyoma

［肉眼像］

- 割面には，多数の境界明瞭で，渦巻き状に増生する白色から黄色の腫瘤が観察される（図2a）．大きな腫瘤では梗塞，出血，囊胞性変化，浮腫，液状変性をきたすことも少なくなく，妊娠中やホルモン療法後は，出血性梗塞により赤色変性をきたすこともある．

［組織像］

- 核異型のない平滑筋由来細胞から構成され，種々の割合で線維性間質を伴う（図2b）．

(b) 特殊な組織形態や発育を示す平滑筋腫（→総論2.8.参照）

- **富細胞平滑筋腫 cellular leiomyoma**：腫瘍細胞の密度が高く子宮肉腫との鑑別を要する．周囲の子宮筋層との境界が不明瞭なこともあり，摘出後に診断を確定する．細胞密度の高い平滑筋腫で，子宮内膜間質結節や低悪性度の子宮内膜間質肉腫に類似するが，核異型や核分裂像はほとんどみられない（図3a）．
- **奇怪核を伴う平滑筋腫 leiomyoma with bizarre nuclei**：atypical leiomyomaと同義で，中等度から高度の核異型が認められる．核分裂像はごくわずかで，腫瘍細胞壊死（凝固壊死）は認められない（図3b）．
- **水腫状平滑筋腫 hydropic leiomyoma**：水腫状変性や硝子化が多く認められる（図4a, b）．
- **脂肪平滑筋腫 lipoleimyoma**：平滑筋腫に成熟した脂肪細胞巣が混在する（図5）．
- **類上皮平滑筋腫 epithelioid leiomyoma**：類上皮様形態を呈するが，核異型や核分裂像は乏しい．
- **類粘液平滑筋腫 myxoid leiomyoma**：粘液腫状変性をきたし，細胞密度は低い．
- **解離性（胎盤分葉状）平滑筋腫 dissecting (cotyledonoid) leiomyoma**：水腫変性を伴う腫瘤が球根状・数珠状に子宮漿膜面を超えて筋層や広間膜に分け入るように進展・発育し，ときに後腹膜や骨

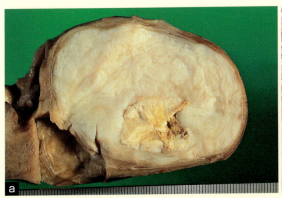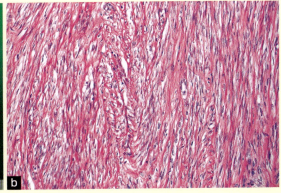

図2　子宮平滑筋腫，固定後．(a) 子宮体部筋腫結節．割面は白色～黄白色調で，渦巻き紋様が認められる．(b) 組織像．平滑筋細胞の束状の増生が認められる．

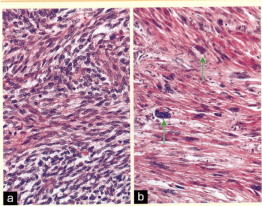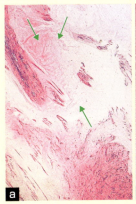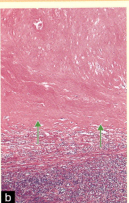

図3　特殊な細胞形態を示す平滑筋腫．(a) 富細胞性平滑筋腫．小型の平滑筋細胞が細胞密度を増して増生している．(b) 奇怪核を伴う平滑筋腫．平滑筋細胞には奇怪核(→)を有するものが散見される．

図4　さまざまな変性を示す平滑筋腫．(a) 水腫状変性(→)が高度である．(b) 硝子様変性(→)が認められる．

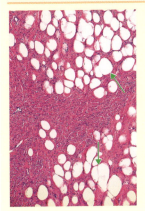

図5　脂肪平滑筋腫．脂肪平滑筋腫には平滑筋細胞と成熟脂肪細胞(→)が混在して増生している．

盤内を占拠する．

- 静脈内平滑筋腫症 intravenous leiomyomatosis：子宮筋腫が静脈内を連続性に進展する．下大静脈から心房に達することもある．
- びまん性平滑筋腫症 diffuse leiomyomatosis：無数の小さな筋腫核が筋層内に発育して子宮筋層の大部分を置換するもので，核異型はみられない．20歳台から核出術を繰り返し，子宮摘出に至ることが多い．

4. 鑑別診断

- 子宮腺筋症：平滑筋細胞が結節性に増生・肥大し，肉眼的に平滑筋腫様にみえることがあるが，子宮内膜島の存在が重要である(→各論7.2. 参照)．
- 悪性度不明な平滑筋腫瘍 smooth muscle tumor of uncertain malignant potential (STUMP)：良悪性の定義にあてはまらない腫瘍である．その組織診断は慎重に行う．
- 子宮平滑筋肉腫：腫瘍細胞壊死(凝固壊死)，核分裂像，核異型，浸潤像が認められる．平滑筋腫には梗塞性壊死や硝子様壊死を伴う(→各論7.3. 参照)．
- 子宮内膜間質肉腫：低悪性の子宮内膜間質肉腫は，富細胞平滑筋腫との鑑別が重要となる(→各論7.4. 参照)．

5. 免疫組織化学

- 平滑筋腫細胞は，h-caldesmon, HHF35, desmin, aSMA が陽性で，ER, PgR も陽性である．CD10 は少数で陽性になることがある．

(馬場 長，名方 保夫)

2 子宮腺筋症
adenomyosis

1. 疾患のポイント
- 子宮内膜組織がホルモン依存性に子宮筋層内で異所性発育し，子宮筋層の肥厚を伴う良性疾患である．
- 月経痛を主たる症状とすることが多いが，過多月経や不妊症の原因ともなる．
- 超音波断層法検査，MRI検査が診断に有用である．
- ライフステージに応じて対症療法，ホルモン療法，debulking surgery（→ *Memorandum*），子宮摘出術を選択する．

2. 臨床診断
- **問診**：過多月経と月経困難を主訴とすることが多いが，月経後も持続する慢性疼痛や排便時痛・性交時痛など，病巣部位や共存する子宮内膜症によって自覚症状は異なる．薬物療法や手術など治療法の選択肢は広く，挙児希望を含めた詳細な問診が望まれる．
- **双合診**：子宮全体が硬く腫大して触知される．病巣部位に一致した圧痛だけでなく，併存する子宮内膜症により，子宮周囲にも圧痛が認められることがある．
- **超音波断層法検査**：子宮筋層は不均質に肥厚し，辺縁が不鮮明な高エコー領域内に無数の低エコー部が霜降り状に入り混じった像を呈するが，石灰化像は伴わない．子宮内膜は，病変部に圧排されて変形していることや，厚い筋層に比して薄いこともある．
- **MRI検査**：超音波断層法検査同様に，子宮全体の腫大と不均等に肥厚した子宮筋層や変形した子宮内膜像が認められると共に，出血巣を示すT1強調画像，T2強調画像で無数の点状高輝度像，境界明瞭な低信号を呈する（図1）．月経期には子宮筋収縮像を，子宮腺筋症の病巣による子宮筋層肥厚像と見間違えることがあるため，撮像時期に注意する．
- **子宮鏡検査，子宮卵管造影検査**：子宮腺筋症の増大に伴って子宮内腔の変形をきたしたり，子宮内膜症の合併により卵管閉塞をきたしたりして，結果的に不妊症を伴うことがある．子宮内腔から卵管にかけての通過性を確認することができる．
- **血液検査**：血算，生化学，CRP，内分泌学的検査を行う．CA125やCA19-9は子宮腺筋症の発育によって上昇する．ただし，これらの値は月経期に上がることに留意して評価することが必要である．

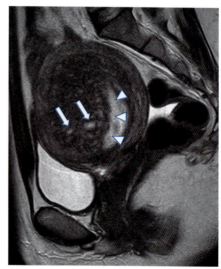

図1 子宮腺筋症，骨盤MRI T2強調像（矢状断像）． 不均等に肥厚した子宮筋層内に点状の高輝度領域（⇨）と，変形した子宮内膜（▷）が認められる．

3. 病理診断
[肉眼像]
- 子宮全体の腫大をみるが，正常子宮筋層との境界は不明瞭である．子宮筋と線維束が交錯し，粗雑・小柱状の白色から黄色の割面を呈する（図2a）．出血やヘモジデリンが沈着した部分や，一部小囊胞が認められることもある．全体的に弾性硬で血管に乏しい．

[組織像]
- 子宮筋層の中に，子宮内膜腺および子宮内膜間質細胞から構成される，いわゆる子宮内膜島が認められる（図2b）．
- また，子宮内膜腺が小囊胞状に拡大し，内腔に出

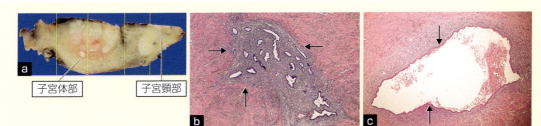

図2　子宮腺筋症．(a) ホルマリン固定後肉眼像．子宮体部後壁が肥厚し，正常筋層との境界が不明瞭な病巣を形成している．(b) 組織像．子宮筋層中に子宮内膜島（→）が認められる．(c) 組織像．子宮筋層中の子宮内膜島の内膜腺が小嚢胞状に拡大している（→）．

血像が認められる場合もある（図2c）．

4. 鑑別診断

- **子宮腺筋腫** adenomyoma：子宮内膜腺と子宮内膜間質細胞が子宮筋に取り囲まれるように腫瘤を形成する良性腫瘍である．境界明瞭で割面は白色で硬い．内部に大小さまざまな出血性嚢胞が認められることもある．子宮内膜腺と子宮内膜間質細胞が筋腫様に増生した平滑筋細胞に取り囲まれている（図3）．
- **子宮筋腫**：平滑筋腫細胞の増生のみで，子宮内膜島は伴わない（→各論7.1.参照）．
- **アデノマトイド腫瘍** adenomatoid tumor：子宮筋層中に，中皮由来の細胞の腺様の増生が認められ，周囲の平滑筋は肥大・増生する．カルレチニンなどの中皮細胞マーカーが鑑別に有用であり，反応性病変と考えられている．
- **子宮平滑筋肉腫**：核異型，核分裂像および腫瘍細胞壊死（凝固壊死）などが鑑別に重要である（→各論7.3.参照）．
- **子宮内膜間質肉腫**：子宮内膜間質性の腫瘍細胞の増殖像が基本で，子宮内膜腺細胞は認められない（→各論7.4.参照）．

5. 免疫組織化学

- **CD10**：子宮内膜間質細胞の同定に有用である．
- **desmin，SMA**：平滑筋性細胞の同定に用いられ，小型で子宮内膜間質細胞と鑑別が困難な場合に有用である．
- **ER，PgR**：子宮内膜の腺細胞や間質細胞に陽性となり，小さい子宮内膜島の確認に有用である．

（馬場 長，名方 保夫）

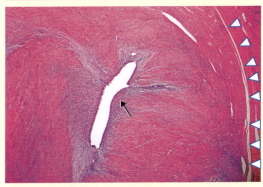

図3　子宮腺筋腫．子宮内膜腺と子宮内膜間質細胞（→）が筋腫様に増生した平滑筋細胞に取り囲まれている（▷）．

> **Memorandum**　**debulking surgery**：従来，経産婦に多かった子宮腺筋症も，わが国の女性の晩婚化に伴い，妊孕性温存を希望する患者が増加している．子宮筋腫のように子宮筋層の一部に結節性の塊を作る場合は，結節を切除し縫合するだけでよいが，子宮腺筋症の多くは子宮内膜組織が正常子宮筋の中に複雑に入り込んでおり，境界が不明瞭で，機械的に分離することが難しい．全周性に増生する子宮腺筋症では，すべての病巣を切除すると子宮がなくなってしまうため，子宮を縦断して切断面から両側の子宮腺筋症病巣を切除した後，再び子宮を縫合して形成する手術が行われる．子宮腺筋症により圧排されて子宮内膜の発育が悪い不妊症患者でも，術後に発育が良くなり妊娠に至ることもあるが，妊娠に際しては切迫流産，胎児発育不全，切迫子宮破裂などに留意した周産期管理を要する（→総論2.9参照）．

Ⅱ章 各論 ── 7. 子宮筋腫・肉腫

3 子宮平滑筋肉腫
leiomyosarcoma of the uterus

1. 疾患のポイント

- 子宮肉腫の中で最も頻度が高い．急速に増大し，診断時に子宮外病変を伴うことが多い．
- 子宮筋腫として手術を行った際に偶発的に診断されることも少なくなく，術前の鑑別診断が重要である．
- 化学療法に抵抗性で，予後不良である．
- 平滑筋腫と平滑筋肉腫の組織発生は異なることが示唆されている．

2. 臨床診断

- **問診**：不正性器出血，骨盤腫瘤感，下腹部痛を自覚する．症状の急激な増悪，呼吸器症状の聴取も行う．便秘，頻尿は腫瘍の局所増大を示唆する症状であることがある．
- **腟鏡診・双合診**：腟鏡診で出血が確認されることがある．子宮頸部は正常なことが多い．双合診で腫大した子宮を触知し，圧痛点を確認する．卵巣転移や，漿膜を超えた進展がないかを直腸診で確認する．
- **超音波断層法検査**：境界不明瞭な高輝度から低輝度までさまざまなエコー像を呈する腫瘤像として認められる．カラーパルスドプラモードで腫瘍内に血流波形がみられることも多い．
- **MRI検査**：辺縁不整・不明瞭な腫瘤で，内部に出血，壊死を示唆するT1・T2強調画像での不均一な高信号，造影欠損像が認められる（図1）．拡散強調画像では高信号像を示す．
- **CT検査，PET-CT検査**：造影CT検査は肺や肝臓，骨への転移の検索に有用である．PET-CT検査での高信号像はMRI検査との組み合わせで肉腫の診断に役立つ．
- **血液検査**：血算，生化学，CRP，内分泌学的検査を行う．貧血や炎症所見を評価し，LDH上昇を確認する．

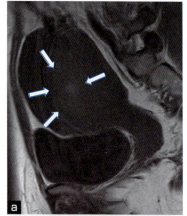

図1　子宮平滑筋肉腫，骨盤MRI
(a) T1強調像，(b) T2強調像（矢状断）．子宮内に境界不明瞭な腫瘍像（▷）が認められ，内部に高信号領域（⇨）を伴う．

3. 病理診断

[肉眼像]

- 通常，腫瘍は単発性で10cmを超え，周囲筋層との境界が不明瞭である．割面は柔らかく八頭状に発育し，腫瘍内部に出血，壊死など多彩な像が認められる（図2a）．子宮筋腫と併存することも多い．

[組織像]

- **平滑筋肉腫 leiomyosarcoma**：紡錘形あるいは多形核を有する腫瘍細胞が束状に増殖する（図2b）．腫瘍細胞は筋原性を示唆する好酸性の細胞質を有し，異型核分裂像も伴う（図2c）．腫瘍細胞壊死（凝固壊死）が組織診断に重要である．
- **類上皮平滑筋肉腫 epithelioid leiomyosarcoma**：

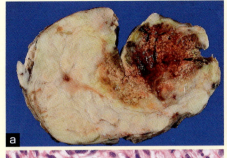
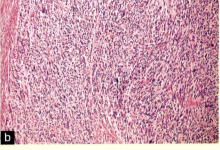
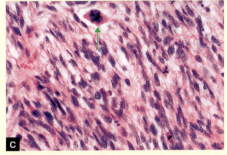

図2　平滑筋肉腫．（a）子宮筋層との境界が不明瞭で，出血，壊死を伴っている．（b）紡錘形細胞平滑筋肉腫　弱拡大．紡錘形細胞の束状増殖が認められる．（c）同　強拡大．好酸性細胞質と異型核分裂像（→）が認められる．

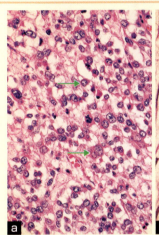
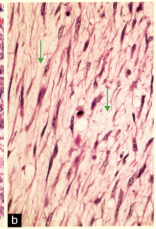
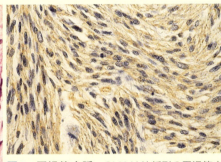

図3　類上皮平滑筋肉腫，類粘液平滑筋肉腫．（a）類上皮平滑筋肉腫．類上皮様細胞が認められる（→）．（b）類粘液平滑筋肉腫．粘液腫状間質（→）と疎な紡錘形細胞の増生がみられる．

図4　平滑筋肉腫．SMAは紡錘形の平滑筋肉腫の細胞質に高発現する．

好酸性細胞質と円形や多角形の核を有する類上皮様細胞から構成される（図3a）．

- **類粘液平滑筋肉腫 myxoid leiomyosarcoma**：豊富な粘液腫状の間質を背景とする．細胞密度も低く，核分裂像数も少ない（図3b）．

4. 鑑別診断

- **平滑筋腫**：子宮外へ特殊な発育形態を示すものは肉腫と見間違える．解離性平滑筋腫は漿膜を超え後腹膜や骨盤内に進展する．静脈内筋腫症では子宮から静脈内へ連続性に進展する（→各論7.1.参照）．
- **悪性度不明な平滑筋腫瘍 smooth muscle tumor of uncertain malignant potential（STUMP）**：核分裂，核異型，壊死は平滑筋腫より多いが，総合的に平滑筋肉腫ほどではない．再発もきたす．
- **子宮内膜間質結節 endometrial stromal nodule**：子宮筋層内や内膜と筋層にまたがるように発生するが，基本的に非浸潤性であることが重要な鑑別点である．

5. 免疫組織化学

- **ER，PgR**：平滑筋性腫瘍で陽性となる．
- **Ki-67(MIB-1)**：平滑筋肉腫での標識率は高率である．
- **desmin，SMA，h-caldesmon**：平滑筋性腫瘍の鑑別に有用である（図4）．
- **CD10，Cyclin D1**：高悪性度や低悪性度の内膜間質肉腫で陽性になることが多い．

（馬場　長，名方保夫）

4 子宮内膜間質肉腫
endometrial stromal sarcoma

1. 疾患のポイント

- 子宮内膜あるいは筋層から発生する．
- 組織学的に低異型度子宮内膜間質肉腫（low-grade endometrial stromal sarcoma），高異型度子宮内膜間質肉腫（high-grade endometrial stromal sarcoma），未分化子宮肉腫（undifferentiated uterine sarcoma）に分類される．
- 予後は低異型度子宮内膜間質肉腫，高異型度子宮内膜間質肉腫，未分化子宮肉腫の順に悪く，発症年齢は前述の順で高齢になる．
- 遺伝学的原因の探索および新規治療法の開発が進められつつある（→ *Memorandum*）．

2. 臨床診断

- 問診：不正性器出血，月経量の増加，下腹部痛を自覚する．タモキシフェン服用歴や骨盤内放射線照射歴について聴取する．
- 腟鏡診・双合診：腟鏡診にて出血や子宮頸部を超えて垂れ下がる腫瘤が確認される．双合診にて腫大した子宮を触知し，圧痛点を確認する．卵巣転移や，漿膜を超えた進展がないかを直腸診で確認する．
- 超音波断層法検査：境界不明瞭な高輝度から低輝度までさまざまなエコー像を呈する腫瘤像が認められる．低異型度ではポリープ状に垂れ下がる像がみられることがある．
- MRI検査：辺縁不整・不明瞭な腫瘤で，内部に出血，壊死を示唆するT1・T2強調画像での不均一な高信号像が認められる（図1）．拡散強調画像では高信号像を示す．
- CT検査，PET-CT検査：造影CT検査やPET-CT検査は後腹膜リンパ節への転移の検索に有用である．
- 血液検査：血算，生化学，CRP，内分泌学的検査を行う．貧血や炎症所見を評価する．

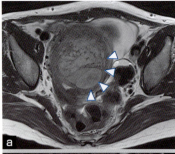
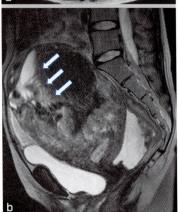

図1 子宮内膜間質肉腫，骨盤MRI T2強調像．
(a) 低異型度（冠状断）．正常筋層が取り残されるような舌状（▷）の浸潤像を示す．(b) 高異型度（矢状断）．子宮筋層内に境界不明瞭な出血（⇨）を伴う腫瘤が認められる．

3. 病理診断

(a) 低異型度子宮内膜間質肉腫 low-grade endometrial stromal sarcoma

[肉眼像]
- 割面が黄白色の腫瘤が子宮内腔から子宮筋層内に舌状に発育するのが観察され，正常筋層との境界は不明瞭である（図2a）．

[組織像]
- 増殖期の子宮内膜間質細胞や線維芽細胞に類似した，小型円形から楕円形の腫瘍細胞の増生が認められる．小動脈がネットワークを形成する．核分裂像数は，高倍率10視野あたり5個以下である（図2b）．

(b) 高異型度子宮内膜間質肉腫 high-grade endometrial stromal sarcoma

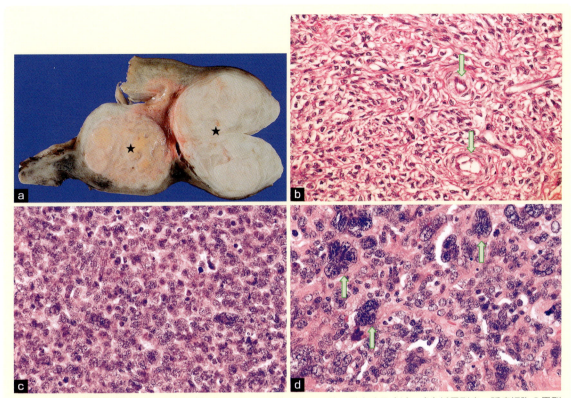

図2 子宮内膜間質肉腫. (a) 肉眼像（低異型度）．子宮筋層内に舌状に発育する（★）．(b) 低異型度，腫瘍細胞の異型度は低く，小動脈のネットワークが認められる（⇨）．(c) 高異型度，腫瘍細胞の異型や細胞密度は高い．(d) 未分化子宮肉腫，腫瘍細胞の核の異型・多形が高度である（⇨）．

[肉眼像]

- 割面が黄白色で出血，壊死を伴う腫瘤が，子宮内腔から子宮筋層を置換し漿膜を超えて発育するのが観察される．

[組織像]

- 高密度で高異型度を示す円形から楕円形腫瘍細胞の増殖像が認められる（図2c）．ときに低異型度子宮内膜間質肉腫の併存が診断に役立つこともある．核分裂像数は通常，高倍率10視野あたり10個以上である．

(c) 未分化子宮肉腫 undifferentiated uterine sarcoma

[肉眼像]

- 大きさは10cmを超え，割面に出血，壊死を伴う腫瘤が，子宮内膜から子宮筋層にポリープ状に発育するのが観察される．

[組織像]

- 高異型度を示すが，子宮内膜間質への類似性はなく（図2d），組織発生に関する定説はない．

4. 鑑別診断

- **変性平滑筋腫**：変性を伴う粘膜下筋腫では低異型度子宮内膜間質肉腫と見間違えることがある．
- **子宮体部未分化癌**：高異型度子宮内膜間質肉腫や未分化子宮肉腫との鑑別が問題となる．上皮性マーカーの染色が鑑別に有用である．
- **子宮内膜間質結節** endometrioid stromal nodule：子宮筋層内や子宮内膜と筋層にまたがるように発生するが，基本的に非浸潤性であることが重要な鑑別点である．

5. 免疫組織化学

- **ER，PgR**：腫瘍細胞に陽性となるが，高異型度子宮内膜間質肉腫は陰性を示すこともある．
- **Ki-67（MIB-1）**：標識率は高率である．
- **CD10**：子宮内膜間質性腫瘍とほかの間葉系腫瘍との鑑別に有用である．
- **Cyclin D1**：高異型度や低異型度子宮内膜間質肉腫で陽性になることが多い．　　（馬場 長，名方 保夫）

> **Memorandum　子宮肉腫の原因・治療**：子宮内膜間質肉腫では，他臓器の肉腫と同様，融合遺伝子が存在する．低異型度子宮内膜間質肉腫では*JAZF1-SUZ12*遺伝子や*EPC1-PHF1*遺伝子，高異型度子宮内膜間質肉腫では*YWHAE-FAM22*遺伝子が特異的に発現する．化学療法の効果が限定的であり，融合遺伝子を標的とする新規治療法の開発に期待が寄せられている．

5 子宮癌肉腫
carcinosarcoma of the uterus

1. 疾患のポイント

- 高異型度腺癌成分と肉腫成分から成るが，子宮体癌と同じように病期分類を行う．
- 閉経後女性を中心に発症し，子宮内腔にポリープ状に発育するが，子宮外に進展しやすく，予後不良である．
- 腺癌成分は漿液性癌や明細胞癌などの高悪性度のものが多く，予後に大きな影響を与える．
- 子宮癌腫や肉腫の成分を考慮した治療法の選択がなされつつある．

2. 臨床診断

- **問診**：タモキシフェン服用歴や長期のエストロゲン製剤の使用歴，10年以上前の骨盤部の放射線治療歴が発症リスクとして知られているため，出血や腹痛などの症状と共に既往歴の聴取を十分に行う．
- **腟鏡診・双合診**：ポリープ状の腫瘤が子宮内腔に発育し，腫大した子宮が触知される．圧痛を伴うことや，腟鏡診にて腫瘤が子宮頸部まで垂れ下がっているのが観察されることもある．
- **超音波断層法検査**：子宮内腔に高輝度と低輝度のエコー像が入り混じるポリープ状の腫瘤像が認められ，血液貯留像を伴うこともある．腫瘍が大きくなると子宮全体が高輝度腫瘤像を呈する．
- **MRI検査**：T1強調画像で等信号，T2強調画像では子宮筋層よりも高信号を示すことが多いが（図1），出血，壊死を伴うものでは低信号から高信号が混在する多彩な像を呈し，不均一に強い造影効果を示す．細胞密度も高く，拡散強調画像で高信号像が認められる．
- **CT検査**：腫瘍に造影効果が認められる．子宮癌肉腫は高転移性であり，3〜4割で子宮外病変を伴う．造影CT検査は後腹膜リンパ節や他臓器への転移の検索に有用である．
- **子宮鏡検査**：子宮内腔に突出する黄色調の球状腫瘤が認められる．表面に異型血管を伴い，子宮筋腫や子宮内膜ポリープと鑑別できる．
- **血液検査**：癌肉腫に特異的な血液検査異常や腫瘍マーカーはない．子宮外病変や腹水貯留が認められる場合には，腫瘍マーカーとしてCA125，CA19-9の上昇を伴うことがある．

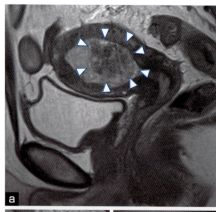
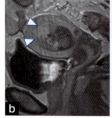
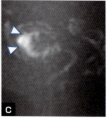

図1 癌肉腫，骨盤MRI T2強調像（矢状断像）．（a）T2強調．（b）造影．（c）拡散強調．子宮腔内から体部筋層にかけて多彩な信号像（▷）を呈する腫瘤が認められる．

3. 病理診断

[肉眼像]

- 腫瘍は柔らかく，割面には出血・壊死嚢胞性の変性が認められる（図2）．子宮筋層や子宮頸部への腫瘍の進展が観察されることもある．

[組織像]

- 高異型度癌腫成分と肉腫成分から構成される2相性悪性腫瘍である（図3a）．癌腫成分は類内膜癌が多く扁平上皮癌成分を伴うこともある（図3b）．また漿液性癌や明細胞癌の場合もある．肉腫成分の種類により同所性癌肉腫（homologous carcinosarcoma）と異所性癌肉腫（heterologous carcino-

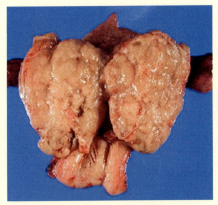

図2 子宮癌肉腫. 摘出子宮像. 子宮腔内に突出する黄色調の球状腫瘤が認められる. 腫瘍割面には出血・壊死像を伴っている.

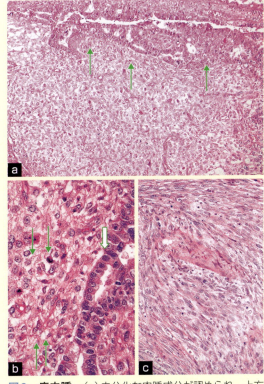

図3 癌肉腫. (a) 未分化な肉腫成分が認められ, 上方に腺癌成分がみられる (→). (b) 類内膜成分 (⇨) と未分化な肉腫成分 (→) が認められる. (c) 平滑筋肉腫成分も認められる.

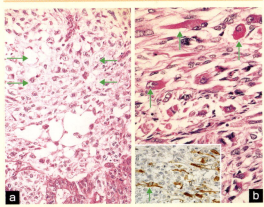

図4 癌肉腫. さまざまな腺癌成分と肉腫成分からなる. (a) 軟骨肉腫成分が認められる (→). (b) 横紋筋肉腫成分が認められ, 横紋筋芽細胞はdesmin陽性を示す (挿入図) (→).

sarcoma) に分類される.

- 前者は子宮に元来存在する平滑筋肉腫 (図3c), 子宮内膜間質肉腫および未分化子宮肉腫であり, 後者は子宮に元来存在しない軟骨肉腫 (図4a), 横紋筋肉腫 (図4b), 骨肉腫などである.

4. 鑑別診断

- **子宮内膜ポリープ**：上皮性成分および間葉性成分は共に異型および腫瘍性はなく, 間質に筋性血管が散見されることが特徴である (→各論2.2.参照).
- **子宮粘膜下筋腫**：通常型平滑筋腫が多く, 異型性はなく異型核分裂像も認められない.
- **子宮内膜癌**：癌肉腫の癌腫成分は類内膜癌が多い. 浸潤に伴うdesmoplastic reactionを肉腫成分と誤認しないことが重要である (→各論2.4.参照).
- **子宮腺肉腫**：低異型度の腫瘍で, 上皮性成分は良性で, 間葉性成分は低異型度子宮内膜間質肉腫のことが多い.
- **子宮内膜間質肉腫**：高異型度の場合, 癌腫成分の混在がないかを注意深く観察する必要がある (→各論7.4.参照).

5. 免疫組織化学

- **Ki-67 (MIB-1)**：出現する癌腫および肉腫成分は高異型度であり, Ki-67 (MIB-1) の標識率も高率である.
- **CD10**：高異型度子宮内膜間質肉腫の成分の同定に有用なことがある.
- **desmin**：異所性癌肉腫の横紋筋肉腫成分の同定にも有用であり (図4c), また平滑筋アクチンと共に平滑筋肉腫の同定にも有用である.
- **TP53**：TP53 mutationを同定することができる.

（馬場 長, 名方 保夫）

1 外陰扁平上皮内病変
vulvar squamous intraepithelial lesions

1. 疾患のポイント

- 外陰扁平上皮に，成熟障害，細胞極性の消失，多型性，N/C比の増大，核異型，核分裂像などの異常な細胞所見が認められる病変である．
- ヒトパピローマウイルス（human papillomavirus：HPV）関連である軽度扁平上皮内病変（low-grade squamous intraepithelial lesion：LSIL），高度扁平上皮内病変（high-grade squamous intraepithelial lesion：HSIL）と，非HPV関連である分化型外陰上皮内腫瘍（differentiated-type vulvar intraepithelial neoplasia：dVIN）に分類される．
- 頻度はHSILの方がdVINより高いが，扁平上皮癌に進展する割合はdVINの方が高い（HSIL 6％，dVIN 33％）．SILは性成熟期に多いが，dVINは高齢者に多い．
- SILの半数以上で，同時あるいは異時的に，腟，子宮頸部，肛門に同様なSILが認められる．

2. 臨床診断

- 外陰搔痒症や外陰部の色調変化などの訴えからこの疾患の存在を疑う．
- ルーペあるいはコルポスコープによる観察は有用である．
- 病巣は陰唇，腟前庭，陰核，会陰部いずれにも発生する．多中心性に多発することもしばしばである．
- 色調は白色，赤色から褐色，黒色調に至るまで多様性に富む．酢酸加工により白色上皮として認識されることもある（図1a，b）．
- 分化型外陰上皮内腫瘍（differentiated-type vulvar intraepithelial neoplasia：dVIN）は，外陰白斑症を呈する硬化性苔癬（lichen sclerosis）や扁平苔癬（lichen planus），外陰の炎症を背景に発生する（図2）．
- 外陰の細胞診は，外陰皮膚の角化のため検査結果の精度や解釈において問題が多く，生検による組織診断が必須である．組織採取には皮膚用切除パンチ器具が有用である．
- 若年者や免疫状態の低下した状況で発生するBowen様丘疹症（bowenoid papulosis）は組織学的にはSILであるが，自然消退する可能性がある．多発性に発生することが多い．

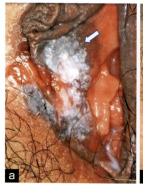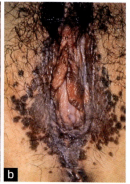

図1 外陰扁平上皮内病変．（a）孤在性，（b）多発性いずれもあり，色調は黒色，褐色，白色調など多彩である（⇨）．（b）は臨床的にボーエン様丘疹症と診断した．

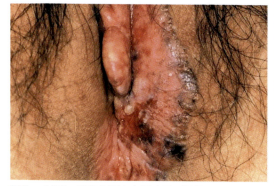

図2 dVIN．外陰白斑症を呈する．辺縁に発症した黒色から灰白色調のdVIN病巣である．

3. 病理診断

(a) 軽度・高度扁平上皮内病変 low-grade squamous intraepithelial lesion（LSIL），high-grade squamous intraepithelial lesion（HSIL）

[組織像]

- 子宮頸部のSILと同様な組織像を呈する（図3）．
- SILはコイロサイトーシス（koilocytosis）などウイルス感染関連の細胞変化の認知が重要であり，

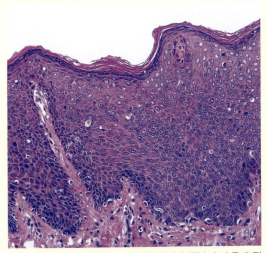

図3 **HSIL.** HSILでも，若干の分化勾配を有する症例があるが，ウイルス感染関連の細胞変化やp16の高発現などで診断が可能である(→図5参照).

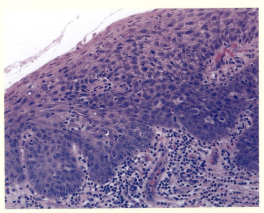

図4 **dVIN.** 分化勾配を有する異型扁平上皮が増生している．ウイルス関連性の細胞変化はみられない．p16は陰性である(→図5参照).

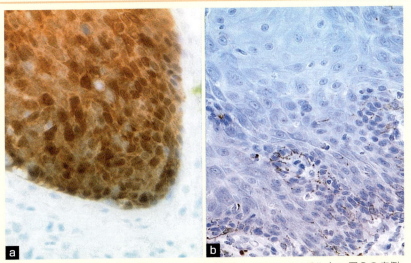

図5 **外陰部扁平上皮内病変のp16による鑑別．** p16によりHSIL (a：図3の症例，陽性)とdVIN (b：図4の症例，陰性)の鑑別が可能である．

それがない異型扁平上皮の場合は後述のdVINとの鑑別を考える．

(b) 分化型外陰上皮内腫瘍 differentiated-type vulvar intraepithelial neoplasia (dVIN)

［組織像］
- 分化勾配を保持した異型扁平上皮の病変である(図4).
- HSILでみられるような未熟異型細胞の全層性増生やコイロサイトーシス (koilocytosis) が認められない．好酸性の細胞質を有する異型細胞が目立つ．
- 表層分化があり，上皮下の炎症が強いため，腫瘍性か再生性かの鑑別には苦慮する．

4. 鑑別診断
- 外陰炎症性疾患や湿疹との鑑別を要する．

5. 免疫組織化学
- dVINはHPV非関連，SILはHPV関連の病変であるので，その区別にはp16に対する免疫染色が有用である(図5a, b).

（齋藤 俊章，寺本 典弘）

2 外陰癌
vulvar cancer

1. 疾患のポイント

- 外陰の皮膚およびその付属器より発生する浸潤癌である.
- 組織型は扁平上皮癌がほとんどで,ほかに基底細胞癌,バルトリン腺由来の癌(Bartholin gland carcinoma),汗腺,異所性乳腺由来の腺癌などがある.
- 扁平上皮癌は,角化型(keratinizing),非角化型(non-keratinizing),類基底細胞型(basaloid),湿疣型(warty),疣状型(verrucous)に分類される.
- 扁平上皮癌におけるヒトパピローマウイルス(human papillomavirus:HPV)の検出率は,亜型により大きく異なり,角化型では16%,疣状型,類基底細胞型では81%に達する.
- 病変は70%が大陰唇,小陰唇に発生し,約15〜20%が陰核や腟前庭部にみられる.5%は多中心性である.
- 腺癌は発生部位に特徴があり,バルトリン腺由来癌は腟口付近,乳腺型癌は陰唇間溝,汗腺由来癌は主に大陰唇に発生する.小陰唇・腟前庭は腺が少ないので腺癌は発生しにくい.移行上皮癌は尿道口と肛門の近くが好発部位である.
- 外陰はリンパ管・脈管が豊富で,浸潤が浅くても鼠径リンパ節などに転移しやすい.

2. 臨床診断

- 視診やルーペ,コルポスコピーによる観察で,多くは癌の診断は可能である.触診も加えて,皮下への浸潤,尿道,腟,肛門内への進展を診断する(図1).
- 確定診断は生検の組織診断により行う.

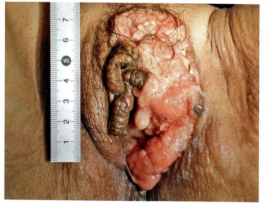

図1 外陰癌. 扁平上皮癌であり, 左外陰全体, 陰核, 会陰に及ぶ腫瘍形成がみられる.

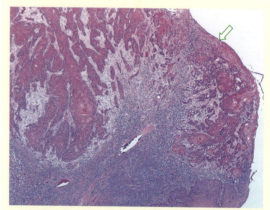

図2 分化型外陰上皮内腫瘍由来の角化型扁平上皮癌. 層状分化は明瞭で, ウイルス関連性の細胞変化はみられない(⇨).

[組織像]
- ヒトパピローマウイルス(human papillomavirus:HPV)関連扁平上皮癌は,周囲に高度扁平上皮内病変を伴うことが多い.非角化型であれば,HPV関連扁平上皮癌である蓋然性が高い.対して,分化型外陰上皮内腫瘍(differentiated-type vulvar intraepithelial neoplasia:dVIN)由来のものは角化を伴うものが多い(図2).

3. 病理診断

(a) 扁平上皮癌 squamous cell carcinoma

[肉眼像]
- 白色から灰白色あるいは赤褐色調で,表面不整な隆起性もしくは乳頭状の腫瘤,あるいは潰瘍を形成する.

(b) 基底細胞癌 basal cell carcinoma (図3)

[肉眼像]
- 黒色あるいは黒褐色の,周囲との境界明瞭な隆起

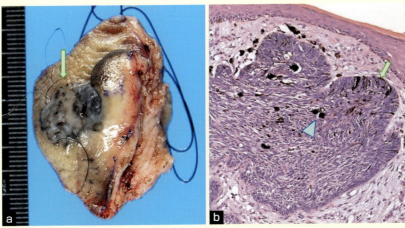

図3　外陰の基底細胞癌. (a) 黒色で一部びらんを伴う隆起性病変が外陰部に形成されている (⇨). (b) 組織学的には基底細胞が peripheral palisading を伴って増生している (⇨). この症例ではメラニン沈着が目立つ (▷).

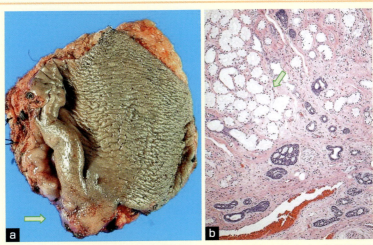

図4　バルトリン腺由来の腺様嚢胞癌. (a) 腟口左側のバルトリン腺領域に境界不明瞭な腫瘍がみられる (⇨). (b) 組織学的には非腫瘍腺房を巻き込んで増生している (⇨).

性病変で，大きくなると中心部に潰瘍形成を伴う．

[組織像]

- 他部位の基底細胞癌と同様な組織型をとる．柵状配列を伴う基底細胞の増生より成る胞巣を，真皮に形成することを特徴とする．基底細胞癌は予後の良い腫瘍で，名称の類似した高悪性度腫瘍である類基底細胞扁平上皮癌と混同してはならない．類基底細胞扁平上皮癌は面皰型壊死，腺様構造，明瞭な浸潤像を示す．

(c) バルトリン腺由来の癌 bartholin gland carcinoma (図4)

[肉眼像]

- バルトリン腺の存在する腟入口部の皮下に充実性腫瘤を形成する．

[組織像]

- バルトリン腺からはさまざまな組織型 (腺癌NOS，扁平上皮癌，腺様嚢胞癌，腺扁平上皮癌，移行上皮癌) が発生する．中でも腺様嚢胞癌の頻度は他の婦人科系臓器に比べて高く20％弱を占める．

4. 鑑別診断

- 外陰は悪性腫瘍の頻度が低いが，組織学的多様性が高いので，特に非扁平上皮系腫瘍の分類が難しい．非定型的な組織像の場合，転移性腫瘍の可能性を常に考慮に入れる．
- 尖圭コンジローマ，乳頭汗腺腫などの良性疾患との鑑別が必要となることがある．

〔齋藤　俊章，寺本　典弘〕

3 外陰パジェット病
vulvar Paget's disease

1. 疾患のポイント

- パジェット（Paget）細胞と呼ばれる異型腺上皮が，主として外陰表皮内で孤在性ないし胞巣状増殖を示す病変である．
- 一部に表皮内から下部組織に浸潤するものや，表皮下に汗腺，バルトリン（Bartholin）腺，あるいは異所性乳腺由来の浸潤腺癌（下床癌）が存在するものがある．浸潤の有無が予後上重要であるので明瞭に記載する必要がある．

2. 臨床診断

- 視診により肥厚性の湿疹様紅斑や，湿潤なびらん性病変として認識される（図1）．硬結や腫瘤が認められる場合は浸潤癌，下床癌を疑う．
- 一見正常にみえる周囲皮膚に広がっていることが多い．確定診断は生検であるが，多部位を行う必要がある．
- 周囲の臓器に発生した癌が，外陰の表皮内に進展した二次性外陰パジェット病もある．

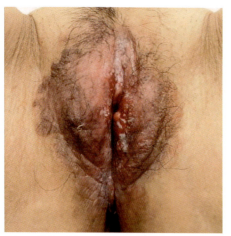

図1 **外陰パジェット病**．外陰全体に病変が広がっている．

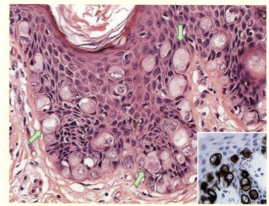

図2 **パジェット細胞**．大型の核と淡明で弱好酸性の豊かな細胞質を有する（⇨）．CK7に対する免疫染色で染色される（挿入図）．

3. 病理診断

[肉眼像]
- 湿疹様紅斑やびらんを形成する．

[組織像]
- 扁平上皮内にパジェット（Paget）細胞と呼ばれる孤在性の異型腺細胞が，散在性・孤在性，あるいは胞巣を作って表皮内に増生し，肉眼で認知できる大きさ以上の病変を形成したものをいう．
- パジェット細胞は，腺由来の大型で明るい細胞質と腫大した核を有する異型細胞である（図2）．
- パジェット細胞がしばしばメラニン色素を有するので，悪性黒色腫との鑑別が必要なことがある．
- 尿路上皮内癌によるパジェット病の場合は，pagetoid urothelial intraepithelial neoplasia（PUIN）と呼ばれる．泌尿器系臓器の検索が必要である．

4. 鑑別診断

- 外陰の炎症性疾患，湿疹，びらん，悪性黒色腫，尿路上皮癌との鑑別を要する．

5. 免疫組織化学

- ほとんどのパジェット細胞はCK7に陽性であるので，病変の範囲の決定に用いやすい．悪性黒色腫とは，HMB45などの悪性黒色腫のマーカーで鑑別が可能である．S100はパジェット細胞も陽性になることがあるので要注意である．尿路上皮癌はCK7陽性であるが，パジェット細胞は尿路上皮癌に陽性のCK20，高分子cytokeratin（CK5/6など），GATA3，p63などが陰性である．

（齋藤 俊章，寺本 典弘）

4 悪性黒色腫
malignant melanoma

1. 疾患のポイント

- 発生数は婦人科臓器の悪性黒色腫の中では外陰が一番多く，腟がそれに次ぐ．腟悪性腫瘍の中では頻度が高く，扁平上皮癌に次いで2番目である．腟，外陰で診断に迷ったときには常に鑑別に入れておく．
- 外陰や腟に発生する悪性黒色腫は粘膜型に分類される．
- 外陰では粘膜黒子型，表層拡大型が多く，腟では結節型が多い．
- 転移しやすく，予後不良である．浸潤の有無，tumor thicknessが重要な予後因子である．

2. 臨床診断

- 確定診断は生検で行うが（図1），病変部周囲に2mm程度の切除マージンを確保した全切除生検が望ましい．従来，部分生検を行うと予後不良となると言われていたが，局所再発，再発率，死亡率，5年生存率などに明らかな影響を及ぼす証拠が得られておらず，必要な場合は部分生検を行う．

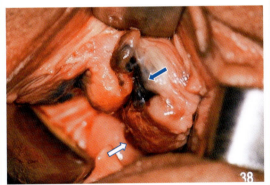

図1 腟入口部に発生した悪性黒色腫． 特徴的な深い黒色の色調を呈する部分（➡）と，淡く黒色を呈する周囲の腟粘膜（⇨）が認められる．

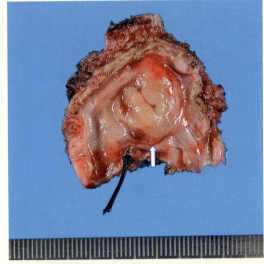

図2 無色素性悪性黒色腫． 長径2cm弱の隆起性病変（⇨）で，肉眼で悪性黒色腫と診断するのは難しい．

3. 病理診断

[組織像]

- 組織学的には皮膚の悪性黒色腫と特に変わりはない．色素沈着のない症例でも，腟外陰で組織診断の難しい症例の場合は悪性黒色腫を常に選択肢に挙げておく（図2，3）．

（齋藤 俊章，寺本 典弘）

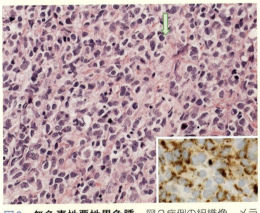

図3 無色素性悪性黒色腫． 図2症例の組織像．メラニンを有しない悪性黒色腫細胞がびまん性に増生している（⇨）．HMB45が陽性を示す（挿入図）．

5 外陰・腟の囊胞性腫瘍と充実性腫瘍
cystic and solid tumors of the vulvar and vagina

1. 疾患のポイント

- 外陰や腟に発生する囊胞性腫瘤のほとんどが非腫瘍性疾患である．一般的な表皮囊胞のようなものを除くと，外陰に特徴的なものとしてはバルトリン腺囊胞（bartholin gland cyst），尿道傍管囊胞，中腎性囊胞，ミュラー管囊胞，子宮内膜症性囊胞などがあり，バルトリン腺囊胞が最も多い．
- 充実性腫瘍としては，外陰の乳頭汗腺腫のような上皮性腫瘍のほかに，皮膚や軟部に発生する脂肪腫・平滑筋腫などのさまざまな間葉系腫瘍が発生する．
- 外陰，腟に特徴的で重要な軟部腫瘍は，発生部位，grenz zone（境界帯）の形成，構成成分を整理すると理解しやすい．
- 小児では胎児性横紋筋肉腫/ブドウ状肉腫が有名である．大部分が5歳未満に生じ，10歳台以降はまれである．

2. 臨床診断

- 視診，触診と経腟超音波断層法検査，MRI検査などで局在，質的診断を行い，生検，摘出による組織診断で確定する．
- バルトリン腺囊胞は，腟入口部4時，8時に開口する腺管を有する外陰皮下のバルトリン腺が，腺管の閉塞により貯留囊胞を形成したものである．
- 腟の表皮囊胞は，腟の前壁，後壁に発生する小囊胞で，囊胞壁は黄色調を示すことが多い．中腎性囊胞は中腎管の遺残より発生するもので，腟管の2時，10時の方向に好発する．ミュラー管囊胞は前腟壁に多い．腟の他の囊胞は数mm～2cm大までであるが，この囊胞は他に比べて大きく，10cmを超える報告もある．

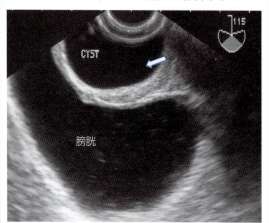

図1 **腟囊胞の経腟超音波断層法検査．** 単胞性の2cm大の囊胞（⇨）が前腟壁の膀胱との間に認められる．

3. 病理診断

(a) バルトリン腺囊胞 bartholin gland cyst

- 貯留性囊胞である．本来，導管上皮を裏打ち細胞とするが，炎症を合併し，びらん・剝離や扁平上皮化生をきたすこともある．

(b) 線維上皮性間質ポリープ fibroepithelial stromal polyp, **表在性血管粘液腫** superficial angiomyxoma, **表在性筋線維芽細胞腫** superficial myofibroblastoma, **細胞性血管線維腫** cellular angiofibroma, **侵襲性（深部）血管粘液腫** aggressive angiomyxoma, **血管筋線維芽細胞腫** angiomyofibroblastoma

- 外陰や腟に特徴的な軟部腫瘍は，名前が類似しているので混乱しやすいが，特徴を整理すると理解しやすい．侵襲性血管粘液腫は再発率が高いが，他は良性である．
- 侵襲性血管粘液腫は深部に形成される．線維上皮性間質ポリープ，表在性血管粘液腫，表在性筋線維芽細胞腫，細胞性血管線維腫は病変が浅く，しばしば外方増生する有茎性病変を形成する．血管筋線維芽細胞腫は両方に発生する．
- 線維上皮性間質ポリープ，表在性血管粘液腫は境界帯がなく，表皮と腫瘍の間に認める間隙，いわゆる"grenz zone"はない（図2，3）．
- 表在性筋線維芽細胞腫，細胞性血管線維腫，血管筋線維芽細胞腫は，血管とその周囲の間葉系細胞の増生よりなる近縁の腫瘍である（図4）．いずれも良性であるので，分類に深く悩む必要はない．
- 表在性血管粘液腫と侵襲性血管粘液腫は発生部位が異なる同一の腫瘍ではなく，細胞成分も異なる

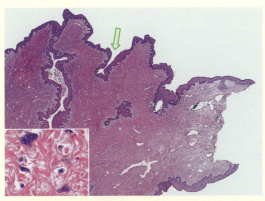

図2 **線維上皮性間質ポリープ**. 線維血管性の間質を過形成扁平上皮（⇨）で覆ったポリープ病変で，しばしば非腫瘍性異型間質細胞が出現する（挿入図）．

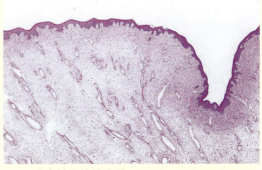

図3 **表在性血管粘液腫**. 表皮下に血管の豊富な粘液腫が形成されポリープ病変を形成している．細胞密度は低く，血管壁は薄い．表皮との境にgrenz zoneはない．

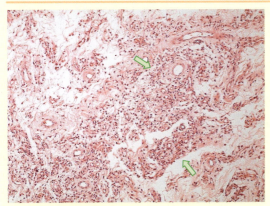

図4 **血管筋線維芽細胞腫**. 増生した血管周囲で不明瞭なmyofibroblastoid cell（⇨）が上皮様配列を示す．境界明瞭な腫瘍を形成する．

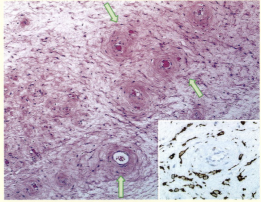

図5 **侵襲性（深部）血管粘液腫**. 平滑筋様細胞が中小の血管周囲にびまん性に増生し，境界不明瞭な腫瘤を形成している（⇨）．desmin陽性である（挿入図）．

腫瘍である（図3，5）．

(c) 胎児性横紋筋肉腫/ブドウ状肉腫 embryonal rhabdomyosarcoma/sarcoma botryoides

- しばしばブドウにたとえられるポリープ病変を形成する．
- 組織学的には，扁平上皮下に好酸性の細胞質を有する横紋筋肉腫細胞が増生するcambium layerが特徴的である（図6）．しかし，横紋筋肉腫細胞の細胞質は目立たないことがあり，横紋もみられないこともあるので免疫染色の所見を参考にする必要がある．成人であれば，癌肉腫・腺肉腫・類上皮肉腫などを除外しなければならない．

4. 免疫組織化学

- 多くの場合不要であるが，軟部腫瘍の細胞由来を知るために必要な免疫染色が行われることがある．

（齋藤 俊章，寺本 典弘）

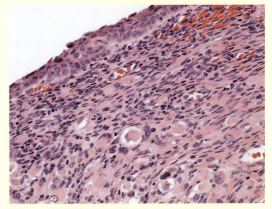

図6 **胎児性横紋筋肉腫/ブドウ状肉腫**. 扁平上皮下に横紋筋肉腫細胞が増生してcambium layerを形成する．

6 腟癌
vaginal cancer

1. 疾患のポイント

- 腟上皮より発生する悪性腫瘍のほとんどが扁平上皮癌であるが，子宮頸部や外陰に病変が認められる場合は原発性腟癌とはみなされないので，その頻度は低い．
- 子宮頸部と同様に多くの場合，扁平上皮内病変（squamous intraepithelial lesion：SIL）を経て浸潤扁平上皮癌へと進行する．
- 発生部位として最も多いのが腟上方1/3（55%），次いで下1/3（32%），中1/3（13%）である．
- 腺癌や移行上皮癌はまれで，生検材料から疑われた場合は，まず他部位からの進展や再発を強く疑うべきである．
- まれに発生する腺癌では，腟腺症，子宮内膜症，胎生期のウォルフ管，ガートナー管の遺残由来が考えられる．欧米においては有名なdiethylstilbestrol（DES）に関連した明細胞癌は，わが国ではみられない．腟直腸中隔から発生する腺癌は重要で，主に子宮内膜症由来の腺癌である．

2. 臨床診断

- 不正性器出血などの症状と腟鏡診により腟腫瘍の存在が確認される．局在と進展の評価にはMRI検査などの画像が有用である．
- 確定診断は生検による組織診断であるが，細胞診，コルポスコピーは子宮頸部の診断と同様に有用である．

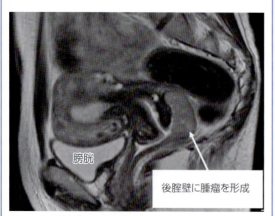

図1 上部後腟壁に発生した腟癌のMRI T2強調像．子宮頸部とは非連続である．

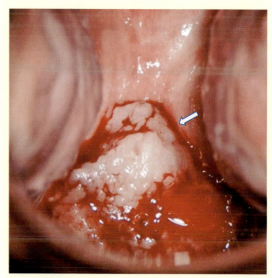

図2 腟扁平上皮癌．子宮全摘出術後20年で発症した．後腟側壁より発生した白色調の強い乳頭状隆起性病変として観察される（⇨）．

3. 病理診断

(a) 扁平上皮内病変 squamous intraepithelial lesion （SIL）

- 肉眼では認識できず，細胞診異常が診断の端緒となることがほとんどであり，コルポスコピーにて局在が判明する．

[組織像]

- 子宮頸部のものと同様である．

(b) 扁平上皮癌 squamous cell carcinoma

[肉眼像]

- 腟壁より乳頭状に隆起する病変として認められることが多く，しばしば潰瘍形成を伴う（図2）．

[組織像]

- 腟独特の特徴はなく，子宮頸部に準ずる．主に非角化型の扁平上皮癌である．

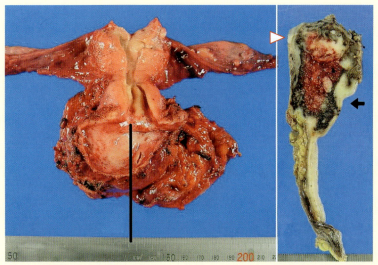

図3　**直腸腟中隔発生腺癌．**腟（▷）と直腸（→）の間に充実性の腫瘍が形成されている．

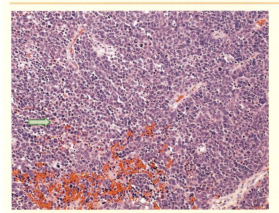

図4　**直腸腟中隔発生類内膜癌．**図3の症例は類内膜癌G3であった（⇨）．

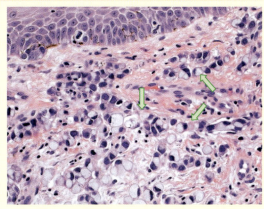

図5　**腟の転移性腫瘍．**胃原発の印環細胞癌が腟の間質に浸潤している（⇨）．

（c）直腸腟中隔発生腺癌 adenocarcinoma of the rectovaginal septum

[肉眼像]

- 直腸と腟の間に充実性腫瘍を形成する（図3）．直腸壁，腟・子宮由来であることの否定が必要である．

[組織像]

- 子宮内膜症を母地とする類内膜癌などの上皮系腫瘍の報告が多い（図4）．

4．鑑別診断

- 腟において原発癌のもっとも重要な鑑別は，他臓器癌の進展，次に悪性黒色腫（→各論8.4.参照）である．子宮内膜癌や子宮頸癌のskip lesionとしてしばしばみられる．腺が扁平上皮を置換したり，乳頭状病変を形成したりすることがしばしばみられる．移行上皮癌があれば，位置的に近い尿路系および会陰の腫瘍の有無を確かめる．婦人科腫瘍に珍しい組織型であれば，遠隔転移をまず考える（図5）．

（齋藤　俊章，寺本　典弘）

1 自然流産
spontaneous abortion/miscarriage

1. 疾患のポイント

- 妊娠22週未満に妊娠が中絶した状態で,妊娠全体の約10%にみられ,その約80%は妊娠12週までに起こる早期流産である.
- 早期流産の約50～60%は胚の染色体異常が原因であり,その頻度は女性の加齢と共に上昇する.
- 流産の母体側要因としては,細菌,ウイルスの感染(septic abortion)や,喫煙,アルコールなどの細胞毒物が挙げられるが,臨床経過によって流産の原因を推定することは困難である.
- 早期流産では,子宮内容物の病理組織診断を行い,異所性妊娠や胞状奇胎の除外診断を行う.

2. 臨床診断

理学所見,検査所見

- 妊娠初期に出血や下腹部痛が出現し,次第に増強して子宮内容物が娩出される.
- 正常妊娠初期の血中/尿中hCG値は約48時間ごとに倍化するが,その増加不良または低下がみられる.

超音波断層法検査

- 自然流産の多くは,症状が出現する前に胎嚢や胎芽の発育が停止していることを超音波断層法検査により診断できる.
- 超音波断層法検査では週数に比して小さい胎嚢として認められる.絨毛膜は菲薄で,胎嚢の発育は遅いか停止している.また平均径10mm以上の胎嚢に卵黄嚢が認められない,平均径18mm以上の胎嚢に胎芽の心拍が認められないといった所見(枯死卵 blighted ovum,図1)は自然流産を示唆する.
- 進行流産では,臨床症状と共に子宮峡部や頸管内に胎嚢が認められる(図2).枯死卵であること,またカラードプラ法で胎嚢周囲の血流が乏しいことが子宮頸管妊娠との鑑別点だが,鑑別が容易でない場合もある.
- 流産の原因は多彩だが,画像所見からその原因を特定することは困難である.

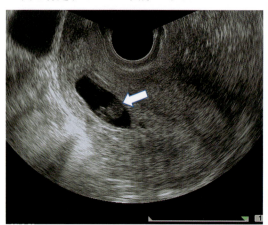

図2 **進行流産,超音波断層法検査**.胎嚢は内子宮口の高さから子宮頸管内にかけて観察される(⇨).胎芽の心拍は消失していた.

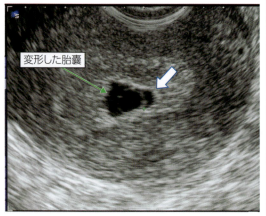

図1 **枯死卵,超音波断層法検査**.胎嚢は緊満感を欠き,絨毛膜(⇨)は薄く,内部に胎芽や心拍が確認できない.

3. 病理診断

- 最も重要なことは異所性妊娠の除外である.調節卵巣刺激を行った周期では,正所異所(子宮内外)同時妊娠の可能性を常に頭に置いて診療にあたることが肝要である.
- 子宮内容物の病理組織診断を行い絨毛の存在を確認する.ときに絨毛が確認できず,単個のトロホブラストのみが確認できることもある.血腫を含めて慎重に診断することが大切である.

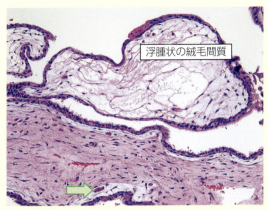

図3 **枯死卵.** 浮腫状に腫大した絨毛. わずかに血管内に赤芽球が確認できる(⇨). 胞状奇胎との鑑別のために赤芽球の確認は有用である.

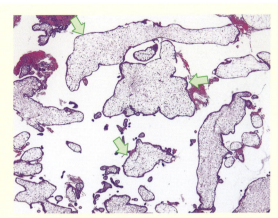

図4 **染色体異常を疑う流産.** 絨毛の大小不同が強く, いびつな絨毛が認められる(⇨).

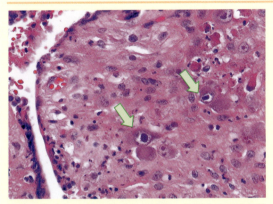

図5 **サイトメガロウイルス感染.** 絨毛内の血管内皮細胞にウイルス封入体が認められる(⇨). この症例は子宮内胎児死亡に至った.

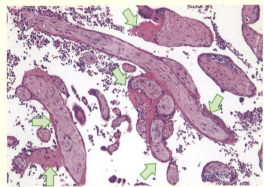

図6 **perivillous fibrin deposition.** 絨毛の周りに薄くfibrinが析出している(⇨). 長期間経過した枯死卵や流産処置の影響で析出する場合は局所的に大型のfibrinが析出する.

- 枯死卵(図3)においては, 絨毛が浮腫に陥って部分奇胎様にみえることもある. 絨毛内の血管を確認することが大切である.
- 習慣流産など繰り返す流産の場合は, 絨毛周囲にfibrinの析出(perivillous fibrin deposition)が認められることがある(図6).

（大場 隆, 若狭 朋子）

> **Memorandum** **アリアス-ステラ反応：** 異所性妊娠における子宮内膜腺上皮の変化としてアリアス-ステラ反応がある(図7). 妊娠に伴って子宮内膜腺上皮の核腫大, クロマチン増加が認められる生理的変化の一つであるが, 一見して腺癌様にみえるため, 注意が必要である. アリアス-ステラ反応の場合には, 核異型が強くみえるが腺腔全体の構造が整っていることから鑑別できる. 子宮頸部腺上皮にも起こることに注意したい.

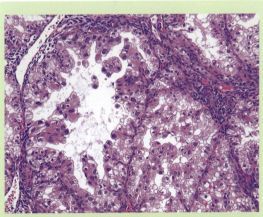

図7 **妊娠8週の脱落膜に認められたアリアス-ステラ反応.** 子宮内膜腺上皮が活性化し核異型が強くみえる. 妊娠に伴いエストロゲンとプロゲステロンが高値になることで起こるとされている.

2 異所性妊娠
ectopic pregnancy

1. 疾患のポイント

- 受精卵が子宮内膜以外に着床し発育する病態であり，生殖補助医療の増加に伴って増加傾向にある．
- 着床部位は卵管が最も多く（膨大部：70.0％，峡部：12.0％，采部：11.1％，間質部：2.4％），ほかに卵巣（3.2％），腹腔（1.3％），子宮頸管（0.2％以下）にも着床する．近年の帝王切開術の増加により，帝王切開瘢痕部妊娠が増加傾向にある．
- 生殖補助医療技術による妊娠の場合は，正所異所（子宮内外）同時妊娠に注意する．
- 異所性妊娠の治療は，外科的療法，薬物療法，待機療法に大別される．着床部位，挙児希望の有無，全身状態などを考慮して総合的に治療法を選択する．

2. 臨床診断

- **症状**：無月経，不正性器出血，下腹部痛が挙げられる．
- **双合診**：卵管妊娠では，子宮付属器領域の腫瘤感，抵抗，圧痛が認められる．腹腔内出血が生じた場合は，ダグラス窩に著明な圧痛や腹膜刺激症状が出現する．
- **血中/尿中hCG検査**：尿中hCG 25 mIU/mL定性は，妊娠4週の時点で陽性となる．血中/尿中hCG値が1,000 mIU/mLを超えても子宮腔内に胎嚢が確認できないことは，異所性妊娠を疑う重要な根拠の1つとなる．
- **超音波断層法検査**：卵管妊娠では，絨毛膜が高エコーの厚いリングとして描出され（tubal ring），内部に卵黄嚢や胎芽心拍が確認される（図1）．しかし，卵管腔内に出血が起こると，低エコーと高エコー領域が混在する不均一な腫瘤像が描出される．
帝王切開瘢痕部妊娠では，既往帝王切開術の瘢痕部と考えられる子宮下節に胎嚢が確認される（図2）．子宮下部前壁筋層（lower segment）の菲薄や欠損，胎嚢周囲のカラードプラの有無や流産でみられるsliding signの欠如が，診断の一助になる．

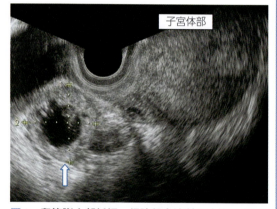

図1　卵管膨大部妊娠，経腟超音波断層法検査（横断面）．卵管膨大部にtubal ringが認められ，その内部に卵黄嚢と胎芽が確認される（⇨：胎嚢）．

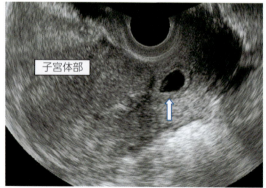

図2　帝王切開瘢痕部妊娠，経腟超音波断層法検査（矢状断）．帝王切開瘢痕部に胎嚢が確認され，子宮前壁下部筋層は菲薄化している（⇨：胎嚢）．

3. 病理診断

- 絨毛の存在を確認することにつきる．特に出血が始まった症例においては，大量の血腫のために絨毛の確認が難しいことも少なくない．絨毛は出血部位に存在するので，注意して標本採取することが肝要である（図3～7）．

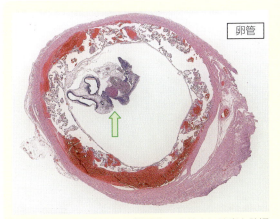

図3 卵管膨大部妊娠，断面像．卵管内に胎嚢と胎児が認められる（⇨：胎児）．

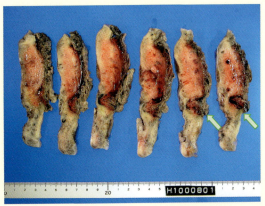

図4 帝王切開瘢痕部妊娠．摘出子宮（矢状断）．帝王切開瘢痕創部に血腫を伴って胎嚢が認められる（⇨）．

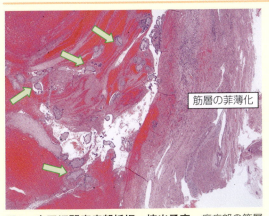

図5 帝王切開瘢痕部妊娠，摘出子宮．瘢痕部の筋層は菲薄化している．血腫の中に絨毛（⇨）が認められる．

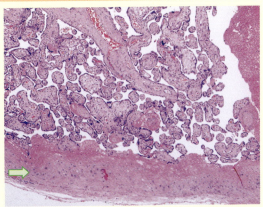

図6 帝王切開瘢痕部妊娠．摘出子宮．筋層との間にわずかに脱落膜（⇨）を介する．脱落膜が欠損している場合は癒着胎盤となる．

4. 鑑別診断

- 切迫流産，流産，絨毛性疾患，妊娠初期に合併する婦人科疾患（卵巣嚢腫茎捻転，黄体出血，子宮付属器炎など）や他科疾患（急性虫垂炎，尿路結石など）が挙げられる．

5. 免疫組織化学

- 変性した絨毛がときに部分胞状奇胎と鑑別を要することがある．$p57^{kip2}$ による免疫染色が有用である．

（山口 宗影，若狭 朋子）

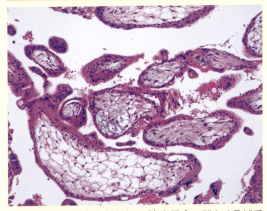

図7 帝王切開瘢痕部妊娠，摘出子宮．残存する絨毛には変性がほとんどないことが多い．

> **Memorandum** **子宮下部異所性妊娠の治療：**
> 子宮頸管妊娠や帝王切開瘢痕部妊娠に対する治療は定まっていない．妊孕性温存の希望があり，全身状態が安定していれば，経腟超音波断層法ガイド下メトトレキサート局所投与が有効であることが近年示されている．

9．周産期疾患

3 多胎妊娠
multiple pregnancy

1. 疾患のポイント

- 2つ以上の胚が同時に存在する状態で，その多くは双胎妊娠である．
- 一卵性双胎の約3/4は一絨毛膜二羊膜性（monochorionic diamniotic：MD）双胎，約1/4は二絨毛膜二羊膜性（dichorionic diamniotic：DD）双胎となる．二卵性双胎は原則としてすべてDD双胎となる(図1)．
- MD双胎に特徴的な異常として，双胎間輸血症候群（twin-to-twin transfusion syndrome：TTTS），無心体双胎などがある．

2. 臨床診断

理学所見，検査所見

- 単胎妊娠に比して子宮の増大が早く，hCGが高値を示す．妊娠初期には妊娠悪阻や切迫流産を生じやすい．妊娠中期以降は早産，妊娠高血圧症候群や血栓塞栓症，周産期心筋症のリスクが増大する．

超音波断層法検査

- 妊娠初期の超音波断層法検査により，胎児の数と膜性を診断する(図2)．
- 児の体重較差が，大きい側の児の25％以上を呈した場合をdiscordant twinと呼ぶ．monochorionic diamniotic（MD）双胎の15〜25％に観察されるが，一側の児の染色体異常などが原因となってdichorionic diamniotic（DD）双胎でもみられることがある．
- MD双胎で双胎間輸血症候群（twin-to-twin transfusion syndrome：TTTS）をきたした場合は，羊水量の較差が著明となり，羊水過多側の児は心肥大や胎児水腫，羊水過少側の児（stuck twin）は発育不全を呈することがある．

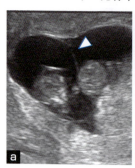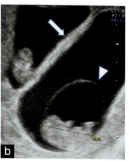

図2 双胎妊娠における膜性の超音波断層法検査．
(a) 一絨毛膜二羊膜（MD）双胎では胎嚢は1つで，胎児は薄い羊膜（▷）で隔てられている．(b) 二絨毛膜二羊膜（DD）双胎では厚い絨毛膜（⇨）に隔てられた2つの胎嚢それぞれに胎児と羊膜（▷）が観察される．

- 双胎妊娠の一方が流産して単胎妊娠となるvanishing twinは，主にDD双胎において生じる(図3)．MD双胎における一児死亡では他方の児の救命率も低い．

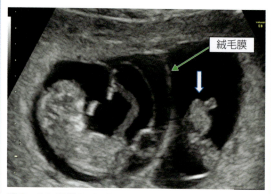

図3 DD双胎におけるvanishing twin（妊娠11週）．
右側の胎嚢内に発育の停止した胎児（⇨）が認められる．

3. 病理診断

- 肉眼所見が大切である．
- 双胎は胎盤異常が起こることが多い．臍帯付着部の確認（卵膜付着など），胎盤の形態の確認（膜様胎盤，副胎盤など）は大切である．
- 膜性診断のためには，胎盤付着部からT字となるように分離膜を切り出す（T-zone）(図4)．羊膜ははがれやすい薄い膜なので丁寧な作業を心がける．標本提出時には，標本のオリエンテーションがつくように，墨などで断面をマークしておく．また，個々の児固有の卵膜，胎盤も忘れず提出する．
- 組織学的に羊膜と絨毛膜の構成を確認する(図5a, b)．
- TTTSの血管吻合を確認するには，固定前に各々の臍帯動静脈から墨汁や色素，バリウムなどを注入して観察する(図6)． 　（大場 隆，若狭 朋子）

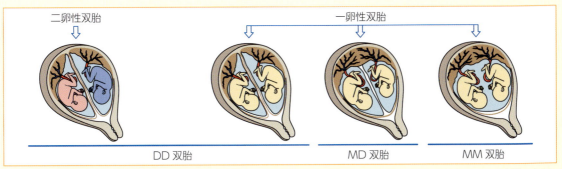

図1 **卵生と膜性**．一卵性双胎の約3/4はMD双胎で，約1/4はDD双胎となり，MM双胎となるのは1%未満である．二卵性双胎は原則としてすべてDD双胎となる．

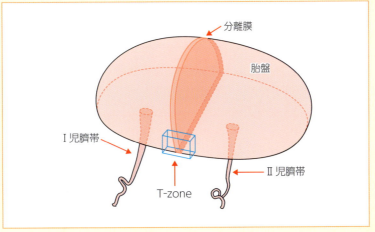

図4 **双胎の胎盤，卵膜の切り出し方**．病理標本は，Ⅰ児の卵膜，臍帯，胎盤，Ⅱ児の卵膜，臍帯，胎盤，そして分離膜と分離膜付着部（T-zone）を作製する．重要な部分だけを小さめに切り出した方が診断しやすい．

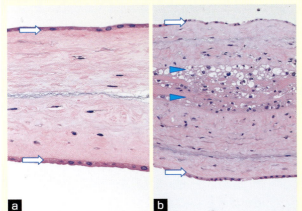

図5 **双胎妊娠における膜性の組織学的診断**．（a）MD双胎の分離膜．両側に羊膜（⇨）が認められるが，その間に絨毛膜はみられない．（b）DD双胎の分離膜．羊膜（⇨）に挟まれて硝子化物質で境された絨毛膜（▷）が認められる．

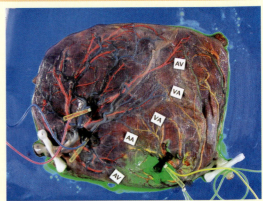

図6 **MD双胎の胎盤，色素注入後**．青：Ⅰ児動脈，赤：同静脈，緑：Ⅱ児動脈，黄：同静脈．血管吻合部に入る血管を動脈（A），静脈（V）別に示した．動静脈吻合は深部の絨毛血管レベルで形成される．（大阪府立母子保健総合医療センター病理診断科 竹内真主任部長より供与）

4 絨毛膜羊膜炎 (CAM)
chorioamnionitis (CAM)

> ### 1. 疾患のポイント
> - 絨毛膜羊膜炎 (chorioamnionitis：CAM) は，胎児付属物である絨毛膜および羊膜に感染が及んだ状態である．
> - 最終的な診断は，分娩後の病理組織学的診断によってなされる．
> - 早産や前期破水，低出生体重児出生の主要な原因の1つであり，極低出生体重症例の約70％にCAMが関与しているとされる．
> - 重度のCAMと児の脳性麻痺発症との関連が指摘されており，感染が疑われ，アプガースコアの低い児が出生した場合は，胎盤・臍帯の病理組織学的検査を行うことが奨められる．

2. 臨床診断

理学所見

- 顕性の絨毛膜羊膜炎 (chorioamnionitis：CAM) では発熱，頻脈，白血球増多，CRP上昇などの炎症所見がみられる (表1)．
- CAMの多くは慢性的な経過をとり，母児に炎症の所見は認められず，早産の症状が出現するまで無症状である [潜在性絨毛膜羊膜炎 (occult CAM)]．
- occult CAMは特異的なマーカーに乏しい．
- 早産徴候のみで病原体が検出できない場合も，臨床的子宮内感染の徴候が存在し，病理組織学的にCAMが認められる場合は，CAMに準じた病態 [子宮内炎症反応症候群 intrauterine inflammatory response syndrome：IUIRS)] (Dudley, 2000) として扱う考え方がある．

腟分泌物検査

- 細菌性腟症はCAMの危険因子であるが偽陽性が多い．
- 子宮頸管炎のマーカーとして頸管粘液中顆粒球エラスターゼや腟分泌液中胎児性フィブロネクチンが用いられており，いずれも簡便なキットとして入手できる．このほか妊娠中期の頸管中IL-6, IL-8, TNF-α の上昇や，頸管スメア中の顆粒球増多などが頸管炎のマーカーとして報告されている．

羊水穿刺

- 胎児がいまだ胎外生活が困難な週数であるにもかかわらずCAMが疑われるとき，治療方針を決定するうえで重要な判断基準となる．
- 子宮内に感染が及んでいる場合は，羊水のグラム染色ならびに細菌培養で菌が検出できるのに加えて，羊水中の白血球増多 ($\geq 50/mm^3$)，グルコースの低値 ($\leq 14 mg/dL$)，IL-6の上昇などが認められ，CAMの重症度評価が可能となる．

表1　臨床的絨毛膜羊膜炎の診断基準

> 1) 母体の発熱 (38.0℃以上) がある場合，以下のうち1項目以上あること
>   * 母体の頻脈 (100 bpm以上)
>   * 子宮の圧痛
>   * 腟分泌物・羊水の悪臭
>   * 白血球増多 (15,000/μL以上)
> 2) 母体の発熱がない場合，上記の4項目すべてを満たすこと

(Lencki SG, Maciulla MB, Eglinton GS. Maternal and umbilical cord serum interleukin levels in preterm labor with clinical chorioamnionitis. Am J Obstet Gynecol. 1994；170：1345-1351.)

3. 病理診断

- CAMの最終的な診断は，分娩後の胎盤・臍帯の病理組織学的診断によってなされる．
- 組織学的な検査を行わない限り，CAMとは診断し得ない症例もある．
- 胎盤，卵膜および臍帯を複数箇所について検討し，Blanc分類などによりステージングを行う (図1)．サンプリングの個数について規定はないが，胎盤は4～6ヵ所，卵膜，臍帯はそれぞれ2ヵ所が標準と考えられる．
- 臍帯，卵膜は全層について評価する必要がある．炎症が起こっている卵膜では羊膜が剥離しやすいので，スイスロール状にして固定し，標本を作製するとよい．
- 正常妊娠においては，絨毛膜・羊膜への好中球浸潤はほとんど認められないので，ごく少量の好中球浸潤も有意な所見である (図3, 4)．

（大場　隆，若狭 朋子）

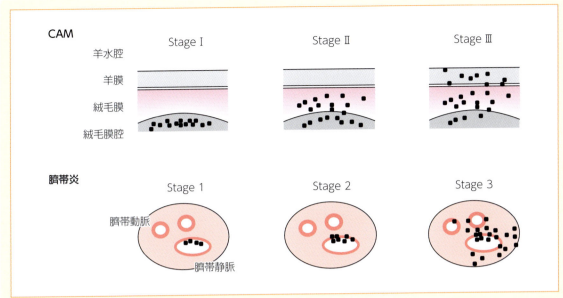

図1　病理組織診断におけるCAM，臍帯炎のステージング
CAM　Stage Ⅰ：炎症性細胞浸潤が絨毛膜の下までにとどまっている．
　　　Stage Ⅱ：炎症性細胞浸潤が絨毛膜に波及しているが羊膜には達していない．
　　　Stage Ⅲ：炎症性細胞浸潤が羊膜に達している．
臍帯炎　Stage 1：炎症所見は臍帯血管内皮に限局している．
　　　　Stage 2：炎症は臍帯血管壁の平滑筋層に波及している．
　　　　Stage 3：炎症は血管壁の平滑筋を超えて間質に波及している．

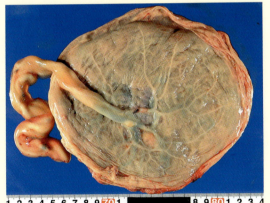

図2　CAM．胎児面は白色調に混濁する．（川崎医科大学第一病理学教室　西村広健講師より供与）

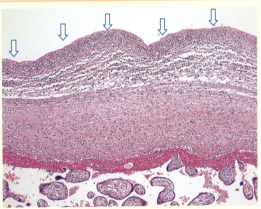

図3　CAM，Stage Ⅲ．羊膜表面（⇨）まで好中球が浸潤する．（川崎医科大学第一病理学教室　西村広健講師より供与）

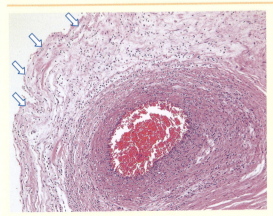

図4　臍帯炎，Stage 3．臍帯の血管壁を越えて羊膜表面（⇨）まで好中球が浸潤する．

5 妊娠高血圧症候群（HDP）
hypertensive disorders of pregnancy（HDP）

1. 疾患のポイント

- 妊娠高血圧症候群（hypertensive disorders of pregnancy：HDP）は，20週以降，分娩後12週までに高血圧がみられる場合，または高血圧に蛋白尿を伴う場合のいずれかで，かつこれらの徴候が偶発合併症によらないものと定義される．
- HDPは多因子性の病態で，遺伝的要因，胎児抗原に対する免疫寛容機構の不全，血管内皮細胞の機能障害など，さまざまな機序によって生じた胎盤循環障害が母体に影響を及ぼして，血管攣縮，凝固亢進，血管透過性亢進などを惹起し，HDPの病態がもたらされると考えられている．
- HDPの確実な治療法は妊娠の終了である．胎児の発達と子宮内環境の悪化を考慮し最適な分娩時期を決める．

2. 臨床診断

- 病態により妊娠高血圧，妊娠高血圧腎症，加重型妊娠高血圧腎症，および子癇の4つに分類される．

理学所見
- 外来診察にて新たな高血圧が認められた場合，自宅血圧あるいは24時間血圧測定により白衣高血圧を除外する．
- 試験紙法，24時間蓄尿により蛋白尿の定量評価を行う．近年は随時尿における蛋白/クレアチニン比の有用性が認められている．

画像診断
- 妊娠高血圧症候群（hypertensive disorders of pregnancy：HDP）に特異的な画像所見はない．
- 胎盤循環不全に関連した所見として不均衡型の胎児発育不全，羊水過少，子宮動脈における血流抵抗指数（RI）高値や拡張早期切痕の存続などが観察されることが多い．

- 脳においては脳血流自動調節能の破綻により血管原性浮腫が起こり，白質領域に浮腫性変化や可逆性後頭葉白質脳症（reversible posterior leucoencephalopathy syndrome：RPLS）が認められることがある．

3. 病理診断

- HDPは前述したように，あくまで臨床症状から診断される「症候群」である．そのため，さまざまな病因と病態が存在するので，一定の病理所見が得られないことも多い（図1a, b）．
- 重症のHDPの場合，胎盤は妊娠週数に比して小さく，多数の梗塞および出血が認められる（図2）．
- 組織学的には萎縮した絨毛，多核のsyncytial knotの増加や梗塞巣が報告されている（図3, 4）．またトロホブラストの脱落膜，子宮筋層への侵入不全が認められることもある（図1a）．
- 加重型妊娠高血圧腎症の場合は，母体に妊娠前から存在したさまざまな高血圧，腎障害の原因とな

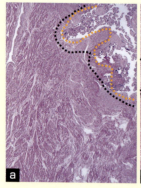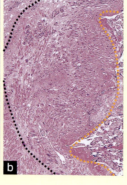

図1　**HDPの重症例．**HDPの発症要因として，中間型トロホブラストの脱落膜ラセン動脈への浸潤が不十分である，いわゆる着床の適応不全説が提唱されているが，現実の症例で証明されることはほとんどない．本症例（a）は癒着胎盤の症例であるが，非HDP症例（b）と比較すると筋層へのトロホブラストの侵入（黄点線が胎盤付着部，黒点線がトロホブラストの浸潤先端）がほとんどみられない．本症例は前回分娩時に子宮動脈塞栓術が行われたために筋層が強く線維化し，そのためトロホブラストの浸潤が少なくなって動脈の拡張不全がおこりHDPを来したと考えられる．

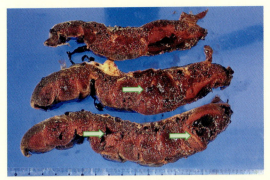

図2 HDP 35週 HELLP症候群．肉眼的に新旧の梗塞巣（⇨）が多数認められる．

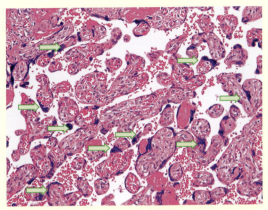

図3 HDP 35週 HELLP症候群．syncytial knot（⇨）が多数認められる．

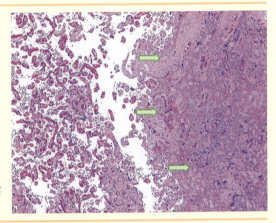

図4 HDP 35週 HELLP症候群．胎盤内に梗塞巣（⇨）が散見される．

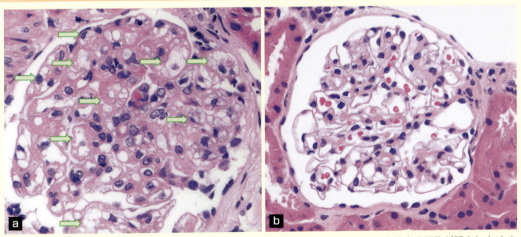

図5 HDP 腎糸球体．HDPの腎糸球体（a）では，正常糸球体（b）と比較して，血管内皮細胞が腫大し（⇨）血管内腔が狭小化している．

る疾患（糸球体腎炎など）が認められる．
- 腎臓においては，糸球体毛細血管内腔の狭小化と，血管内皮細胞の腫大が認められる（図5a, b）．
- HDPと深い因果関係がある疾患として，肺水腫，脳出血，常位胎盤早期剥離，HELLP（hemolysis, elevated liver enzymes, low platelets count）症候群などがある．

（大場 隆，若狭 朋子）

婦人科病理学の偉人たち（7）

Javier Arias-Stella
（1924～）

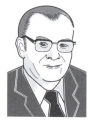

　婦人科病理学の世界でもいくつもの名祖が挙がるが，その多くは往古のものである．例えば，女性生殖臓器に名前を残しているBartholin，WolffやMüller，非腫瘍性病変のNaboth，腫瘍ではBrennerやKrukenbergである．比較的新しいものとして際立っているのがアリアス-ステラ反応で，悪性腫瘍と区別がつかない非腫瘍性病変として名づけられた．その名の主こそが，ペルー出身の高名な病理学者のJavier Arias-Stellaである．

　Arias-Stellaは，1924年8月2日，ペルーの首都のリマに生まれた．国立サン・マルコス大学医学部を1951年に卒業しているが，在学中から病理学の研究室に通い，婦人科病理学に非常な興味を抱いていた．ある日，5ヵ月前に胞状奇胎の子宮内容除去術を受けた24歳の女性の摘出子宮に出くわした．侵入奇胎が認められるほか，子宮内膜の多くは著明な分泌像を呈し，一部は大型でクロマチンの増量した不整な核を有する異型細胞で，最終的に初期の子宮内膜癌が疑われた．しかし，診断記録にその所見は残らなかった．その後，同じ所見を示す2例目となる34歳の卵管妊娠を経験するが，過去の報告から診断に至る情報を得ることはできなかった．卒業を間近に控え，Arias-Stellaは米国留学の機会が与えられるケロッグ財団の奨学生に選ばれた．彼は，当時最も権威のある外科病理医とされたStewart Fが主宰していたメモリアル・スローン・ケタリング癌センターを留学先に選んだ．彼がニューヨークにきて2ヵ月が過ぎたある日，リマから持参した2症例のスライドガラスをStewartに鏡検してもらう機会にようやく恵まれた．彼は容易に診断が下されるものと思い込んでいたが，Stewartをもってしても診断には至らなかった．やがて彼は，Stewartらによって収集されていた症例の山の中から，絨毛性疾患や流産のスライドガラスを選別した．さらにはリマの共同研究者から提供された同様の症例のパラフィンブロックから自ら標本を作製，染色した．渉猟したスライドガラスを観察した結果，彼が当初から仮説として考えていた絨毛組織の存在による機能性変化とする結論に至った．1954年，彼単名の"Atypical endometrial changes associated with the presence of chorionic tissue"は*Archives of Pathology*誌に掲載された．1956年春，Truemer KMが卵管妊娠の症例で同じ所見を報告，間もなくデンマークのJorgensen JVがArias-Stella phenomenonという語を用いて論文を発表した．彼が医学生のときに抱いた衝動が年月を重ねて成功に導かれた瞬間であった．新しい概念が婦人科病理学に加わり，彼の名前は栄誉殿堂Hall of Fame入りを果たした．1956年，ペルーに戻ったArias-Stellaはマヨール・デ・サン・マルコス国立大学病理学に職を得て，1969年，Peruana Cayetano Heredia大学の主任教授に就任した．その後，彼の名のついた変化は，動物実験でも証明され，さまざまな女性臓器・組織でも報告され，またホルモン薬投与あるいは妊娠初期の子宮内膜にも観察されることは周知の事実である．

　Arias-Stellaの人生の後半は政治家としての顔である．1963～1965年，1966～1968年には保健省大臣，1980～1983年には外務大臣，1983～1985年には国務長官を務めた．後に，大統領選挙への立候補も打診されたが賢明な彼は断った．彼が鏡検する白衣姿の研究者としての肖像が切手になっていることが，彼のペルーにおける本当の名声を表している．

〔片渕 秀隆〕

【参考文献】
1) Rosai J, Young RH.: Javier Arias-Stella and His Famous Reaction. Int J Gynecol Pathol 2015；34：314-322.

Ancel Blaustein
(1919〜1984)

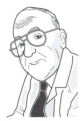

　婦人科病理学の最もスタンダードな教科書として現在広く読まれている『Blaustein's Pathology of the Female Genital Tract』は，Kurman RJによって編集が引き継がれ，2011年に第6版として改訂された．この初版は，1977年，Blausteinによって『The Pathology of the Female Genital Tract』として上梓された．本書は，米国の医学作家協会による全米コンテストで1等賞の栄誉に浴しているが，この書を手にした者は誰でもこの結果を容易に理解することになる．

　Blausteinは，1919年6月27日，カナダのモントリオールで，貧しい家庭の4人兄弟の末子として生まれた．医学を志すきっかけは，十代前半の頃，骨髄炎で18ヵ月間の入院生活を送った末に右足に障害が残ったことだった．彼は，カナダで最も歴史あるマギル大学医学部で学んだが，この大学は後に伴侶となるRita Leffとの出会いの場でもあった．1945年に卒業し，モントリオール総合病院での研修の後，ロイヤル・ビクトリア病院で血液学を学んだ．その後，米国ニューヨーク州のスケネクタディに移り，病理学の道を選んだ．1957年，ニューヨークのフラッシングにあるブース記念病院の病理学を主宰した．彼は，臨床と強い絆で繋がれた確固たる病理学の研究室の組み立てに傾注し，同時に教育プログラムの作成も牽引した．ニューヨーク大学医学部とも連携し，1969年から彼自身も臨床病理の教授を務めた．妻のRitaもまた病理医で，公私にわたり彼の良き理解者となり，彼を病理学の世界で成功に導いたのは彼女の存在に負うところが大きい．そして，3人の娘をこよなく愛していた．1984年6月25日，64歳の若さで亡くなった．

　病理学の世界に身を投じた当初，彼の興味は血液学や動脈硬化症であったが，豊富で多彩な婦人科領域の症例に魅せられ，婦人科病理学へと移っていった．多くの論文を発表するなかで，1963年には『The Spleen』，1980年には『Interpretation of Biopsy of Endometrium』の名著を残している．特に後者は，難解な子宮内膜の病理を明解に著したものとして，多くの婦人科病理医の規範となった．そして，冒頭に述べた教科書の高い評価は，内容の斬新さと多様性にあった．腟明細胞癌とadenosis，胎児学と先天性の女性生殖器形態異常，女児・若年女性の卵巣腫瘍，羊水分析などを採り上げた病理学書は過去になく，それぞれの独立した章が立てられている．さらに，肉眼所見に十分な紙面が割かれ，組織の切り出しの解説も加えられている．また，透過型ならびに走査型電子顕微鏡写真が病理学書に掲載されたのも初めてであった．時代は，動物実験を用いた疾患の発症メカニズムの解明の最盛期を迎え，比較病理学の視点から1つの章が用意された．Blausteinが備えていたこの独創性と高い見識は，その後間もなくして定期刊行となる*International Journal of Gynecological Pathology*誌の初代編集者の役目を彼に与えることになる．

　『The Pathology of the Female Genital Tract』の序文の最後には，担当した執筆者たちが，臨床医，病理医，そして基礎研究者であることが述べられている．彼は，この新しい形の執筆者の構成によって，臨床医と病理医のそれぞれの経験の調和がこの書にもたらされることを希望しているが，それはどちらかを専門とする読者にも同時に求められているのだろう．

（片渕　秀隆）

【参考文献】
1) Dwek JH. In Memoriam：Ancel Blaustein, M.D. Int J Gynecol Pathol. 1984；3：247-248.

1 機能性子宮出血
dysfunctional uterine bleeding

1. 疾患のポイント

- 器質性疾患が認められない子宮からの不正性器出血をいう.
- 多くは内分泌学的異常によるが,まれに血液疾患によるものもある.

2. 臨床診断

- 基礎体温の記録は,無排卵性か排卵性の機能出血かの鑑別の一助になる.

血液検査

- 内分泌学的背景により,出血の程度や状態が異なるが大きく以下の5型に分類される(表1).
  1) 黄体退縮遅延による月経遷延:高温相から低温相への移行に時間がかかり,月経が遷延している状態である.
  2) 卵胞発育遅延による月経遷延:エストロゲン分泌の立ち上がりが悪く,月経が遷延している状態である.
  3) 卵胞発育遅延による低温相出血:卵胞発育の遅延により,長い低温相の後半に出血をきたす状態.排卵後のプロゲステロン分泌により止血する.
  4) 排卵周辺期のエストロゲンの一過性低下による出血:LHサージ後のエストロゲンの一過性低下で出血するが,その後のエストロゲン分泌と排卵後のプロゲステロン分泌で止血する.
  5) プロゲステロン早期低下による月経前出血:そのまま月経となる場合は,月経周期の短縮と判断されることがある.

表1 月経周期による分類

月経周期	基礎体温	原因
1) 月経期	低温相初期	黄体退縮遅延による月経遷延
2) 卵胞期	低温相初期	卵胞発育遅延による月経遷延
3) 卵胞期	低温相後期	卵胞発育遅延による低温相出血
4) 排卵期	高温相初期	排卵周辺期のエストロゲンの一過性低下による出血
5) 黄体期	高温相中期	プロゲステロン早期低下による月経前出血

超音波断層法検査

- 増殖期の子宮内膜は,全体的に低エコーの中にmidline echoが認められる,いわゆる木葉状を呈し(図1),分泌期では全体的に高エコーを示す(図2).

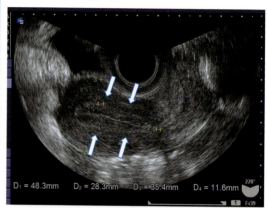

図1 子宮内膜,経腟超音波断層法検査(矢状断).
増殖期の子宮内膜はいわゆる木葉状を呈する(⇨).

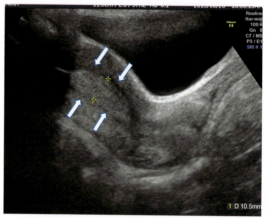

図2 子宮内膜,経腹超音波断層法検査(矢状断).
分泌期の子宮内膜は全体的に高エコーを示す(⇨).

3. 病理診断

[組織像]

- 子宮内膜間質は出血により融解傾向を示している(図3).
- 出血により腺管および間質ともに断片化をきたし,細胞密度の高い間質集塊が出現している.組織診断の際,過剰判定に注意を要する(図4a, b).
- 間質細胞は凝集し,上皮様にみえる部分もある(図5a, b).

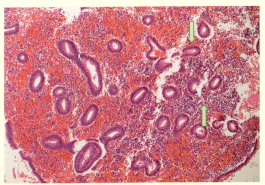

図3 **子宮内膜.** 出血により子宮内膜腺および間質細胞は分離断片化している(⇨).

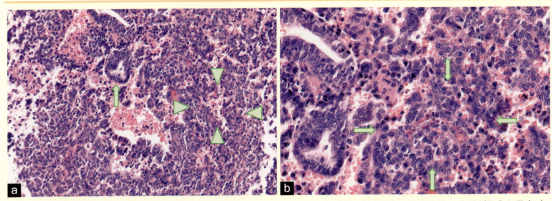

図4 **子宮内膜.** (a)腺管(⇨)および間質(▷)の断片化が認められる. (b)細胞密度の高い間質集塊の出現がみられる(⇨).

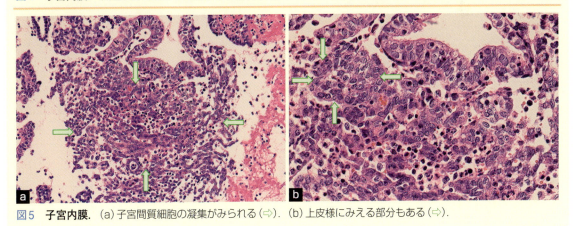

図5 **子宮内膜.** (a)子宮間質細胞の凝集がみられる(⇨). (b)上皮様にみえる部分もある(⇨).

4. 鑑別診断

- 子宮筋腫,子宮内膜ポリープ,子宮体癌などの器質的疾患を超音波断層法検査,子宮鏡検査,子宮内膜細胞診を行い除外する.

5. 治療

- 卵胞発育遅延に対して,挙児希望のない症例では,エストロゲン・プロゲスチン配合薬の投与を行う.挙児希望のある症例では,クロミフェンクエン酸塩(クロミッド®)やゴナドトロピンによる排卵誘発を行う.
- プロゲステロン早期低下に対して,挙児希望のない症例では,プロゲスチンの投与により止血をはかる.挙児希望のある症例では,排卵期のhCG投与による黄体賦活や黄体期でのプロゲステロン補充を行う.

(岡村 佳則,名方 保夫)

2 不妊症
infertility (sterility)

1. 疾患のポイント

- 生殖年齢の男女が妊娠を希望し，ある一定期間，避妊することなく通常の性交を継続的に行っているにもかかわらず，妊娠の成立をみない場合を不妊という．
- その期間については，1年が一般的である．
- 不妊症の因子には，排卵因子，男性因子，卵管因子，子宮因子などがあり，本稿では器質的疾患の範疇にある卵管因子について記述する．

2. 臨床診断

問診

- 実質的な不妊期間，月経困難の有無を含めた月経歴，妊娠・分娩歴，婦人科疾患の既往歴，全身疾患の既往・治療歴，腹部手術の既往歴，性交の回数や時期，嗜好品の摂取や体重の増減などの生活様式，家族歴について可能な限り詳細に聴取する．

診察

- 視診・触診による甲状腺の腫大・圧痛の存在からは，甲状腺機能亢進症や甲状腺機能低下症が疑われる．乳汁分泌は高プロラクチン血症を疑わせる所見となる．多毛や痤瘡の有無から男性ホルモンの過剰が疑われる．骨盤双合診・直腸診による子宮・付属器の腫大やダグラス窩の結節・圧痛の存在から，子宮筋腫や子宮腺筋症，子宮内膜症の存在が疑われる．

スクリーニング検査

- 初期スクリーニング検査として，男性因子，排卵因子，卵管因子，卵巣予備能の評価を行う．1) 男性因子については，女性側の検査と並行して行うことが望ましい．初診後早期に，排卵期に行う性交後試験 (post coital test : PCT) で子宮頸管粘液中の運動精子の存在を確認する．2) 排卵因子については，月経歴や基礎体温測定で排卵の有無を確認し，内分泌学的検査や経腟超音波断層法検査で排卵時期の推定を行う．3) 卵管因子については，後述する子宮卵管造影検査を行う．卵管通過性の評価のみならず検査後の妊娠率向上もみられ，治療的効果も期待される．4) 卵巣予備能の検査には，月経期のFSH値や抗ミュラー管ホルモン (anti-Müllerian hormone : AMH) の測定が行われる．
- **子宮卵管造影検査**：卵管水腫では通常，子宮卵管造影が行われる．図1に両側卵管留水腫の典型例を示す．両側卵管の膨大部付近がソーセージ状に腫大し，卵管采部からの造影剤の流出がみられない．

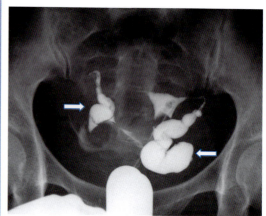

図1 **子宮卵管造影検査．** 両側卵管がソーセージ状に腫大している (⇨)．

3. 病理診断

(a) 卵管水腫 hydrosalpinx

[肉眼像]

- 卵管采部が癒着により閉塞することで，卵管内腔に液体が貯留し，卵管はこん棒状に腫大する (図2)．

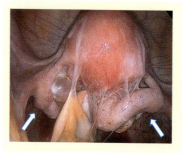

図2 **卵管水腫．** 両側卵管の腫大と周囲の臓器との癒着が認められる (⇨)．

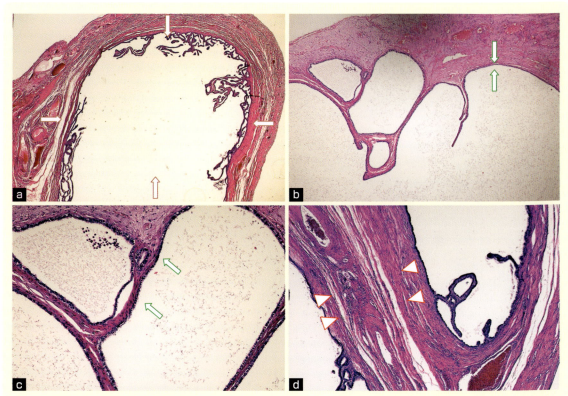

図3 **卵管水腫**．(a) 卵管腔の高度の拡張（⇨）と卵管上皮の圧排がみられる．(b〜d) 卵管上皮の扁平化（⇨）と卵管腔の隔壁形成が認められる（▷）．

[組織像]
- 卵管腔は高度に拡張し，卵管上皮は壁側に押しやられ，絨毛構造が失われつつある（図3a）．
- 卵管上皮は扁平化し，腔は拡大したものもみられ，隔壁形成が認められる（図3b〜d）．

4. 鑑別診断
- 卵管留血症や卵管卵巣炎（tubo-ovaritis），卵管癌との鑑別を要する．

5. 治療
- 一般不妊治療では，原因不明不妊や，不妊の原因の25％を占める排卵因子に対する治療を行いつつ，待機療法（タイミング療法）から開始する．5〜6周期で妊娠が成立しない場合は，人工授精へステップアップする．
- 男性因子については，その程度に応じて人工授精から体外受精，顕微授精まで考慮するが，精路通過障害や不妊原因の多くを占める造精機能障害の中でも精索静脈瘤に対しては手術療法が考慮される．
- 卵管因子では，癒着剥離や卵管采形成術などの手術療法が考慮されるが，卵管水腫の状態では，自然妊娠の可能性は低く，体外受精の適応となる．卵管水腫から子宮内腔への内容液の流出により，移植胚の着床が阻害されるため，卵管水腫は体外受精の前に摘出することが望ましい．

（岡村 佳則，名方 保夫）

3 多囊胞性卵巣症候群 (PCOS)
polycystic ovary syndrome (PCOS)

1. 疾患のポイント

- 生殖年齢女性の6～10%にみられ，月経異常，排卵障害による不妊，多毛・肥満・男性化，インスリン抵抗性を呈する．
- 挙児希望がある場合には，排卵障害に対する排卵誘発が行われる．排卵誘発の第一選択にはクロミフェン療法が用いられるが，約半数は抵抗性を示す．ゴナドトロピン療法では卵巣過剰刺激症候群 (ovarian hyperstimulation syndrome：OHSS) が発生しやすい．OHSSでは卵巣腫大や腹水・胸水の貯留を伴い，その重症度に応じた対応が必要である (➡ *Memorandum*)．
- 排卵障害により，プロゲステロンの分泌がみられない．そのため子宮内膜はプロゲステロンに拮抗されないエストロゲンに持続的に曝露されることにより，子宮内膜増殖症や子宮内膜癌の危険因子となる．
- インスリン抵抗性による将来の2型糖尿病，脂質異常症，心血管障害，メタボリックシンドロームのリスクがある．

2. 臨床診断

- **診断基準**（表1）：日本産科婦人科学会により，2007年に新しい診断基準が示され，月経異常，多囊胞性卵巣，ホルモン値異常の3項目を必須とした．

表1　日本産科婦人科学会診断基準2007

以下の1～3のすべてを満たす場合を多囊胞性卵巣症候群とする．
1. 月経異常
2. 多囊胞性卵巣
3. 血中男性ホルモン高値，またはLH基礎値高値かつFSH基礎値正常

注1) 月経異常は，無月経，希発月経，無排卵周期症のいずれかとする．
注2) 多囊胞性卵巣は，超音波断層法検査で両側卵巣に多数の小卵胞がみられ，少なくとも一方の卵巣で2～9mmの小卵胞が10個以上存在するものとする．
注3) 内分泌学的検査は，排卵誘発薬や女性ホルモン薬を投与していない時期に，1cm以上の卵胞が存在していないことを確認のうえで行う．また，月経または消退出血から10日目までの時期は高LHの検出率が低いことに留意する．
注4) 男性ホルモン高値は，テストステロン，遊離テストステロンまたはアンドロステンジオンのいずれかを用い，各測定系の正常範囲上限を超えるものとする．
注5) LH高値の判定は，スパック-Sによる測定の場合はLH≥7mIU/mL（正常女性の平均値+1×標準偏差）かつLH≥FSHとし，肥満例 (BMI≥25) ではLH≥FSHのみでも可とする．その他の測定系による場合は，スパック-Sとの相関を考慮して判定する．
注6) Cushing症候群，副腎酵素異常，体重減少性無月経の回復期など，本症候群と類似の病態を示すものを除外する．

LH：黄体形成ホルモン luteinizing hormone
FSH：卵胞刺激ホルモン follicle stimulating hormone

- **超音波断層法検査**：両側卵巣に多数の小囊胞がみられ，少なくとも一方の卵巣で2～9mmの小卵胞が10個以上存在するものとする．
- **MRI検査**：T2強調画像で，卵巣内に高信号を示す小卵胞が多数観察され，子宮内膜の肥厚もみられる（図1）．
- **内分泌学的検査**：ホルモン値異常とは，血中男性ホルモン値高値，またはLH基礎値高値かつFSH値正常の場合をいう．

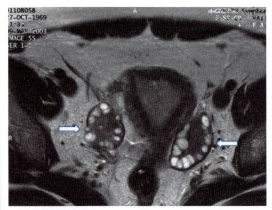

図1　多囊胞性卵巣，骨盤部MRI T2強調像（水平断）：卵巣内の小卵胞が数珠状に観察される（⇨）．

3. 病理診断

[肉眼像]

　卵巣表面の皮質は肥厚して，多数の小卵胞によって，多囊胞性腫大を示す（図2）．

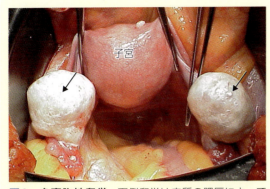

図2　多囊胞性卵巣：両側卵巣は皮質の肥厚によって大理石状に認められる（→）.

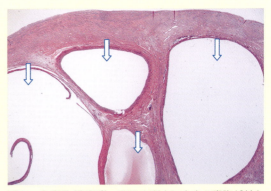

図3　多囊胞性卵巣：卵巣皮質内に大小の囊胞が並んで認められる（⇨）.

[組織像]

内莢膜細胞の増殖を伴った多数の閉鎖卵胞と間質の線維性増殖が認められる（図3）.

4. 鑑別診断

- 除外診断：Cushing症候群，副腎酵素異常，体重減少性無月経の回復期など，本症候群と類似の病態を示すものを除外する.

5. 治療

- 挙児希望のない症例ではHolmstrom療法やKaufmann療法を行い，定期的に消退出血を惹起させる.
- 挙児希望のある症例では排卵誘発を行うが，肥満の患者では5％程度の減量のみでも自然排卵がみられることもあり，まず減量を指導する.
- 排卵誘発に際しては，クロミフェンクエン酸塩（クロミッド®）の内服から開始する.
- クロミフェンクエン酸塩で排卵がみられず，肥満や耐糖能異常またはインスリン抵抗性がみられる場合は，クロミフェンクエン酸塩にインスリン抵抗性改善薬（メトホルミン）を併用することで排卵が期待される.
- クロミフェンクエン酸塩を増量しても反応がみられないときは，human menopausal gonadotropin（hMG）を用いるが，OHSSを予防するために，LH含有量が少ない製剤を用いて，低用量から開始し漸増する方法が望ましい.
- 外科的排卵誘発法として，腹腔鏡下に卵巣多孔術が行われることがある．作用機序は不明だが術後に自然排卵が期待される.

（岡村 佳則，名方 保夫）

> **Memorandum**　**OHSS**：OHSSは，ゴナドトロピン製剤を用いた調節卵巣刺激に際して発生する医原性の病態である．危険因子には，年齢（35歳以下），やせ型の体型，PCOS，血中E2＞4,000pg/mL，発育卵胞数が20個以上，hCG投与，妊娠周期が挙げられる．hCGにより，黄体から血管内皮増殖因子（VEGF）が大量に産生され，血管透過性が亢進し，腹水貯留，胸水貯留，血液濃縮が生じると考えられる．治療は，血液濃縮の改善目的に輸液を行う．さらに低蛋白血症を補正し，低用量ドパミン療法で腎血流量を増加させ利尿を促進する．特に血液濃縮に伴う静脈血栓症では，生命の危険や重篤な後遺症につながるリスクがあり，慎重な対応が求められる.

OHSSの重症度分類

	軽症	中等症	重症
自覚症状	腹部膨満感	腹部膨満感，嘔気・嘔吐	腹部膨満感，嘔気・嘔吐，腹痛，呼吸困難
胸腹水	小骨盤腔内の腹水	上腹部に及ぶ腹水	腹部膨満を伴う腹部全体の腹水，あるいは胸水を伴う
卵巣腫大	≥6cm	≥8cm	≥12cm
血液所見	血算・生化学検査がすべて正常	血算・生化学検査が増悪傾向	Ht≥45% 白血球数≥15,000/mm³ 総蛋白≤6.0g/dLまたはアルブミン≤3.5g/dL

Column

男性不妊症　male infertility

■疫学と病因

　不妊症の原因の中で，男性因子のみは25％，男性・女性双方の原因が25％，合わせて約50％を占める．不妊症とされるカップルは15％であり，7％で男性側に原因があると推定される．

　男性不妊の原因は多岐にわたり，造精機能障害が83％，精路通過障害が14％，性機能障害が3％である．造精機能障害の多くは原因不明であるが，原因が特定可能なものは，精巣性（原発性）と，視床下部・下垂体性（続発性）に分類される．原発性では黄体形成ホルモン（luteinizing hormone：LH），卵胞刺激ホルモン（follicle stimulating hormone：FSH）の高値，テストステロン（testosterone：T）の低値を示し，先天的要因には，染色体異常や停留精巣など，後天的要因には，ムンプス感染，精巣腫瘍や精索静脈瘤などが挙げられる．染色体異常率は無精子症例で13～14％，乏精子症例では4～5％である．無精子症ではKlinefelter症候群が最も多く，乏精子症ではロバートソン型転座，均衡型転座症例が多い．続発性では，LH，FSH，Tの低値を示し，先天的疾患にはゴナドトロピン（Gn）分泌障害と嗅覚異常を示すKalmann症候群やGn単独欠損症が，後天的要因には視床下部や下垂体の腫瘍や高プロラクチン（PRL）血症などがある．

表　WHOマニュアル2010による正常下限値

精液量	1.5mL（1.4～1.7）
総精子数	39×10⁶（33～36）
精子濃度	15×10⁶/mL（12～16）
総運動率	40％（38～42）
前進運動率	32％（31～34）
生存精子率	58％（55～63）
正常形態率	4％（3.0～4.0）

（　）内は5パーセンタイル値と95％信頼区間．

■検　査

　病歴聴取：不妊期間，遺伝性疾患などの家族歴，糖尿病や腎・肝機能障害，悪性疾患などの既往歴，高温下での作業や化学物質への曝露など職業環境の詳細な病歴聴取が必要である．
　身体診察：肥満，細長い体格，女性化乳房，二次性徴の状態など全身状態を確認し，内外性器の診察で，陰茎，尿道下裂の有無，停留精巣の有無，精巣の大きさ，精索静脈瘤の有無について確認する．
　精液検査：検査方法や検査施設による変動が大きく，標準化のためにWHOのマニュアルが示されている（表）．
　1）禁欲期間：2日以上7日以内とする．2）検査回数：精液性状は変動が激しいため，1ヵ月以内に少なくとも2回行う．3）精液量：秤量単位0.1gまで測定できる計量器を用いて重量を測定し，比重1として1.0g＝1.0mLで換算する．4）精子運動率：顕微鏡下に400倍で少なくとも200個以上の精子を観察し，前進運動する精子の割合を算出する．5）精子濃度：血球計算盤を用いて200倍もしくは400倍で計測する．6）精子形態：血液染色用のDiff-Quick®（国際試薬）にて染色し，Kruger Tらのstrict criteriaに従って分類する．
　内分泌学的検査：LH，FSH，T，PRL，エストラジオール値は必須である．造精機能障害が高度になるほどGn値は高値を示す．高PRL血症も造精機能障害や性機能障害の原因となる．

■治　療

　造精機能改善や性交障害の改善を図る薬物療法，精索静脈瘤や精路通過障害に対する手術療法，生殖補助医療がある．
　薬物療法：造精機能障害に対する内分泌療法には，Gn療法，GnRH療法，抗エストロゲン療法，ドパミン受容体アゴニストなどが，非内分泌療法には，漢方薬，ビタミンC，E，カリクレインがある．性機能異常に対してはシルデナフィル（バイアグラ®）などのphosphodiesterase 5（PDE5）阻害薬が第一選択となる．
　手術療法：精索静脈瘤に対する手術，精路通過障害に対する精管形成手術，無精子症に対する精巣内精子採取（testicular sperm extraction：TESE）がある．
　生殖補助医療技術：男性不妊に対しては，人工授精，体外受精，顕微授精が行われる．無精子症の場合，上述のTESEにより回収した精子が顕微授精に用いられるが，精子採取率は約50％程度である．

〈岡村　佳則〉

Arthur T. Hertig
(1904〜1990)

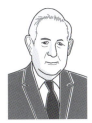

Hertigは，最初の米国仕込みの産婦人科病理学の偉人である．彼は，Armed Forces Institute of Pathology (AFIP) がシリーズで刊行した『Atlas of Tumor Pathology』の「Hydatidiform Mole and Choriocarcinoma (1956年)」，「Tumors of the Vulva, Vagina and Uterus (1959年)」，「Tumors of the Ovary and Fallopian Tube (1961年)」を担当した．

Hertigは，1904年6月12日，米国ミネアポリスで6人兄弟の末子として生まれ，家族はスイスプロテスタントの出身であった．父親は著名な弁護士で銀行の頭取でもあったが，シェイクスピア作品の研究にすべてを投じた結果，母親は下宿人を受け入れ，Hertig自身も働かなければならなくなった．ミネソタ大学に在学中，学資を稼ぐために兄のMarshallとともに昆虫学の研究室で働いたことが彼を医学の道へ誘うことになる．1928年，医学部2年の終わり，ハーバード大学医学部への転入の機会が与えられた．卒業後，ピーター・ベント・ブリガム病院の病理で研修を受けていた最中，ボストン・ライング・イン病院産科の病理学研究室に職を得たが，間もなくベルリンのMyer Rやボルチモアの Streeter GLからも薫陶を受けている．ボストンに戻ってからは，病理にとどまらず産婦人科の研修も行い，第二次世界大戦中には産科にも従事している．Hertigは，1952〜1970年までハーバード大学病理学教室の教授を務め，主任教授のときには，教育プログラムの改革を進めた．また，レジデントやスタッフを自宅に招き，唯一の趣味であった自分のボートで船遊びに興じた．1990年7月20日，大腸手術後の心停止のために86歳で亡くなった．

Hertigの業績は，ヒト卵子の初期発育，流産のメカニズム，胞状奇胎と絨毛癌，子宮頸癌・子宮内膜癌の前癌病変など多岐にわたるが，特筆すべきは，目覚ましい進歩を遂げる最近の生殖医学の礎となる多くの基礎研究を残していることである．彼は，1934年にヒト初期胎児の研究を開始するが，RockJとの共同研究によって道が開けた．それは，悪性疾患以外の適応で子宮摘出術が予定されていた患者から，月経周期と性交日の正確な情報を得て，摘出子宮を組織学的に検索する研究であった．その結果，1938〜1954年に210症例が詳細に検索され，34の卵子が子宮あるいは卵管に確認された．現在では困難なこの一連の研究から，着床の時期は，28日周期の20日目で，受精後6日目であることを証明した．1949年，彼とRockは，米国婦人科学会の学会賞を授与された．また，Noyesの子宮内膜日付診はわが国でも広く知られているが，その最初の報告は，1950年の *Fertility and Sterility* 誌で，Hertig，Rockとの3人の共著であった．

彼は，胞状奇胎の研究においても慧眼の病理学者であった．200例の組織学的な検索によって，枯死卵による流産が絨毛の循環欠如と腫大，トロホブラストの異常増殖をもたらすと記載している．また，胞状奇胎の16％が浸潤し，2.5％が絨毛癌に進行する一方，絨毛癌の先行は，50％が胞状奇胎，25％が流産，22.5％が正常妊娠，2.5％が異所性妊娠であることを半世紀以上も前に報告している．彼は，トロホブラストの増殖能から予後を判定する試みも行ったが，そのシステムの確立には至らず，やがて，絨毛性疾患の焦点はhCG-βの測定と化学療法に変わっていく．彼は，絨毛性疾患を "God's first cancer, man's first cure" と表現している．

Hertigは，回顧録の中で，12世紀から13世紀のDidacus Stellaの次の文章を引用している．"Pigmies placed on the shoulders of giants see more than the giants themselves." 彼の長いキャリアの中で出会った巨人として，幾多の名前が回顧録の中で挙げられているが，やがて彼こそが正に巨人と認められる存在となった．

（片渕 秀隆）

【参考文献】
1) Gruhn JG et al : History of Gynecologic Pathology. IV. Dr. Arthur T. Hertig. Int J Gynecol Pathol 1998；17：183-189.

1 乳癌
breast cancer

1. 疾患のポイント

- 非浸潤癌と浸潤癌がある.
- 画像診断を用いた検診の普及により，非浸潤癌や初期の浸潤癌が多く発見されるようになってきた.
- 浸潤癌は，ER，PgR，HER2の発現の状態により複数の内因性サブタイプに分類され，サブタイプごとに臨床的経緯や治療法が異なる.
- 手術後10年以上を経過して晩期再発をきたすことがある.
- 子宮や卵巣への転移をきたし，婦人科腫瘍との鑑別が問題となることがある.

2. 臨床診断

(1) 非浸潤癌

- 非浸潤性乳管癌(ductal carcinoma in situ：DCIS)と非浸潤性小葉癌(lobular carcinoma in situ：LCIS)がある.
- LCISの多くは，単独で臨床症状や画像上の異常所見を呈することはきわめてまれである.
- DCISでは，腫瘤触知などの臨床症状を呈する場合と無症状の場合がある.
- 無症状の症例は，検診マンモグラフィで異常石灰化として発見されることが多い.
- 乳管の枝分かれに一致した区域性の分布を示す石灰化は，DCISに特徴的である(図1).

(2) 浸潤癌

- 初期の病変は無症状で，検診で発見される.
- 進行すると，腫瘤触知，皮膚の引きつれ，乳頭陥没，炎症様所見など多彩な臨床所見を呈しうる.
- マンモグラフィでは，辺縁にスピキュラを有する腫瘤(図2)，境界明瞭な腫瘤を形成するもののほかに，乳腺の構築の乱れや境界不明瞭な濃度の上昇を示すものがある.
- 最初の転移先の多くは腋窩リンパ節である.
- 無症状で画像上の異常所見も乏しいが，すでに卵巣に転移をきたしていることがまれにあり，転移巣が原発巣よりも先に発見されることがある.
- 乳癌手術後，かなり時間を経過してから転移・再発をきたすことがある.
- 病理標本における免疫染色で，ホルモン受容体(ER，PgR)，HER2の発現を調べ，その発現パターンによって，内因性サブタイプに分類される.

- 内因性サブタイプは，薬物療法の選択に影響を与える.

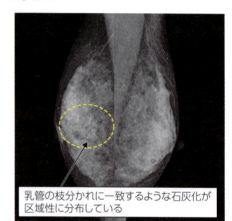

乳管の枝分かれに一致するような石灰化が区域性に分布している

図1　DCISのマンモグラフィ．右乳腺の中央に区域性に分布する線状の石灰化がみられる．

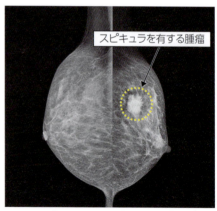

スピキュラを有する腫瘤

図2　浸潤性乳管癌のマンモグラフィ．左乳腺上方寄りに辺縁にスピキュラを有する腫瘤影がみられる．

3. 病理診断

(1) 非浸潤癌

[肉眼像]

- 病巣内の壊死があたかも痤瘡(ニキビ)のように

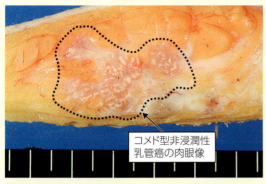

図3 DCIS. 乳管内を充満する腫瘍の壊死巣が,まるでニキビのようにみえる.

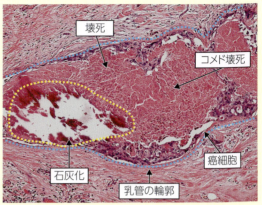

図4 DCIS. 乳管内(青点線)に異型の強い細胞が増殖し,その大部分は壊死に陥っている.壊死巣には二次的に石灰化を伴っている(黄点線).

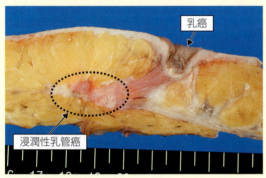

図5 **浸潤性乳管癌**. 腫瘍に向かって皮膚が牽引され,乳頭が陥没している.

みえることがあり,"コメド型(comedo-type)"と呼ばれる所以である(図3).
- 肉眼的に異常を指摘しにくい場合もある.

[組織像]
- 乳管内に増殖した腫瘍細胞が中心部で壊死を起こし,二次的に石灰化をきたす(図4)
- 病変は比較的限局したものから乳頭側へ広範囲に進展するものまである.

(2) 浸潤癌
[肉眼像]
- 硬い腫瘍を形成し,周囲の組織や皮膚が腫瘍に向かって引き込まれる(図5).
- 進行すると皮膚に浸潤し,潰瘍形成をきたす.

[組織像]
- 乳癌のほとんどは,広い意味で腺癌であり,最も多い組織型は浸潤性乳管癌である(図6).
- 腺管形成傾向,核異型,核分裂像の頻度は症例ごとにさまざまであり,これらの因子を考慮して組織学的異型度分類がなされる.

(3) 乳癌の卵巣転移
- 卵巣に転移する癌の中では,乳癌は頻度が高いも

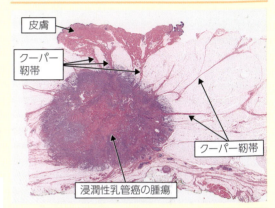

図6 **浸潤性乳管癌**. 腫瘍細胞が周囲脂肪組織に浸潤し,クーパー靭帯や血管が腫瘍に引っ張り込まれている.

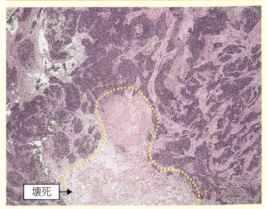

図7 **乳癌の卵巣転移**. 通常の卵巣癌のどの組織型にも該当しない形態で,壊死傾向がみられる(点線).

のの1つである.乳管癌(図7)のほか,浸潤性小葉癌の転移も経験される.免疫染色が鑑別に役立つことがある(→各論3.14.参照).

(森谷鈴子,森谷卓也)

Column

遺伝性乳癌卵巣癌　hereditary breast and ovarian cancer (HBOC)

■原因遺伝子と疫学

原因遺伝子として1994年にBRCA1，1995年にBRCA2が単離され，BRCA遺伝子に胚細胞性変異を有すると遺伝性乳癌卵巣癌（hereditary breast and ovarian cancer：HBOC）と診断される．両遺伝子とも2本鎖DNA切断部位に直接作用して相同組換え修復に関与し，ゲノム安定性の維持に機能している．

日本人女性が生涯のうちに乳癌を発症するリスクは約8％，卵巣癌は約1％とされるが，BRCA遺伝子変異を有する女性の70歳までの発症リスクについて，最近のメタアナリシスによると，BRCA1で乳癌57％・卵巣癌40％，BRCA2で乳癌49％・卵巣癌18％と算出され，BRCA2ではBRCA1に比べ卵巣癌の発症リスクが低いことがわかっている．ほかに前立腺癌や膵癌のリスクが高くなる．

■臨床的特徴

わが国において家族歴を有するBRCA変異陽性の卵巣癌では漿液性癌が81％を占め，類内膜癌が13％に認められたが，粘液性癌は1例もみられなかった．一方，米国における卵巣癌1,915例の解析では，BRCA1/2の胚細胞性変異が15％（BRCA1：8.5％，BRCA2：6.3％）に認められ，変異陽性卵巣癌の87.1％が漿液性癌で（うち高悪性度が85.7％），類内膜癌が2.5％，明細胞癌が1.4％で，粘液性癌はみられなかったと報告している．臨床進行期では進行例が有意に多く，わが国の筆者らの解析でもⅢ，Ⅳ期症例が約80％を占めていた．欧米のメタアナリシス（26研究：卵巣癌1,213例）では，BRCA変異キャリアは有意に予後良好で，BRCA2キャリアが最も予後良好であるとされている．BRCA変異を有する卵巣癌では，白金製剤やリポソーマルドキソルビシンに対する良好な感受性が報告されている．

■BRCA変異キャリアに対する検診と予防手術

変異キャリアに対する卵巣癌の検診ガイドラインとして，NCCN（National Comprehensive Cancer Network）では，35～40歳でのリスク低減卵巣卵管摘出術（risk-reducing salpingo-oophorectomy：RRSO）を推奨している．RRSOは乳癌の発症リスクも51％低下させ，さらに閉経前後にかかわらず総死亡率が60～68％低減し，早発閉経による心血管イベントのリスク上昇が乳癌/卵巣癌のリスク低減を相殺しないことが示されている．サーベイランスとして，6ヵ月ごとの経腟超音波断層法検査とCA125による検診を有効とするだけのエビデンスはない．

■BRCA変異陽性卵巣癌に対する新規薬剤

1本鎖DNA切断の修復酵素であるポリ（ADP-リボース）ポリメラーゼ（PARP）の阻害薬であるオラパリブは，BRCA変異陽性の白金製剤感受性再発卵巣癌を対象とした第Ⅲ相臨床試験（SOLO2）にて，単剤維持療法として無増悪期間の大幅な延長効果が報告された（30.2ヵ月 vs 5.5ヵ月，HR：0.25，p＝0.0001）．他の相同組換え修復異常を示す卵巣癌にも効果が期待されている．

■BRCA遺伝子検査の対象

上述の米国における卵巣癌1,915例について，組織型別にBRCA1/2胚細胞性変異が検出される頻度を調べると，高異型度漿液性癌で16％，低異型度漿液性癌で6％，類内膜癌で9％，明細胞癌で7％であった（粘液性癌での変異は認められていない）．これらの結果から，家族歴の有無と組織型ではBRCA変異の予測を行うことは危険であり，NCCNやSGO（Society of Gynecologic Oncology）はすべての卵巣癌患者に対してBRCA遺伝子検査を推奨している．卵巣癌に対する個別化治療の一環として，BRCA遺伝子検査を日常臨床検査として行う体制が必須である．

（関根 正幸）

Column

腹膜偽粘液腫　pseudomyxoma peritonei (PMP)

■ 疾患概念

　腹膜偽粘液腫（pseudomyxoma peritonei：PMP）は100万人に1～2人の割合で発生するまれな疾患であり，原発腫瘍の良悪性にかかわらず粘液産生細胞が腹腔内に播種し，多量の粘液が腹腔内に充満した病態を総称する．原因は虫垂であることが多く，その発育は一般的に緩徐であり遠隔転移をきたすことは通常ないが，多量の粘液により腸管閉塞などを引き起こし，最終的には臓器障害のため致死的となる．

■ 発　生

　ほとんどの症例は虫垂が原発で，ほかに卵巣，結腸・直腸，胃，胆嚢・胆管，膵，小腸，膀胱などが原発となることがあるが，まれである．卵巣腫瘍が認められる場合も転移巣であることがほとんどであり，組織学的に虫垂などに病巣がない場合に限り卵巣原発と診断される．

■ 臨床診断

　症状は腹部膨満感や腹部腫瘤を呈することが多い．画像診断で多量の腹水貯留が認められ，omentum cakeが指摘されることも多い．開腹術の前に腹腔穿刺や腹腔鏡による腹水の性状で診断可能な場合もあるが，腹水は粘稠度が高いため針では吸引できないこともある．細胞診では，標本内に腫瘍細胞が少数であることが多く，確定診断にいたらないことも多い．腫瘍マーカーとして，CEA，CA19-9，CA125の上昇が認められることがある．

■ 病理診断

　2010年の『WHO Classification of Tumors of the Digestive System』は，PMPをlow gradeとhigh gradeの2つに分類し，low gradeは低異型虫垂粘液性腫瘍，high gradeは粘液性腺癌より発生するとしている．一方で他の組織分類も用いられており，disseminated peritoneal adenomucinosis (DPAM)，peritoneal mucinous carcinomatosis (PMCA) の大きく2つに分類したうえで，その中間型をPMCA with intermediate features (PMCA-I) としている．DPAMの病変は粘液を豊富に含むが細胞成分は非常に少なく，核異型がほとんど認められないのに対し，PMCAでは細胞成分が多く構造異型や核異型が認められ，腹膜への浸潤がみられる．DPAMは比較的予後良好であるのに対し，PMCAは予後不良である．

■ 治　療

　確立した治療法はなく，予後因子や年齢を考慮して治療を選択することが重要である．腫瘍の増殖が比較的遅く，腫瘍への血流が乏しいことから化学療法低感受性であるため，基本的な治療方針はできるかぎり腫瘍および粘液を除去する減量手術である．手術の際には，組織学的検討のため虫垂も切除すべきである．補助療法として，腹腔内化学療法，腹腔内洗浄療法および術中温熱化学療法がある．全身状態が良好な症例では，peritonectomyを伴う可及的腫瘍減量術，術中温熱化学療法，腹腔内化学療法などの集学的治療の適応を考慮する．積極的な腫瘍減量術として，腫瘍組織を左右腹膜溝，骨盤腔，右肝下面，左右横隔膜下面から大網・小網切除，脾摘，腹膜切除をする手技があるが，侵襲が大きく，高度な技術と周術期管理を必要とする．腹腔内化学療法には，シスプラチン，マイトマイシンC，5-FU，ドキソルビシンなどの単剤あるいは併用療法が行われる．腹腔内洗浄療法には5％グルコースや低分子デキストランなどが用いられる．術中温熱化学療法は，術後にマイトマイシンCなどの抗癌薬を添加した41～42℃に加温した生理食塩水を用いて，一定時間腹腔内を灌流する方法である．欧米ではperitonectomyを伴う積極的な腫瘍減量術や術中温熱化学療法が受け入れられているが，手術手技の煩雑さと侵襲の大きさのため，わが国では症状緩和目的の粘液除去を繰り返す症例が多い．まれな疾患であることもあり，治療成績向上のためには専門施設に集約して集学的治療を行うことが必要かもしれない．

（関根　正幸）

婦人科病理学の偉人たち（10）

Robert Meyer
（1864〜1947）

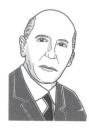

子宮内膜症の発生仮説は，子宮内膜移植説と体腔上皮化生説の間で二分され，今なお議論が続いている．Meyerは後者の説を初めて唱えた病理学者としてその名を馳せている感があるが，実は臨床医から病理医に身を転じた独学の人である．

Meyerは，1864年1月11日，現在のドイツ北部のハノーファーで，銀行員の家庭の3人兄妹の次男として生まれた．ギムナジウムを終えると，ライプツィヒで医学を志し，His Wの下で解剖学，組織学，発生学を学び，この発生学との出会いが彼の経歴を誰よりも偉大なものとした．因みにHisは，His束に名を残すHis W Jr.の父親にあたる．その後，ストラスブール大学のvon Rokitansky KFの下で病理学の基礎を学んだが，このときはまだ病理医になることを望んでいなかった．1894年にベルリンに移ってからは産科医としても勤めている．その間，いとこと結婚し女児が誕生したが，彼女はピアノ演奏やテノール歌唱の才能にも恵まれたMeyerの血を受け継いで，後に有名なオペラ歌手になっている．Meyerの転機は，University Gynecological Clinic at Artilleriestrasseの教授であったVeit Jとの出会いで，その後彼は臨床のかたわら病理学の研究にも従事した．このとき受講したHertwig OやVirchow Rの発生学の講義に強い刺激を受け，徐々に病理学に身を転じ，1908年，44歳でシャリテ病院の婦人科病理学の教授に就任した．その後，30年間勤めた大学での籍を失ったMeyerは，1939年9月，米国ミネアポリスにあるミネソタ大学に移り，7年間を新たな研究に身を投じ，1947年12月12日，胃癌のために83歳で亡くなった．

Meyerが婦人科病理学に残した業績は多岐にわたり枚挙にいとまがない．そして，彼の研究は常に膨大な時間と材料を使った観察に基づく発生学と胎児学に根ざしていた．その代表的な研究は，腟の発生である．ミュラー管と泌尿生殖洞の癒合の過程で，後腟壁中央に粘液上皮が成長し，粘液嚢胞の素地となることを報告している．一方，ウオルフ管は腟の形成過程には関与しないが，その遺残が腟・子宮頸部の両側に観察され，旁中腎嚢胞，さらには子宮頸部壁に腺腫や癌が発生すると記している．

卵巣の生理的な形態変化についても，生化学あるいは婦人科学の見知から明らかにしている．例えば，黄体形成の形態学的・内分泌学的変化は，月経周期における子宮内膜の変化と呼応していることを初めて指摘している．また，卵胞の発育が月経周期8日目に開始し，排卵前の卵胞の黄体化は月経周期第2週の終わりに始まり，第3週の終わりにピークを迎えるという詳細なデータが報告されている．

彼は卵巣腫瘍の診断や分類がまだ混沌とする時代に，新たな腫瘍の概念や考え方を提案した．顆粒膜細胞腫は，von Kahldeng Cが1895年に初めて報告し，1914年にvon Werdt Fが名づけたが，Meyerは，その組織分類を示し，早発思春期や閉経後の子宮内膜増殖症の合併を報告している．また，現在のセルトリ・ライディッヒ細胞腫に対してarrhenoblastomaという名称を初めて用い，seminomaと対比するdysgerminomaという名称を新たに紹介している．さらに，1907年にBrenner Fが報告したブレンナー腫瘍の由来をWalthard結節に求めており，この説は長く支持された．

Meyerが発表した論文のほとんどが彼の単名であることは驚異である．これは彼の旺盛な探究心によるもので，子宮内膜症の発生仮説の論争の中で，「誰が正しいかが重要ではなく，問題なのは何が正しいかである」と述べている．ミネソタ大学では，彼を顕彰した講演が毎年開催されている．

（片渕 秀隆）

【参考文献】

1) Dallenbach-Hellweg G et al. History of Gynecologic Pathology. X. Dr. Robert Meyer. Int J Gynecol Pathol 2001；20：289-308

岡垣　敬　Takashi Okagaki
(1933〜2010)

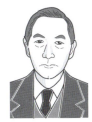

　"Kei(敬)"の愛称で慕われたOkagaki(岡垣)は，ミネソタ大学病理学のMcKelvey JやMeyer Rが作った偉大な伝統を継承する存在であるとともに，世界中の病理医と婦人科医との間で共同研究を進め，特に米国と日本の今日のリーダーたちを育てた．

　Okagakiは，1933年2月5日，外科医の家庭の4人兄弟の3番目として東京で生まれた．第二次世界大戦中は鳥取に疎開していた．両親は先進的な考えの持ち主で，子どもたちを熱心に教育し，3人が医師，ひとりが歯科医師になっている．彼は京都大学に進学し物理学を専攻した後，東京大学医学部に編入した．1957年に卒業，東京大学医学部附属病院の産婦人科で研修を開始するが，間もなくフルブライト奨学金を得て，米国で4年間を過ごすことになる．カンサスシティーのセント・ジョゼフ病院で外科研修を終了し，シアトルに移ったOkagakiは，ワシントン大学で産婦人科の研修を開始する．途中でボストンのFree Hospital for Women(後にブリガム・アンド・ウィメンズ病院に吸収合併)で2年間，病理医として研鑽を積んだが，これが彼の終生の道を選ぶきっかけとなった．1963年，日本に帰国し，産婦人科の研修を終了すると共に医学博士の学位も取得した．再び渡米したOkagakiは，マサチューセッツ総合病院で病理の研修を再開し，そこで看護師のJoanneと結婚，後に3人の子どもに恵まれた．1968年，ニューヨークにあるコロンビア大学の病理学で職を得るが，そこにはSciarra Jも在籍していた．この縁で，1968年にミネソタ大学医学部産科婦人科学の主任教授となったSciarraは，その2年後に，Okagakiを婦人科病理学の教授に招請した．その後，彼は産科婦人科学，病理学の教授(Stone Professor)に就き，終生ミネソタ大学に奉職した．2010年12月18日，長い壮絶ながん闘病の末，77歳で亡くなった．

　Okagakiの研究は，独創的発想によってもたらされ，科学的な疑問に対して完全無欠，厳格なアプローチによって遂行されるなか，研究仲間には寛大で，高い倫理観は確固たるものだった．彼が研究者として半生を過ごしたミネソタ大学では，婦人科病理学の中でも子宮頸癌や外陰癌の病因に傾注し，電子顕微鏡を研究手法として駆使した．特に，子宮頸癌・外陰癌におけるヒトパピローマウイルス(human papillomavirus：HPV)の関与を指摘した世界的な研究者の1人で，2008年にノーベル医学生理学賞を受賞したzur Hausen Hとも共同研究を行い，扁平上皮系・腺系の両者の前癌病変からHPV DNAの存在を証明した．一方，1976年のInternational Society of Gynecological Pathologistsの創設に尽力し，初代の財務担当理事，そして1986〜1988年には理事長を務めた．また，1974年から亡くなるまでの長きにわたりGynecologic Oncology Group Pathology Committeeの重要なメンバーで，WHOをはじめ多くの組織や学会でも活躍した．

　彼はルネッサンス的教養人とされ，9つの言語に堪能で，ギターやクラリネットを奏で，スキーや釣りを趣味とし，空手和道流の黒帯五段の有段者でもあった．一方，コンピュータープログラムにも秀でており，アセンブラ(assembler)やフォートラン(FORTRAN)で無数のプログラムを生み出し，1973年には初期の頃のLaboratory Information Systemsを作成している．また，公衆衛生学への興味も旺盛で，1991年にはミネソタ大学で学位を授与されている．

(片渕　秀隆)

【参考文献】
1) Truskinovsky AM, Twiggs LB, Talerman A. Memorial Takashi Okagaki, M.D., Ph.D., M.P.H. (1933-2010). Int J Gynecol Pathol 2011；30：203-204.

索 引

和文索引

あ
悪性黒色腫　5, 133
圧排性浸潤　75
アデノマトイド腫瘍　8, 13, 121
アリアス-ステラ反応　139, 148

い
胃型粘液性癌　58, 59
異型ポリープ状腺筋腫　63
異所性癌肉腫　127
異所性成分　86
異所性妊娠　138, 140
一絨毛膜二羊膜双胎　142
遺伝性乳癌卵巣癌　25, 26, 160
疣状癌　53, 56
インスリン抵抗性　154

う
ウォルフ管遺残を起源とする可能性のある女性付属器腫瘍　99

え
エストロゲン・プロゲスチン配合薬　151

お
岡垣 敬　163

か
外陰癌　2, 6, 15, 36, 130
外陰癌の手術進行期分類（日産婦2014, FIGO 2008）　2, 6, 15
外陰パジェット病　132
外陰扁平上皮内病変　128
核溝　84
下床癌　132
化生　38
化生癌　39
過大着床部　113
顆粒膜細胞腫　84
癌化　28
癌真珠　56
癌肉腫　33, 39, 126
肝様癌　90

き
奇形腫　94
奇胎後hCG存続症　117
基底細胞癌　130
機能性子宮出血　150
莢膜細胞腫　82

切り出し法　46

く
クルケンベルグ腫瘍　96

け
頸癌　20
軽度扁平上皮内病変　128
血管筋線維芽細胞腫　134
結節型　133

こ
コイロサイトーシス　53, 54
高異型度子宮内膜間質肉腫　124
高異型度漿液性癌　27, 72, 104, 106
硬化性間質性腫瘍　83, 97, 99
高カルシウム血症型小細胞癌　99
甲状腺腫性カルチノイド　99
高度扁平上皮内病変　128
枯死卵　139
骨盤内感染症　102
コメド型　159
混合癌　69
コンジローマ様癌　53, 57

さ
細菌性腟症　144
サイトメガロウイルス感染　139
細胞性血管線維腫　134
砂粒小体　68

し
子癇　146
子宮癌肉腫　126
子宮鏡　63
子宮筋腫　32, 118
子宮頸癌　20
子宮頸癌取扱い規約 第3版（2012年）　2
子宮頸癌取扱い規約 病理編 第4版（2017年）　2, 4
子宮頸管ポリープ　52
子宮頸部上皮内腫瘍　40, 54
子宮腺筋腫　121
子宮腺筋症　34, 120
子宮体癌取扱い規約 第3版（2012年）　2
子宮体癌取扱い規約 病理編 第4版（2017年）　2, 3, 7
子宮内炎症反応症候群　144
子宮内膜異型増殖症　23, 40, 64, 66
子宮内膜移植説　28, 109
子宮内膜炎　62
子宮内膜癌　22
子宮内膜間質肉腫　33, 121, 124
子宮内膜症　28, 81, 106
子宮内膜症性囊胞　76, 78
子宮内膜増殖症　64, 66
子宮内膜ポリープ　63
子宮肉腫　32
子宮平滑筋肉腫　121, 122
子宮留膿症　62
自然流産　138
若年型顆粒膜細胞腫　99
絨毛癌　110, 112
絨毛性疾患　30
絨毛性疾患取扱い規約 第3版（2011年）　2, 6, 14
絨毛膜羊膜炎　144
常位胎盤早期剥離　147
漿液性癌　68
漿液性子宮内膜上皮内癌　23, 68
漿液性腫瘍　72
漿液性卵管上皮内癌　25, 26, 41, 73, 104
漿液粘液性癌　80
漿液粘液性境界悪性腫瘍　80
漿液粘液性腫瘍　80
漿液粘液性囊胞腺腫　80
上皮間葉転換　33, 39
上皮内腫瘍　40
上皮内腺癌　58
静脈侵襲　43
神経内分泌腫瘍　69
人工授精　153
進行流産　138
侵襲性（深部）血管粘液腫　134
浸潤　42
浸潤性乳管癌　159
侵入性浸潤　75
侵入胞状奇胎　110, 113

す
水腫性流産　111
スタイン・レベンタール症候群　22

せ
精索静脈瘤　156
舌状　124
セルトリ細胞腫　86
セルトリ・ライディッヒ細胞腫　86
線維形成性小細胞腫瘍　104
線維腫　82
線維上皮性間質ポリープ　134
腺癌　58
腺筋腫　52
尖圭コンジローマ　53
腺侵襲　54
腺肉腫　33, 39, 52

そ

桑実胚様細胞巣　77
双胎間輸血症候群　142
組織学的異型度　44
ソノヒステログラフィー　63
存続絨毛症　117

た

体外受精　153
胎芽性癌　92
待機療法　153
体腔上皮化生説　28, 162
胎児性横紋筋肉腫　134
胎児発育不全　146
胎生組織遺残説　28
胎盤異常　142
胎盤循環障害　146
胎盤部トロホブラスト腫瘍　30, 113, 114
多胎妊娠　142
脱分化癌　66
多嚢胞性卵巣症候群　154
男性不妊症　156

ち

腟癌　2, 6, 37, 136
腟癌の臨床進行期分類（日産婦2014，FIGO 1971）　2, 6, 18
腟直腸中隔から発生する腺癌　136
中腎性嚢胞　134

つ

通常型外陰上皮内腫瘍　36
通常型内頸部型腺癌　59

て

低異型度子宮内膜間質肉腫　124
低異型度漿液性癌　72
帝王切開瘢痕部妊娠　140
ディスジャーミノーマ　88
転移性卵巣腫瘍　96

と

同所性癌肉腫　126

な

内頸部型粘液性腺癌　58
内膜癌　22

に

二次性外陰パジェット病　132
二絨毛膜二羊膜双胎　142
乳癌　158
乳頭状扁平上皮癌　57
尿道傍管嚢胞　134
妊娠高血圧症候群　146
妊娠性絨毛癌　93, 112
妊娠早期胞状奇胎　116
妊孕性　34

ね

粘液性癌　59, 69, 74
粘液性境界悪性腫瘍　74
粘液性腫瘍　74
粘液性嚢胞腺腫　74
粘膜黒子型　133

の

脳性麻痺　144

は

パジェット細胞　132
バルトリン腺嚢胞　134
バルトリン腺由来の癌　130, 131
反応性異型　59

ひ

樋口・加藤の分類　98
微小腺管過形成　52
非浸潤性乳管癌　158
ヒトパピローマウイルス　53, 54, 163
非妊娠性絨毛癌　93, 112
表在性筋線維芽細胞腫　134
表在性血管粘液腫　134
表層拡大型　133

ふ

腹膜癌　27, 104
腹膜偽粘液腫　161
ブドウ状肉腫　134
不妊症　152
ブルーベリー斑　106
分化型外陰上皮内腫瘍　36, 128

へ

平滑筋肉腫　32, 33, 122
ベセスダシステム　40
扁平移行上皮癌　57
扁平上皮化生　38
扁平上皮癌　56, 130, 136
扁平上皮内病変　136

ほ

胞状奇胎　110
放線菌　62
ホブネイル［鋲釘（hobnail）］様細胞　69, 79

ま

マイクロサテライト不安定性検査　70

み

未熟奇形腫　95
ミスマッチ修復遺伝子　70
未分化癌　69
未分化子宮肉腫　125

未分化胚細胞腫　88
脈管侵襲　43
ミュラー管型腺肉腫　99
ミュラー管型粘液性境界悪性腫瘍　99

め

明細胞癌　69, 78
明細胞境界悪性腫瘍　78
明細胞腫瘍　78
明細胞腺線維腫　78
メタボリックシンドローム　154
免疫染色　48, 50

や

八頭状　122

ゆ

癒着胎盤　141

ら

卵黄嚢腫瘍　90, 98
卵管炎　102
卵管化生　59
卵管癌　26, 100
卵管卵巣膿瘍　102
卵管留膿腫　102
卵巣癌　24
卵巣腫瘍・卵管癌・腹膜癌取扱い規約 病理編 第1版（2016年）　2, 3, 10
卵巣腫瘍・卵管癌・腹膜癌取扱い規約 臨床編 第1版（2015年）　2, 3
卵巣チョコレート嚢胞　106

り

リスク低減卵巣卵管摘出術　160
流産　138
両側性　96
両側性の充実性腫瘤　96
リンパ管侵襲　43
リンパ上皮腫様癌　56

る

類基底細胞癌　56
類上皮性トロホブラスト腫瘍　30, 113, 114
類上皮平滑筋肉腫　122
類内膜癌　66, 77
類内膜境界悪性腫瘍　76
類内膜腫瘍　76
類内膜上皮内腫瘍　64, 66
類粘液平滑筋肉腫　123

欧文索引

A

adenocarcinoma 58
adenocarcinoma in situ 58
adenomyoma 52
adenomyosis 34, 120
adenosarcoma 52
AFP 50, 91
Ancel Blaustein 149
ARID1A 50
Arthur Tremain. Hertig 157
atypical endometrial hyperplasia 64
atypical endometriosis 41
atypical polypoid adenomyoma 63

B

β-catenin 50
Bannayan-Riley-Ruvalcaba(BRR)症候群 71
Blanc 分類 144
Blaustein's Pathology of the Female Genital Tract 149
blighted ovum 138
BRCA 遺伝子 160
Breast Cancer 158
Bowen 様丘疹症 36, 128

C

Call-Exner body 84
CAM 144
carcinosarcoma of the uterus 126
CD10 50
CD30 50
CDX2 50
cervical intraepithelial neoplasia (CIN) 54
chorioamnionitis 144
choriocarcinoma 112
CIN 54
CIN1 (LSIL) 54
CIN2 (HSIL) 54
CIN3 (HSIL) 54
CK 50
Claud Whittaker Taylor 61
clear cell carcinoma 78
clear cell tumors 78
condyloma acuminatum 53
condylomatous carcinoma 53
Cowden 症候群 22, 71
Cullen 徴候 108
Cushing 症候群 61
cytokeratin 50, 111, 113

D

D2-40 89
DCIS 158
DD 双胎 142
debulking surgery 123
Desmin 50
differentiated VIN (dVIN) 36, 128
Differentiated-type vulvar intraepithelial neoplasia 128
discordant twin 142
dVIN 36, 128
dysfunctional uterine bleeding 150
dysgerminoma 88

E

early stage hydatidiform mole 116
ectopic pregnancy 140
EIN 64, 66
embryonal carcinoma 92
endocervical adenocarcinoma, usual type 59
endocervical polyp 52
endometrial cancer 22
endometrial carcinomas 22, 66, 68
endometrial hyperplasia without atypia 64
endometrial polyp 63
endometrial stromal sarcoma 124
endometrioid borderline tumor 76
endometrioid carcinoma 66, 77
endometrioid intraepithelial neoplasia (EIN) 64, 66
endometrioid tumors 76
endometriosis 26, 106
endometriotic cyst 76
endometritis 62
epithelial-mesenchymal transration (EMT) 33, 39
epithelioid trophoblastic tumor (ETT) 30, 114
ER 50
ETT 30, 114

F

fallopian tube cancer 26
fibroma 82
FOXL-2 50
FOXL2 遺伝子 85

G

grade 44
granulosa cell tumors 84
Gunnar Teilum 98

H

HBOC 25, 26, 160
hCG 50
HELLP 症候群 147
hepatoid carcinoma 90
hereditary breast and ovarian cancer (HBOC) 25, 26, 160
Herman Johannes Pfannenstiel 60
heterologus carcinosarcoma 126
high-grade serous carcinoma (HGSC) 44, 45
high-grade squamous intraepithelial lesion (HSIL) 128
HNF-1β 50
homologous carcinosarcoma 126
hPL 50
HSIL 128
human papillomavirus (HPV) 163
hydatidiform mole 110
hydrops tubae profluens 26
hypertensive disorders of pregnancy (HDP) 146

I

immunohistochemistry 48
infertility 152
Inhibin-α 50
intraepithelial neoplasia 40
invasion 42
invasive hydatidiform mole 110

J

Javier Arias-Stella 148
John Albertson Sampson 109

K

Kalmann 症候群 156
Kelly 鉗子 108
KIT 89
Klinefelter 156
koilocytosis 53, 54

L

leiomyosarcoma of the uterus 122
LH サージ 150
Lhermitte-Duclos (LD) 病 71
low-grade serous carcinoma (LGSC) 44
low-grade squamous intraepithelial lesion (LSIL) 128
lymphovascular invasion (LVI) 43
Lynch 症候群 22, 70

M

male infertility 156
malignant melanoma 133
MD 双胎 142
metaplasia 38
metaplastic carcinoma 39
metastatic ovarian tumors 96
miscarriage 138
mucinous carcinoma 59
mucinous tumors 74
multiple pregnancy 142

N

non-gestational choriocarcinoma 93
Noyesの子宮内膜日付診 157

O

OCT4 50
ovarian hyperstimulation syndrome (OHSS) 154
ovarian cancer 24

P

p16 50
p53 50
*p53*遺伝子 68
p57 (p57^{kip2}) 50, 111, 141
pagetoid urothelial intraepithelial neoplasia (PUIN) 132
PAX-8 50
PCOS 154
pelvic inflammatory disease (PID) 102
peritoneal cancer 27, 104
perivillous fibrin deposition 139
persistent trophoblastic disease 117
Pfannenstiel腱膜横切開法 60
PgR 50
PID 102
placental site trophoblastic tumor (PSTT) 30, 113, 114
PLAP 50
polycystic ovary syndrome (PCOS) 154
polypoid endometriosis 106
pseudomyxoma peritonei (PMP) 161
PSTT 30, 114
PTEN 50
*PTEN*過誤腫症候群 71

R

risk-reducing salpingo-oophorectomy (RRSO) 160
Robert Edward. Scully 99
Robert Meyer 162

S

SALL4 50
Schiller-Duval body 90
sectioning and extensively examining of the fimbriated end (SEE-FIM) 47
SEE-FIM 47
SEIC 23, 68
seromucinous tumors 80
serous carcinoma 68
serous endometrial intraepithelial carcinoma (SEIC) 23, 68
serous tubal intraepithelial carcinoma (STIC) 25, 26, 27, 41, 73, 104
serous tumors 72
Sertoli cell tumor 86
Sertoli-Leydig cell tumor 86
SIL 136
spontaneous abortion 138
squamous cell carcinoma 56, 130, 136
squamous intraepithelial lesion 136
squamous intraepithelial lesion (SIL) 54
STIC 25, 26, 27, 41, 73, 104
struma ovarii 95
syncytial knot 146, 147

T

Takashi Okagaki 163
Teilum T 89
teratoma 94
thecoma 82
Thomas Stephen Cullen 108
trophoblastic diseases 30
tubal carcinomas 100
tumor thickness 133
twin-to-twin transfusion syndrome (TTTS) 142
two cell pattern 88, 93

U

usual vulvar intraepithelial neoplasia (uVIN) 36
uterine myoma 118
uVIN 36

V

vaginal cancer 37, 136
verrucous carcinoma 53, 56
Vimentin 50
vulvar cancer 36, 130
vulvar Paget's disease 132
vulvar squamous intraepithelial lesions 128

W

WHO Classification of Tumours of Female Genital Organs (2014年) 2, 6
WT-1 50

Y

yolk sac tumor 90

検印省略

一冊でわかる婦人科腫瘍・疾患
周産期疾患，生殖・内分泌疾患，乳癌を含む

定価（本体 8,000円 + 税）

2017年 8月 3日　第1版　第1刷発行
2021年 7月27日　　同　　第2刷発行

編　者　片渕　秀隆・森谷　卓也
発行者　浅井　麻紀
発行所　株式会社 文光堂
　　　　〒113-0033　東京都文京区本郷7-2-7
　　　　TEL（03）3813-5478（営業）
　　　　　　（03）3813-5411（編集）

ⓒ片渕秀隆，森谷卓也，2017　　　　印刷・製本：真興社

ISBN978-4-8306-3123-8　　　　Printed in Japan

・本書の複製権，翻訳権・翻案権，上映権，譲渡権，公衆送信権（送信可能化権を含む），二次的著作物の利用に関する原著作者の権利は，株式会社文光堂が保有します．
・本書を無断で複製する行為（コピー，スキャン，デジタルデータ化など）は，私的使用のための複製など著作権法上の限られた例外を除き禁じられています．大学，病院，企業などにおいて，業務上使用する目的で上記の行為を行うことは，使用範囲が内部に限られるものであっても私的使用には該当せず，違法です．また私的使用に該当する場合であっても，代行業者等の第三者に依頼して上記の行為を行うことは違法となります．
・JCOPY〈出版者著作権管理機構　委託出版物〉
本書を複製される場合は，そのつど事前に出版者著作権管理機構（電話 03-5244-5088, FAX 03-5244-5089, e-mail：info@jcopy.or.jp）の許諾を得てください．